危机复原力

构建与开发策略

Resiliency

罗凤英 著

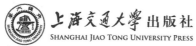
上海交通大学出版社
SHANGHAI JIAO TONG UNIVERSITY PRESS

内容提要

在各类突发性灾害事件频发的当下,如何在危机事件后建立健康的保护机制亦即复原力,已成为摆在我们面前一项迫切而重要的课题。本书立足理论前沿和社会现实背景,详细阐述了危机复原力的概念、研究历程、内涵和作用机制以及测量评估手段等内容,并从实证角度考察了六类群体的复原力状况,探讨了个体复原力的构成要素和促进策略,为后续研究开展和干预策略制定提供了基础。

本书既可作为相关领域研究者的参考书籍,也适合于对心理学感兴趣的读者阅读。

图书在版编目(C I P)数据

危机复原力:构建与开发策略 / 罗凤英著. —上海:
上海交通大学出版社,2018
ISBN 978 - 7 - 313 - 20122 - 5

Ⅰ. ①危… Ⅱ. ①罗… Ⅲ. ①心理干预-研究
Ⅳ. ①R749.055

中国版本图书馆 CIP 数据核字(2018)第 205595 号

危机复原力:构建与开发策略

著　　者:罗凤英
出版发行:上海交通大学出版社　　地　　址:上海市番禺路 951 号
邮政编码:200030　　　　　　　　电　　话:021 - 64071208
出 版 人:谈　毅
印　　刷:上海景条印刷有限公司　　经　　销:全国新华书店
开　　本:710mm×1000mm　1/16　印　　张:16.75
字　　数:279 千字
版　　次:2018 年 9 月第 1 版　　　　印　　次:2018 年 9 月第 1 次印刷
书　　号:ISBN 978 - 7 - 313 - 20122 - 5/R
定　　价:68.00 元

前　　言

在各种突发性灾害频发的今天，如何构建个体、组织乃至整个社会的复原力，已成为摆在我们面前一项十分迫切而重要的课题。与以往探讨问题来源的传统心理学模式不同，复原力理论是从一个新的视角强调人的正向积极能力和特质，并以之与环境互动从而获得资源的过程。本书立足于当前社会背景和中国人的复原力问题，从理论和应用两个层面对国人的复原力及其开发策略进行较为系统和全面的研究。

复原力的心理机制，特别是危机后复原力及其开发策略的研究对于提高人群的心理健康水平、增进人们抵御各种危机及其压力的能力具有重要的理论意义和实践价值。理论层面，本书在梳理和总结国内外已有研究的基础上，指出了传统心理学视角下复原力研究的局限以及积极心理学视角下的优势，探讨了该领域研究目前存在的质疑以及未来研究在理论建构、研究领域和方法等方面的发展趋势。应用层面，本书通过问卷调查、深度访谈等具体工作，以科学严谨的数据统计分析来把握各类人群的复原力状况，探索开发复原力的关键路径，并在与本土文化环境相契合的基础上使危机干预具有针对性和实效性。

本书研究的创新和建树主要体现在：

第一，首次较为系统全面地介绍、综合、归纳了西方积极心理学，特别是复原力研究的最新成果，为复原力的后续研究奠定了基础。

第二，在理论方面，厘清了复原力提出的研究背景、历史沿革、理论假设、基本概念框架和主要研究方法、测量与评估手段。特别是在"复原力的内涵和作用机制"问题上提出了一定的独到见解。

第三，在研究方法上，编制了《复原力调查问卷》《复原力访谈提纲》，选择在校大学生、新进员工、少年犯人、成年犯人、在职员工以及处级领导干部作为被试，获得了我国六类群体复原力状况的数据，并对所得数据进行了有效的统计分析，对结果进行了理论分析和解析，为把握各类人群的复原力基本状况、探索复原力开发途径获取实证支持。

第四，在应用研究方面，对创伤干预、职业复原力等方面展开了系列研究，还通过质的研究方法，探索了个体复原力的构建过程。

复原力研究的最终目的是探索个人生存和成长的力量源泉，使逆境对个体的消极影响最小化，同时使个体的适应和成长最大化，从而达到发展优势潜能的目的。当前，复原力已成为研究人的发展的重要理念，并逐渐扩展到特殊教育、学校培训、心理咨询、疾病护理、家庭治疗、社区建设，甚至是公共卫生等领域。对这一领域的深入研究，有助于我们更好地认识人的发展，制定合理有效的发展策略，更好地促进人的发展与社会和谐。

本书为笔者主持的上海市哲学社会科学规划青年课题"危机后复原力及其开发策略研究"（批准号 2009EZH002）的最终成果。研究工作得到了上海市委党校副校长郭庆松教授、曾峻教授的指导和支持，得到了校教务处、科研处和学员工作处的大力协助，也得到了校领导科学教研部同事们的关心与帮助，在此一并感谢！同时，也要感谢那些参与本书调研的被试，希望他们一切都更好！此外，还要感谢我的家人，正是你们的理解、关怀与照顾，使我能够投入时间、精力完成研究工作和专著的撰写。谨以此书献给你们。

罗凤英

2018 年 7 月于上海

目　　录

第一章　复原力的提出　/ 1

　第一节　复原力源自应对日常生活困境的思考　/ 1

　第二节　复原力：一种积极的心理学导向　/ 2

　第三节　危机后的复原与超越　/ 10

第二章　复原力的研究历程　/ 15

　第一节　复原力研究的兴起　/ 15

　第二节　复原力的发展沿革　/ 16

　第三节　复原力的研究范式　/ 19

　第四节　复原力的研究现状和发展趋势　/ 23

第三章　复原力的内涵与作用机制　/ 34

　第一节　复原力的概念与内涵　/ 35

　第二节　复原力的作用来源——保护因素　/ 39

　第三节　复原力形成的前提——风险因素　/ 48

　第四节　各因素内在作用机制的复原力模型　/ 53

　第五节　关于复原力保护因素的前瞻　/ 56

第四章　复原力的测量和评估　/ 58

　第一节　复原力的测量　/ 58

　第二节　复原力的评估内容　/ 61

　第三节　复原力的发展策略　/ 64

第五章　复原力的实践应用——创伤干预 / 70

　第一节　损失和创伤后的反应与修复 / 70

　第二节　创伤后的心理成长与复原 / 74

　第三节　复原力对创伤修复的干预策略 / 83

第六章　新兴的职业复原力 / 88

　第一节　职业复原力对组织绩效的意义 / 88

　第二节　工作场所中的复原力开发 / 89

　第三节　有韧性的组织:创造复原和超越的环境 / 92

第七章　复原力的实证研究 / 95

　第一节　研究意义 / 95

　第二节　调研方法 / 96

　第三节　研究结果 / 100

　第四节　复原力开发策略探析 / 120

第八章　不同群体的复原力分类研究报告 / 130

　第一节　在校大学生的复原力状况研究 / 130

　第二节　新进员工的复原力状况研究 / 143

　第三节　少年犯人的复原力状况研究 / 159

　第四节　成年犯人的复原力状况研究 / 173

　第五节　在职员工的复原力状况研究 / 188

　第六节　处级领导干部的复原力状况研究 / 205

第九章　个体复原力的构建——基于深度访谈的分析报告 / 222

　第一节　复原力深度访谈过程 / 222

　第二节　个体复原力状况素描:主要发现与基本评价 / 223

　第三节　复原力差异对比分析 / 231

第四节　结论与启示　/ 235

附录　/ 239
　　附录 1　复原力调查问卷　/ 239
　　附录 2　复原力访谈提纲　/ 249

参考文献　/ 250

索引　/ 258

第一章 复原力的提出

第一节 复原力源自应对日常生活困境的思考

当今社会,各种变革加剧,竞争日趋激烈,生活节奏加快,人们面临的工作和生活压力越来越大。在这种高压的环境下,每个人都可能遭遇各种危机时刻,小到被上级批评、考试失败或是生病,大到在经济危机中破产,或是遇到像地震、海啸一样的自然灾害,都会对我们的正常生活造成不利影响。心理学家经过几十年的研究发现,这些生活压力事件不但会影响我们的情绪,造成抑郁、焦虑、恐惧等负性感受,还会对我们的身体造成伤害,导致失眠、内分泌紊乱、高血压、心脏病等,人若长期处于高压状态甚至会引发猝死。

过去,研究者把注意力放在探讨如何才能减少这些压力事件的消极影响上,但研究发现,压力对个体的影响存在很大差异。同样是处于压力状态下,不同个体会出现不同的反应。比如,同样经历了汶川大地震,有的人长期处于恐惧中,食不知味、夜不能寐,总是担心地震再次发生;而有些人则很快恢复过来,不但能处理好自己的生活,还能帮助其他受灾者。是什么使得一些人在绝望和无助中消沉,又是什么帮助另一些人在挫折中找回了自我?为什么有些人能够摆脱极端困境的不利影响?心理学家在大量研究的基础上,提出了"复原力"(resilience)这一概念,也称为"心理韧性",正是这种内在力量促使人们克服了人生旅途中难以预料的障碍,而且比以前更强更好。

复原力指的是一种即使遭遇挫折,也能积极应对的正向心理特质。一般认为,在发展过程中曾经遭受过重大创伤的孩子,其身心发展会因为这些伤害而受到妨碍。但研究发现,虽然在逆境中成长,有些孩子还是能发展得很好。究其背后的原因,是由于这些孩子都拥有复原力或韧性的特质。

虽然复原力这一术语一般是用来指代那些已经战胜过巨大灾难的人的精神状态,然而,它也是一个可以适用于每个人的概念。实际上,"复原力"这个词不单是用在克服莫大困难的人身上,复原能力或心理韧性是一种普遍存在的现象。所有的人在日常生活中都会遭遇一定的压力和挑战;同样,坚韧的心智对日常生活的各个层面都有帮助。复原力不止是一种防卫手段,它还能帮助我们安然度过一般的挑战及突如其来的难题,这样的正面心态及其所影响的行为模式也会使我们平凡的生活受益无穷。即使对于那些有幸成长在一个充满关爱的家庭、拥有优越条件的人来说,良好的精神状态也会为他们提供基本的精神力量储备,来应付日常生活中的种种挑战。个体的复原力会影响其行为,这也就是为什么有些人可以轻易应对生命中的重大考验,有的人却连最小的挫败也不胜其扰。能够有效应对困境的这些人,他们所散发出的强大内在能量就来源于他们所拥有的超强特质——复原力。正是复原力使一些人得以在"浴火"中"重生"。了解这一点,有利于帮助那些处在极端生存逆境中的人,避免其造成心理伤害,并且还能够帮助他们变得更加坚强。

第二节　复原力:一种积极的心理学导向

近年来,在临床心理学、健康心理学、精神医学、教育学、护理学、临床医学等各个学科,复原力(韧性)的概念受到越来越多的重视。这种对于展现个体积极方面的心理韧性的强调,与近年来心理学领域中的新趋势——积极心理学运动是分不开的。它强调在理解个人的成长和发展时聚焦于优势而不是劣势,聚焦于健康而不是疾病,强调施展积极的主体能动性,体现积极的个性特征,关注于发挥人的最佳状态的条件和过程,而这也正是复原力的本质所在。

一、传统心理学视角的局限性

在第二次世界大战以后,由于社会环境的变化和人类医治自己身心创伤的需要,心理学演变成一种"矫治"或"修补"式的"类医学"。这种传统的病理心理学或消极心理学致力于以人类心理问题、心理疾病诊断与治疗为己任。治疗师的工作模式大多是修复损伤。二战以后的传统主流心理学的最大成果,是使 DSM(心理疾病诊断和统计手册)成为一种世界性的精神和心理疾病的诊断标准(它包含了340种左右的心理或精神问题的诊断标准及治疗方案)。

但传统主流心理学的成就,使心理学远离了它的主旨——使一切生命过得更有意义。首先,它所关注的不是普罗大众而只是部分有问题的人;其次,它过分关注问题的医治,焦点大多放在个体何以出现困扰的病理原因,进而从问题发现的过程与结果提出问题解决的方法,只能治标而不能治本;再次,尽管人类的物质文明不断发达,但患各种心理疾病的人数不降反升,而且心理疾病还呈现出低龄化的趋势,这就是心理学的"20世纪困惑"。

从负向、病理的角度来了解心理问题,以治疗人身体疾病的模式来对待人的心理问题,这样的思考逻辑致力于寻找所谓的危险因子,并理所当然地以去除危险因子为心理治疗目标。但这种直线式的因-果治疗模式,往往只注意到个体的负面因素,却忽略了个体本身的内在力量,忽略了个体是具有某些潜能的,可以在危险情境中产生调适,发展出健康的应对策略。实际上,如果给个体以正向、积极的能力与特质,增加个人与环境的互动过程,这样给个人带来的能量有助于个体的问题改善。

复原力是伴随着对压力应对和个体发展模式的深入探讨而逐渐兴起的研究领域,它摈弃了以往的病理心理学模式转而倡导积极心理学思想。这一领域的研究先驱Rutter曾说过:"研究为什么和如何使个人活得有自尊和充满自我效能,相比了解什么原因使个人放弃希望,前者会更有意义。"目前,这一取向已成为心理健康和心理咨询的重要指导思想。传统的病理心理治疗模式也开始向心理健康治疗模式演变。

长久以来,心理学家普遍认为消极的经历一定会导致消极的发展结果。换句话说,那些生活在贫困、不良家庭环境的儿童,难免会出现心理或行为问题;那些经历了灾难环境和长期心理压力的个体,不可避免地伴随着心理障碍和困扰。直到20世纪80年代,西方的一些儿童心理学家首先注意到,压力、逆境和创伤性经历对儿童发展的不利影响并不是普遍存在的。有些儿童受困于这些经历并出现持续而严重的心理失调;有些儿童却没有出现严重的心理障碍,不过良好的社会适应技能受到了一些阻碍,自尊水平出现一定程度的降低;另一些儿童看起来并没有受到这些高危经历的不良影响;还有少数儿童甚至因这些经历而变得更为坚强,经历过严重的灾难后或在长期的心理压力下仍能保持健康的情绪和较高的胜任力。Werner(1989)在夏威夷进行的一项经典的纵向追踪研究,让人们看到了处于逆境和不利环境下个体顽强的向上生长力,也让研究者看到了对处境不良的个体进行干预的希望。他发现,大约有 1/3 的高危儿童(出生前或围产期出现并发症、长期贫困、家庭破裂、父母患有精神病或者抚养环境恶劣等)顺利地度过了童年期和青春期,他们不但没有表现出严重的学习或行为问题,而且很好地适应了家庭和学校生活,实现了教育和职业上的目标。

发展心理学家发现,许多身处逆境(父母患病、家庭破碎、经济条件恶劣等)的儿童没有像人们预期的那样被逆境打倒,反而发展成为"有信心、有能力、有爱心"的人。这一奇迹引起研究者们的兴趣,而谜底——复原力现今已成为研究儿童发展的新理念,并逐渐扩展到特殊教育、学校培训、心理咨询、疾病护理、家庭治疗、社区建设甚至是公共卫生等领域。自从 20 世纪 70 年代的一些开拓性工作以来,在复原力领域涌现出了大量的研究课题和干预计划。如何改变心理学家将注意力置于负面问题的思维定势,改变病理学基础上的治疗实践?如何将用精神病理学的术语对人进行概念化和治疗的传统转变为对其积极功能的研究?如何使专业的精神健康科研机构将珍贵的科研经费和人力资源用于积极心理学的研究和应用?这些问题都是积极心理学家所面临的实际与迫切的任务。

二、从传统心理学到积极心理学视角的转向

积极心理学(positive psychology)是 20 世纪末期兴起的一个心理学发展趋向,它最大的特点是强调心理学要恢复研究人类的积极力量和积极品质,其首倡者为心理学家 Seligman 和 Csikzentmihalyi。过去心理学由于种种原因忽视了研究人的积极力量,形成了所谓的病理性特征,积极心理学正是为了扭转过去心理学的这一病理性特征而兴起。它要求心理学家用一种更加开放和欣赏性的眼光去看待人的潜能、动机和能力;它倡导人类要用一种积极的心态来对各种心理现象(包括心理问题)做出新的解读,并以此激发每个人自身所固有的某些实际的或潜在的积极品质和积极力量;它强调心理学不仅要帮助处于"逆境"条件下的人们知道如何求得生存和发展,更要帮助那些处于正常境况下的人们学会怎样建立起高质量的个人生活与社会生活①。

传统心理学研究中出现的多为焦虑、躁狂、妄想、幻觉、抑郁等负面字眼,而很

---

① 任俊、叶浩生:《积极心理学:实现心理学价值回归的新视野》,《光明日报》2004 年 11 月 30 日。

少关注人的健康、勇气、乐观、希望、快乐、信仰、毅力等正面特质。Seligman注意到,在对人类情绪的研究中,有约95%的研究是关于抑郁、焦虑等负性情绪。而事实上,心理学不仅应对损伤、缺陷和伤害进行研究,也应对人类自身所拥有的潜能和优秀品质进行研究,关注人性中的积极方面,发现使得个体、团体和社会良好发展的因素,并运用这些因素来增进人类的健康、幸福,促进社会的繁荣。

积极心理学思想的核心在于,心理学研究应该从只重视对个体缺陷的弥补、伤害的修复转到加强对人类自身拥有的正向品质的研究和培养上。以此为基础,积极心理学提出了积极预防和积极治疗的思想。它认为在预防工作中所取得的巨大进步来自在个体内部系统地塑造各项能力,而不是修正缺陷。当一个人所处的环境存在抑郁、药物滥用或精神分裂症等问题,或其遗传素质较差,要防止在该个体身上不出现相关问题的可能性不大,但是人自身存在可以抵御精神疾病的力量,如:勇气、关注未来、乐观主义、人际技巧、信仰、职业道德、希望、诚实、毅力、洞察力等。对于心理学研究者而言,在这方面所需要做的工作是有效地测量这些正向品质,进行适当的纵向研究,弄清这些品质的形成过程和途径,并进行恰当的干预以塑造这些品质。在积极治疗思想中,主要有三种深度策略:灌注希望、塑造力量和叙述,其内涵均是增强被治疗者的力量,而不仅仅是修复缺陷。

简而言之,积极心理学强调对心理生活中积极因素的研究,其研究内容主要包括以下三个方面。

一是积极的情绪体验,如幸福感、满意感、快乐感、构建未来的乐观主义态度和对生活的忠诚。积极心理学特别强调积极情绪体验在人生活中的作用,提出了积极情绪的"扩展—建构"理论,认为看起来相对离散的积极情绪有利于增强个体在某一时刻的思想和行为能力。积极心理学还对主观幸福感这一积极情绪进行了重点研究,强调人要满意地对待过去、幸福地感受现在和乐观地面对将来。根据Seligman(2002)的幸福成分理论,幸福有三个主要成分:愉快的生活(the pleasure life)、充实的生活(the engaged life)和有意义的生活(the meaningful life)。其中,愉快的生活是对生活的享受,其路径是积极情绪,指向过去的有满意、知足、实现、自豪和平静;指向未来的有希望和乐观、真实、信任和信心;指向当前的有直接来自愉快的满意感。充实的生活,其路径是心流体验(flow experience),包括在工作、亲密关系和休闲生活中投入、卷入和入迷,注意力完全集中在活动上,忘记了自我。有意义的生活则包含了解你的长处、使用你的长处、投身于超出个人的事业。

　　二是积极的人格特质,如自我决定、美德、爱的能力、对美的感受力、毅力、创造性、关注未来、灵性、天赋和智慧等。积极心理学认为培养这些积极人格特质的最佳途径是增强个体的积极情绪体验。关于人格因素与主观幸福感关系的研究发现,与主观幸福感联系最为紧密的人格特性为信任、情感稳定性、控制欲、耐性等。引起较多关注的积极个性特征之一是乐观。Seligman 用"解释风格"来描述人格,把人格分为"乐观型解释风格"和"悲观型解释风格"。乐观可以由人们对好的事件和坏的事件的解释风格的两个关键维度(持久性和普遍深入性)来界定,是指人把好的事件归因于内部、持久、普遍深入的原因,而把坏的事件归因于外部、暂时和特定情景中的原因的积极解释风格。这种对事件的解释方式是后天习得的,人们可以通过学习,将归因方式由悲观转向乐观,这就是习得乐观。对于儿童,学会乐观能保护他们在未来免受抑郁和焦虑的侵袭;对于成人,乐观与主观幸福感高度相关。乐观的实证研究为积极心理学运动奠定了理论与实践的基础。

　　三是积极的社会环境,如社会关系、文化规范、利他行为、对待别人的宽容、社会责任感以及潜能发展的家庭影响等。基于群体层面的积极社会环境主要研究人类幸福的环境条件(家庭、学校、社会)以及影响天才发展、创造力的体现、培养、发挥等社会环境因素上。积极心理学认为环境在很大程度上影响了人及其经验,一个人良好的环境适应性实际上也是一种积极的心理品质。能够支持和发展人的能力及长处的各种支持系统包括:家庭、学校、社会文化条件、语言环境等。积极心理学主要研究了怎样建立积极的社会、家庭和学校等系统,从而使人的潜力得到充分发挥的同时也能感受到最充分的幸福。

三、积极心理学的本质

　　积极心理学运动是当代心理学发展的一个重要趋势,但它并不是对传统以问题为核心的病理心理学的取代,而只是一种补充。积极心理学的本质体现在修正先前心理学发展中的不平衡,强调心理学的发展既依赖于预防和治疗人类的心理疾病,同时更依赖于培养、建构人类的优秀品质,二者可以相辅相成,平衡发展。积极心理学强调心理学不仅要研究人或社会所存在的各种问题,同时还要研究人的积极力量和积极品质[1]。传统心理学为当代心理学的发展打下了扎实的根基,但

---

[1]　任俊、叶浩生:《当代积极心理学运动存在的几个问题》,《心理科学进展》2006 年第 5 期。

对积极品质关注得不够。积极心理学的兴起拓展了现代心理学的理论和实践视野。

积极心理学的研究最早可追溯到20世纪30年代Terman关于天才和婚姻幸福感的研究，以及荣格关于生活意义的研究。人本主义心理学是积极心理学的思想来源和主要理论参照。人本主义思潮所激发的人类潜能运动对积极心理学运动产生了深远的影响。马斯洛在《动机与人格》中就曾倡导积极心理学的研究。积极心理学倡导者Seligman也以人本主义思想为指导。Seligman自20世纪六七十年代起开始研究"习得性无助"，在动物实验中，若给狗重复施加其无法躲闪的电击，它就会出现"习得性无助"行为，会对本可以避开的电击不再躲避。在人类当中也会出现由于对环境事件的"习得性无助"而产生抑郁。在后来的研究中，Seligman又发现，不仅无助是可以"习得"的，乐观也是可以通过学习而获得的。学会维持乐观的态度不仅有助于避免抑郁，而且有助于提高健康水平。

心理学的目的并不仅仅在于除去人的心理或行为上的问题，而是要帮助人们形成良好的心理品质和行为模式。没有问题的人，并不意味着就能自然而然地形成一种良好的心理品质和行为模式。传统心理学理论似乎只把人当作动物或机器，而忽略了人的内在潜力和主动性。积极心理学则继承了人文主义和科学主义心理学的合理内核，修正和弥补了心理学的某些不足，它一反以往的悲观人性观，转向重视人性的积极方面。心理学不仅要研究病态、弱点和损伤，也要研究力量和美德；治疗不仅要修复，更要培养好的品质；心理学不仅要关注疾病和健康，还要更多地关注工作、教育、洞察力、爱、成长和游戏。

人类需要研究各种社会问题和心理问题，需要弄清楚这些问题的病因，需要掌握解决或摆脱问题的方法和手段。但生活不是苦难和创伤的组合，心理学不能仅仅盯住人类的各种问题和不幸，心理学还应该为人类的幸福和健康做出自己的贡献，还应该为正常人过上有爱的生活提供技术支持。积极心理学要以科学的方法探索什么是人类适应复杂社会的最好行为。除了把病人治好、让痛苦的人不再痛苦之外，心理学还应该具有使人幸福的目标。

积极心理学有三个目标：一是心理学不仅要关注人的弱点，同样要关注人的长处；二是心理学不仅要关注如何修复损伤，还要关注如何给人力量；三是心理学不仅要让普通人生活得充实，还要让有天赋的人获得成就。Seligman开创了习得无助和习得乐观的研究领域，将心理学引向探索和促进人类性格力量发展和美德完善的轨道，反转了 20 世纪中后期心理学过分关注人性的消极面和弱点的研究取向，界定了积极心理学三个明确的研究领域：积极的情感、积极的特征和积极的社会制度①。积极心理学的研究价值体现在以下方面。

（一）强调对人性优点和价值的研究

积极心理学认为心理学的功能应该在于建设而不是修补，因此，心理学的研究对象应该是正常、健康的普通人，而不是少数有"问题的人"。心理学应该注重人性的优点，而不是他们的弱点。积极心理学在对传统心理学批判与继承的基础上，倡导研究和探索人类的美德，从而填补了心理学在正常人心理活动研究方面的空白，恢复了对人性积极面的关注。

（二）提出积极的预防思想

积极心理学认为，人类自身存在着抵御精神疾患的力量，预防的主要使命是探究如何在个体身上培养出这些力量和品质。积极心理学认为，通过发掘处于困境中的个体的自身力量，就可以做到有效的预防②。单纯地关注个体身上的弱点和缺陷并不能产生有效的预防效果。积极心理学研究中一个最根本的结论是：人所具有的各种心理力量和能力是一个人心理发展过程中不可或缺的基础性资源。对个体来说，所有人都有各种心理力量和能力来获得最佳的心理健康。Seligman 认为抑郁的人过度地关注和铭记生活中的消极面。而积极心理治疗的目的就是重新教他们将注意、记忆和体验从消极情绪和灾难中转向积极和希望，让他们发现人类缓解、抵抗心理疾病的力量③。作为传统心理学的补充，积极心理学在危机后心理重建中的作用应受到重视。

（三）兼顾个体层面和社会层面

积极心理学者一方面强调个体良好的心理、人格品质，另一方面也十分重视社会文化环境，如政治、经济、教育、家庭等因素对个体情绪、人格、心理健康、创造力以及对心理治疗的影响。另外，在对心理现象和心理活动原因的认知及其理论假设的建构上，积极心理学强调人的内在积极力量与群体、社会文化等外部环境的共

---

① 曹新美、刘翔平：《从习得无助、习得乐观到积极心理学——Seligman 对心理学发展的贡献》，《心理科学进展》2008 年第 4 期。

② 张倩、郑涌：《美国积极心理学介评》，《心理学探新》2003 年第 3 期。

③ Seligman, M. E. P., Rashid, T., Parks, A.C., Positive psychotherapy. *American Psychologist*, 2006, 61(8): 774-788.

同影响与交互作用。积极心理学主张个体的意识和经验既可以在环境中得到体现,也在很大程度上受到环境的影响。从广泛的角度——进化过程来讲,环境塑造着人类积极与自然界相互作用的经验,因此,对群体心理与行为的研究,在积极心理学中占有重要地位。

四、复原力的提出:构建积极人生的需要

积极心理学的研究对象是一般的普通人,它是用一种更加开放、欣赏的眼光去看待和理解人类的潜能、动机和能力,甚至人类的问题或缺点。Seligman 认为积极心理学的力量,是帮助人们发现并利用自己的内在资源,进而提升个人的素质和生活的品质。每个人的心灵深处都有一种自我实现的需要,这种需要会激发人内在的积极力量和优秀品质。利用这些内在资源,可以帮助人们最大限度地挖掘自己的潜力、激发人的活力与创造力,并探索人的健康发展途径。

在积极心理学思潮的影响下,研究者们越来越关注复原力或心理韧性的研究。生活并不是一帆风顺的,我们总要承受来自日常生活的各种大大小小的压力。面对困难和逆境,该如何应付? 怎样做到从容应对日常生活中的压力? 如何构建积极的人生? 这正是复原力所要研究的重要内容。

复原力(或心理韧性)的研究起源于 20 世纪七八十年代。当时西方一些研究者发现在面临同样的不利情境时,有些儿童和青少年能够显示良好的适应能力,而有些儿童和青少年却不能表现出良好的适应。这种逆境适应中的个体差异现象促使研究者们提出了"心理韧性"的概念。伴随积极心理学思潮的兴起,目前对心理韧性的研究扬弃了以往关注问题心理的模式,转而从全新的角度挖掘个体自我实现和各种积极的心理潜能。

实际上,生物体出于自我保护和生存的需要,在环境发生变化时,都具有动态调控和即时适应的基本反应能力,这是一种生物遗传决定的"自我调节机制"。韧性似乎正是人类机体中存在着的一种自我保护的本能,它会在逆境下自然地展现出来,推动着人们去克服生命威胁、追求自我实现、维持精神和谐。这与积极心理学思潮正好契合,研究者们已经不再像原来那样只关注压力、缺陷和疾病,而是逐渐致力于挖掘个体自身的优点和潜能。复原力(或心理韧性)的相关因素涵盖了应激与健康心理学领域中几乎所有的积极品质,比如自尊、自我效能、责任感、成就动机、计划能力、内控、高期望、自律、批判思维、热情、乐观、好脾气、敏捷、积极行动、

高智商、问题解决能力、人际沟通能力等。复原力研究也提出了关于乐观运作的本质和发展的问题。

除了这些个人资源，研究者们还归纳出与复原力有关的外部环境资源。例如，在家庭方面有温暖的家庭氛围、良好的亲子关系和夫妻关系、一致的行为规范、对孩子提供关爱和支持等；在社会关系方面包括亲密的同伴友谊、成人导师式的指导、良好的角色榜样、安全的学校氛围、和谐的社会环境以及宗教信仰等。这些保护性因素对于维持复原力至关重要。复原力发挥作用的过程就是个体的保护性因素与高危情境（如战争、灾难、疾病、生活挫折等）相互作用的结果。在各种突发性灾害频发的今天，如何构建个体、组织乃至整个社会的复原力，已成为摆在我们面前一项十分迫切而重要的课题。

第三节　危机后的复原与超越

在遭受重大创伤后，为什么有些人能够很快恢复，并且变得更加坚韧，而有些人却从此一蹶不振？这是因为前者的内心里有一种强大的力量——复原力。与以往探讨问题来源的传统心理学模式不同，复原力理论是从一个新的视角（即积极心理学视角）强调个体正向的积极能力和特质，并以之与环境互动从而获得资源的过程。每个人天生就具有一定的复原力潜能。复原力研究的终极目的是探索个人生存和成长的力量源泉，使逆境对个体的消极影响最小化，使个体的适应和成长最大化。

危机指威胁公众安全和福祉的事件，具有模糊性、高风险性和紧迫性等特点。在危机时期的积极取向可以帮助领导者及其组织实现复原力，或者能够在发生威胁事件后得以恢复。商业危机一般会经历以下五个阶段（Pearson & Clair，1998）：①信号检测阶段。虽然在许多突发而没有预警的危机（如自然灾害）中，这些信号不那么明显，但大多数类型的危机都有一些预警迹象，使人们意识到有问题发生。②准备/预防阶段。管理人员参与计划或避免危机的活动，包括制定危机政策和程序、确定危机应对小组、进行危机演习等。③遏制/损害控制阶段。这一阶段的目标是在危机情况下限制声誉、财务和对公司生存的其他威胁。这是通过限制局部危机侵入企业或环境中其他未受影响部分的活动来实现的。④商业恢复阶段。使本组织恢复到危机前的状况。在这一阶段,危机处理人员应制定一套旨在使业务恢复正常运行的短期和长期计划。⑤学习阶段。组织学习是在整个公司中获取、解释、执行和传播新信息的过程。采取学习立场的公司通过试图了解造成危机的根本组织因素而得到提高①。

从本质上讲,危机是对组织的威胁。通常,威胁会引起人们的消极情绪反应,如愤怒、焦虑、内疚、绝望和抑郁。鉴于此,许多人不太可能从中看到机会或积极性。只有当组织领导者有学习倾向时,危机才更容易被视为机会的来源,并产生积极结果。

一、复原力有助于个人成长

能在逆境中生存的人能够用健康的方式解决生活中发生的不幸。当压力和伤害来袭时,他们也会感到悲痛、愤怒、失落和困惑,但是他们不会让这些负面情绪长久地持续下去。一个意想不到的结果是,他们不仅愈合了伤口,而且往往反弹得比以前更强。经历困苦、成功救赎的人,就像涅槃的凤凰,对他们来说,克服逆境的同时也是开发新优势的机会。与那些总是把自己当成受害者的人相比,复原力强的人在面对多变的生活时,拥有很明显的优势。例如:在职业领域,适应性强、掌握多种技能、灵活应变的雇员,比缺少韧性的雇员有更多的工作机会;有韧性的人在困难的工作环境中表现得尤为出色;在经济危机时期,有韧性的人更容易渡过难关,恢复生活;当遇到诸如身体伤害、恐怖袭击一类的挑战时,人的复原力就显得格外重要,有韧性的人能够帮助他们的家人度过艰难的时刻;他们在困难时期也较不容易生病,比其他人更健康。

复原力对每一个人来说都是一项必要的技能。特别是处在当今社会急剧变化的时代,复原力显得比以往更为重要。

二、复原力有助于营造幸福人生

幸福的奥秘是什么?现代人为什么经常不快乐?怎样保持生命的最佳状态?一般而言,人们在面对同样的现实与境遇时,有两种不同的人生态度,一种是消极、

---

① James,E. H.,Wooten,L. P.,Orientations of Positive Leadership in Times of Crisis. *Social Science Electronic Publishing*,2011.

抱怨、牢骚、不满、悲观、自弃……一种是积极、向上、豁达、大度、乐观、勇于面对、充满希望。后者为我们展示了一种洋溢着积极精神、充满着乐观希望和散发着阳光活力的心灵状态。这一积极心态有助于人们超越自身的不快乐，以更积极、建设性的情绪来面对生活的挑战。有复原力的人碰到意想不到的困难时，不管有多么不公平，他们都能微笑面对，积极投入生活。他们在坠入生活的谷底后可以重新崛起，而且往往变得比以前更强更好。

　　一个人的幸福与不幸，在很大程度上取决于他的心态。积极心理学的研究已经证实，和一般人相比，那些拥有积极观念的人具有更好的社会道德和更佳的社会适应能力，他们能更轻松地面对压力、逆境和损失，即使面临最不利的社会环境，他们也能应付自如。随着改革的深化、社会转型的加剧、社会各阶层贫富差距的扩大和利益分配的不平衡日甚，人们似乎越来越多地出现了消极心理。一项调查表明，中国人的幸福感在过去十年中先升后降，与经济发展的曲线并不同步。营造幸福人生，既要推行政治、经济、社会、文化、生态的全面发展，为民众幸福创造条件；民众也要用积极的态度对待自己、对待他人、对待社会。

三、复原力有助于创建充满活力的组织

　　对于任何一个组织来说，如何让组织成员的信念和判断朝向更加积极正面的方向，恐怕是每个管理者都十分关心的问题。如何解决实际问题并不是最重要的事，因为在更多的时候，问题的消解并不等于激活组织的积极因素。

　　在积极工作制度的研究中，积极心理学创始人 Seligman 从美国大都会人寿保险公司的 15 000 名员工中筛选出 1 100 人作为观察对象，对他们进行了长达 5 年的长期追踪研究，结果发现，具有积极情绪的经纪人的业绩比经常表现出负面情绪的人高出 88%，而负面情绪多的人其离职率是积极者的三倍。随着积极心理学的兴起，在世界范围内，企业的人力资源管理举措越来越从控制向激励和引导转变。现在，越来越多的企业正努力创建一个能够促进员工自身的积极品质和正面思考的综合制度，从而提升他们的动机和目标，以面对不可预测的企业发展问题。复原力的理论和实践都被证明可以有效地帮助企业领袖打造积极的内部环境，释放企业内在活力和潜力，并明显增加抵抗外界困难的免疫力。

四、复原力在灾后重建中的积极作用

如世界卫生组织专家所言,没有任何一种灾难能像心理危机那样给人们带来持续而深刻的痛苦。从一个层面来看,积极心理学着眼于人性中的积极方面,研究人类的力量和美德,并探索如何增强人性中的积极面,帮助人们不断地发展和完善自己,这将有助于心理科学本身对人性更科学的理解以及更有效的干预,也更具有理论价值和现实意义。

我们不可避免地会遇到这样或那样的问题。传统心理学的"消极"导向以去除人所存在的各种"问题"为主要目的,希望以此来帮助人们获得身心的健康和生活的幸福。这种价值取向可能导致将正常心理应激下的消极效应扩大化。问题本身虽然不能为人类增添力量和优秀品质,但问题的出现也为人类提供了一个展现自己优秀品质和潜在能力的机会。复原力(亦称心理韧性)是一种从逆境中迅速恢复的能力。具有复原力的人表现为接受现实、有稳定的价值观、深信生活的意义,能够神奇地临时应对以及适应重大变化。复原力无疑为灾后重建提供了全新的视角,增加一个人的心理弹性能够帮助那些经历了大灾大难后的幸存者重建家园、重获生活的信心、重塑积极的人格,而这是灾后几年甚至几十年里我们所要达到的目标。

我们不但需要通过及时的心理危机干预让幸存者排遣恐惧、无助等消极情绪,我们更需要实现心理的可持续性援助,引导幸存者们走出大灾的阴影,化危机为机遇,挖掘自身的积极潜质,增强心理复原力,在未来的人生路上走得更稳健更平坦。积极心理学在肯定研究消除各种人格问题的同时,致力于寻找助长良好人格塑造的积极因素,并将增进个体的积极体验和培养个体的自尊作为塑造个体积极人格的最主要途径。在适当的心理干预或心理支持下,大部分受灾者出现了可喜的"创伤后成长"现象。他们的情感和行为趋于稳定,回归到正常的精神和情感状态中;他们对人生、对生活、对生命有了更深层次的理解,在修复心灵创伤的同时人格亦日趋完善,在自助与助人中体验着力量与成就。

社会发展的历史已经证明:当一个社会处于稳定和繁荣的时期时,这个社会就会特别关注良好品德、幸福、创造性和高质量的生活等个人层面和集体层面的积极品质;而对积极品质的关注又会进一步促进社会的繁荣富强,两者相互促进,互为因果。当前我国正处在全面建成小康社会决胜阶段,人的需要也正在由必需性物质需要向日益增长的美好生活需要转化。因此，包括心理学在内的一切社会科学和人文科学等都应适应时代的要求，转向更大范围的有关人类的健康、公正和福祉等问题。一个社会只有以积极作为自己的价值导向，这个社会才能成为有效、公正和人道的社会。

第二章　复原力的研究历程

第一节　复原力研究的兴起

随着 20 世纪前半叶全球心理卫生运动的发起,研究者开始关注各种危险因素对儿童后续发展的消极影响。复原力的研究最初就是从身处逆境的儿童和青少年开始的,这些儿童/青少年经历了较差的社会经济条件、父母离异、双亲有精神疾病等危险因子的影响却没有出现危机。受医学分类模式的影响,当时研究者普遍认为儿童处于不利环境一定会导致适应不良,并产生各种心理行为问题。后来在关于个体危机应对过程以及压力缓解效果的研究中,人们越来越多地发现:同样是面临高危或压力环境,有的儿童和青少年却能有良好的适应和健康的发展,传统的不利处境(高危)——压力——适应不良的单一直线模型受到极大挑战。

研究者于 20 世纪 70 年代开始关注风险儿童的复原力。Anthony 的调查发现:某些来自父母精神异常家庭的儿童,虽然长期处于严重的社会心理逆境中,却能发展出健康的情绪和高度的能力,于是他把这些儿童称为"坚不可摧的儿童"(invulnerable child)。这可以说是复原力概念的最早萌芽,随后又有许多研究开始探讨儿童和青少年在高危环境中为何能良好适应的原因。研究者假设,有某些变量调节了高危环境与预期的适应不良之间的对应关系,并致力于寻找那些成功应对的个体身上存在的保护因子或抗压力。这些变量、保护因子和抗压力被统一称为"复原力"或"弹性"。从 20 世纪 80 年代中期开始,复原力研究逐渐成为一个独立而重要的研究领域。许多研究者针对复原力的概念、结构、作用机制等做了大量探讨,研究对象也从儿童扩展到了各个年龄段的人群。

第二节　复原力的发展沿革

从发展历程看，复原力的早期研究主要经历了三个阶段：①初期阶段，关注压力和逆境经历对儿童发展的不利影响；②独立阶段，注意力转向压力和逆境经历对儿童发展造成影响的个体差异；③迅速发展阶段，从坚不可摧的绝对观点到相对弹性的观点。近年来，复原力的研究重点转到个人与环境交互作用的动态过程，并从发展系统的视角来解释复原力。

一、早期探索阶段——韧性特质与保护因子（1970—1990 年）

复原力的研究起源于 20 世纪 70 年代，研究聚焦于复原力的内在特质因子和外在环境保护因子。此阶段的代表人物有 Werner、Garmezy、Rutter 等。

Werner 及其同事自 1955 年开始在夏威夷可爱岛进行了一项为期 32 年的研究。他们发现，三分之二的儿童在经历不利情境后仍然发展良好。与其他产生心理社会问题的儿童相比，这些儿童身上存在一些相似的特质，包括女性特质、强健的体格、具有社会责任感、适应能力强、包容、具有成就动机和良好的沟通能力、具有较高的自尊等。同时，Werner 指出，温暖关怀的家庭环境和外部环境对孩子应对困境也起到了保护性的作用。

Garmezy 于 1971—1982 年间以父母患有精神分裂症的儿童为研究对象，对其意向和信息加工障碍进行了研究，发现大多数儿童在日后发展良好。他将保护性因素概括为三大类：人格倾向性、支持性家庭环境和外部支持系统。

Rutter 于 1979—1985 年间在城市青少年与乡村青少年中展开了一系列对比研究，发现四分之一的青少年在经历多种危险因素后仍表现出较高的复原力。这些青少年身上也表现出相似的积极特质，包括容易相处的气质、女性特质、自我掌控感、自我效能感、计划能力以及与成人拥有温暖和亲密的关系等。

在 20 世纪 70 年代后期对于压力的缓解效果的研究，促进了对应对资源、应对策略、社会支持系统的探索。研究者把这些影响个体心理健康的压力情境称为危机状态，其影响因素称为危机因子，因此研究重点转向个别差异性的探讨，对同样处在危机中的个体有些能抗拒危机因子，最后复原而发展适应良好，有些人却适应不良,对因之被称为"易染性"的人的因素加以探讨(Hinkle,1972)。与此相对应,该阶段提出的复原力概念主要为能力型概念或结果型概念。如 Werner 提出的特质型定义:复原力是个体能够承受高水平的破坏性变化,同时表现出尽可能少的不良行为的能力。Masten 提出的结果型定义:复原力是面对严重威胁,个体的适应与发展仍然良好的这一类现象。因此研究重心开始探索个体如何建构健康的保护机制(protective mechanism)。20 世纪 80 年代研究重点转到发展心理病理学、生命课程、探索正常与异常环境影响、青少年经验与成人功能的关系的研究上,开始积极探索研究复原力。

二、中期深入阶段——复原力形成的动态过程(1990—2000 年)

早期阶段的研究为探寻与复原力有关的内外保护性因素做出了贡献,但是这些保护性因素通过怎样的途径发挥作用却没有得到明确的解释。20 世纪 90 年代是复原力研究发展的深入阶段,此时研究重点已转向关注个人与环境交互作用的互动过程(transactional process)(Egeland,Carlson & Sroufe,1993;Kaplan,1995)。复原力被视为动态观念,并非固定不变或绝对的能力,而是随着个人与环境的互动而改变的结果。因此复原力的研究开始从个人与环境的互动中来探讨如何激发自身的保护机制促使复原。

Kumpfer 于 1999 年提出了一个颇具整合性的复原力理论框架。该模型不仅包括了外在环境中的危险因素和保护因素、个体内部心理韧性特质因子以及个体的适应结果三方面;而且揭示了在个体、环境和适应结果三者间起中介作用的动态机制,形象地说明了个体、环境以及适应结果之间的交互作用。如图 2-1 所示[①]。

Richardson 于 2002 年提出了复原力的过程模型。该模型包括生理、心理以及精神三个层面,核心是动态平衡。当个体面临压力生活事件或多变情境时,会利用身边的各种资源来应对以保持生理、心理和精神的平衡状态。最终在有效应对不平衡的过程中获得和提升复原力,达到新的平衡。

对复原力形成过程的探讨促使复原力研究不断深入。此阶段对复原力的界定已过渡到过程型定义。例如,APA 帮助中心提出,"复原力是个体面对生活逆境、

---

① 刘丹、石国兴、郑新红:《论积极心理学视野下的心理韧性》,《心理学探新》2010 年第 4 期。

创伤、悲剧、威胁或其他生活重大压力时的良好适应过程,它意味着从困难经历中恢复过来"。

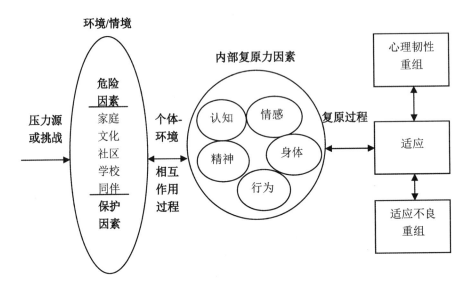

图 2 - 1   心理韧性理论模型(Kumpfer,1999)

三、后期融合阶段——复原力与积极心理学的契合(2000 年—至今)

进入 21 世纪,伴随积极心理学思潮的兴起,复原力的研究迎来新的发展。在提出整合性的复原力模型之后,研究者们开始探究新的课题:个体获得身心平衡的心理能量从何而来? 现阶段,复原力研究的关注点正逐步转向人性的积极面,试图用人类的天赋潜能和积极力量解释重组复原力的心理能量。

研究者普遍认为:每个人都有适应内外环境并保持良好动态平衡的需要,都会受到这些需要的驱动。复原力从根本上说,来自个体不断成长发展的积极力量。在积极心理思潮的影响下,一些研究者已将复原力研究的关注点转向对个体积极潜能的挖掘,取代了以往探讨问题来源的模式。

纵观复原力 40 多年来的发展沿革,从特质型定义、结果型定义、过程型定义到潜能型定义,逐步体现了一种融合的思想。过程型定义本身就包含了特质型和结果型定义的内涵,复原力的形成过程就是个体的积极特质与外部环境相互作用达到个体对不利情境适应良好的结果。潜能型定义则深入挖掘了复原力形成过程的能量来源。不同类型的定义见证了随着积极心理学时代的到来,复原力研究不断向前推进的历程。

第三节 复原力的研究范式

复原力研究一般采用两种路径:以变量为中心的方法和以被试为中心的方法[①]。以变量为中心的研究应用多元统计方法来考察个体内外各种因素与发展结果之间的联系,检验风险程度并加以干预,但难以进行整体检视,找出最大的风险因素;以被试为中心的研究按照一系列标准来比较不同被试组个体的特点,从而确定是什么因素将心理韧性个体与其他个体区别开来,这种方法有利于找出自然发生的普遍模式,但无法确定变量之间的特定联系。因此,两种研究路径各有利弊。

一、聚焦于变量的复原力研究

以变量为中心的复原力研究主要是为了考察各变量之间的关系,属于相关研究,而非因果分析。Masten(2001)在已有研究的基础上总结出了变量间的三种关系模型,分别是直接关系模型、间接关系模型和交互关系模型,参见图 2 - 2、图 2 - 3和图 2 - 4。

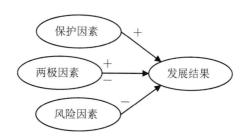

图 2 - 2 复原力研究中基于多元分析的主效应模型

图 2 - 2 中的三类因素对发展结果有着直接的影响作用。其中,"＋"号表示积

---

① Masten,A. S.,Ordinary Magic:Resilience Processes in Development. *American Psychologist*,2001,56(3):227 - 238.

极影响,"一"号表示消极影响。发展的结果取决于保护因素与风险因素的力量对比。如果保护因素的力量大于风险因素,则可能产生良好的发展结果;反之就可能出现不良后果。有时风险因素的力量非常强大,这时可以采取相关的干预策略,如:增加更多资产(保护因素);发挥保护因素的补偿效应,抵消风险因素的影响,从而帮助个体从困境中恢复。

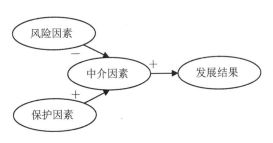

图 2-3   风险和复原力的间接模型

图 2-3反映的是中介因素的作用。保护因素通过中介因素对发展结果起到积极作用,而风险因素却由于中介因素的作用受到阻碍,最终个体获得良好的发展结果。

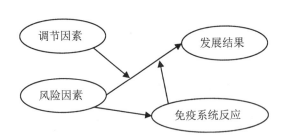

图 2-4   复原力研究中的交互作用模型

有关交互作用的研究结果并不多,也未达成一致,可能是由于存在不同方法的变异或检测有一定难度。图 2-4反映了两种交互作用的过程。①存在独立于风险因素的调节因素,这些调节因素缓和或激发了风险因素对结果的影响;②风险因素的发生引起了自动的免疫系统反应,从而调节了风险因素的影响。例如,经济危机对青少年的影响受到个体的心境和父母因素的交互影响。基于交互作用模型的干预策略试图加上被风险激活的保护因素（免疫因素），同时关注改变已有调节因素的质量。也有干预旨在改变个体的应对行为。研究发现，儿童的智力是一个重要的调节因素，能减弱逆境对儿童的守规则行为发展的影响。更高的智力与能力相关，尤其是在学术领域。这些能力对逆境儿童的操作行为是尤为重要的保护因子。此外，儿童的认知能力和父母教养方式是其反社会行为的风险的调节因子，对生活压力源起到关键的调节作用。

　　总的来看，复原力的变量聚焦的研究发现，养育质量、智力机能、自尊、积极自我认知与适应行为有广泛的联系，这些变量与结果效标（如学业成就、亲社会行为和反社会行为、心理健康评价、同伴接受）也有着显著的直接影响作用（即主效应）。同时也发现了负性生活经历的主效应。交互作用模型检验了个体或环境质量对逆境进行调节的可能性。研究表明，调节变量在高逆境水平情况下尤为重要。

二、聚焦于个体的复原力研究

　　以被试为中心的研究试图找出自然发生的适应模式。这类研究关注的是个人，而不是变量。由于单个的案例研究有许多缺点，不能推广到一般人群。大多数以被试为中心的研究试图通过多元标准鉴别出在高危和低危生活环境中具有良好适应模式的人群，以及具有不良适应模式的人群特征，从而识别出好的和坏的适应模式，考察是什么因素导致了适应结果的不同。

　　长久以来，很多研究对存在逆境时导致不同适应性结果的因素进行了考察。这方面有大量的实证文献。早期研究者关注的是适应不良的行为。研究者发现，病情轻微的精神分裂症病人在以往的经历中表现出了一定的社会能力。其母亲患精神分裂症的孩子自身对儿童时期复原力的出现起到重要作用。证据表明，尽管这些儿童处在高风险状态，许多孩子仍茁壮成长，使得实证研究努力去了解对逆境反应的个体差异。

　　在 Werner 的夏威夷儿童的研究之后，对复原力的研究扩展到包含多种逆境条件，诸如社会经济贫困及相关风险、父母的精神疾病、虐待、社区贫困和社区犯罪、慢性病，以及灾难性的生活事件。这些研究的目的是系统地追寻保护力量，将健康适应的儿童从相对适应不良的儿童中区分出来。

　　早期研究聚焦于"韧性儿童"（resilient children）的个人品质，诸如自主性或高自尊。然而，研究者进一步认识到复原力可能通常源自儿童之外的因素。随后的研究勾画了复原力发展中的三组因素：①儿童自身的特质；②家庭方面的因素；③外部社会环境的特征。研究表明，韧性个体有更好的养育资源，长大后有更好的认知测验分数、更积极的自我认知。并且，教养质量与复原力之间具有很强的相关。Luthar 则发现复原组的被试有较高的积极幸福感。

经典的以被试为中心的复原力研究是通过比较在相同危险环境中适应良好与适应不良的样本群体来进行的。如 Kauai 研究和 Rochester 复原力研究。具体做法是，将危险环境中适应不良的被试归为一组，将处于同样不利环境中的适应良好的被试归为另一组；然后通过比较两组被试在特征上的差异来确定影响复原力的因素。按照个体能力和风险程度可将被试分为四个组别（见表 2－1），并将高复原组与低复原组的表现进行比较。结果发现，平均而言，高能力组在学术、操作和社会领域表现得更好。需要说明的是，由于样本原因，经典设计中缺乏高风险组与低风险组的比较。

表 2－1　以被试为中心的复原力研究设计

第一组：高能力、高风险/逆境（复原组）	第三组：高能力、低风险/逆境
第二组：低能力、高风险/逆境	第四组：低能力、低风险/逆境（不良适应，高易染性）

注：第四组由于样本比较少，研究中空缺。

这种设计的一个缺陷是未考虑低危组人群，即生存环境良好，发展也良好的被试群体。因为根据资源和幸福指标，鉴别分析和聚类分析可分辨出不良适应群体和有能力的群体，而复原群体和低逆境高能力群体很难相互区分。而通过对低危组被试的考察，我们可以知道韧性儿童与高能力低危儿童是否存在差异，从而更好地理解心理韧性。

当前以被试为中心的研究有可能按照风险因素和保护因素（逆境和资源）来划分被试组，而不是依据能力来划分。在这种情况下，资源（养育质量、社会经济地位和智商等方面所组成的保护性因素）得分高的儿童似乎有更好的适应性和能力（即使在逆境条件下）；逆境（风险因素）高而保护资源少的儿童则出现适应不良。

最复杂的以被试为中心的模型关注的是在生命历程中健康和适应不良的发展

轨迹,并且特别关注个体生命历程中的转折点。研究认为,复原力来自个体与环境的动态交互作用。在复原个体的生命历程中,关键节点的机会和选择发挥着重要作用,健康的环境更可能产生成功的机会。研究发现,当领养儿童的养育环境好转,他们在恢复正常的轨迹后出现了戏剧性的进步。

复原力的路径模型也提供了一个干预的概念框架。这种干预旨在构建能力,培育健康的适应系统。研究发现,在遭遇极端的创伤经历后,个体常常出现严重的应激综合症状。然而,在接下来的几个月里,大多数个体在适应和恢复过程中表现出了复原力,而不会经历漫长阶段的心理困扰。

综上所述,两种研究范式各有其优缺点。以变量为中心的研究充分发挥了统计的功能,比较适合于寻找各变量间的具体关系,从而对应用研究中的干预实施很有帮助,然而这种取向不能描述现实生活中的人的复原力的典型模式,丧失了对人的整体感的把握。相比之下,以被试为中心的研究将各种变量整合在同一个自然存在的心理结构中,适合于寻找现实生活中普遍和特殊的心理复原模式。但是,这种研究使各变量间的关系变得模糊,从而影响了对心理复原机制的探讨。另外,这类研究在样本代表性方面也可能存在问题[①]。因此,在复原力研究过程中,研究者应充分认识到两种研究方法的优势和不足,从而加以选择。

第四节　复原力的研究现状和发展趋势

一、复原力的研究现状

在西方,复原力的研究已进行了多年,许多研究者针对复原力的概念、结构、作用机制等做了大量探讨,已积累了较多的研究成果,得出了许多有价值的结论。如:强调应关注积极的结果(Masten,1995;Bandura,1995,1997);强调应注意各种积极经历的影响(Stouthamer-Loeber,1997);强调关注个体如何应对压力和逆境的过程(Murphy,1970);强调关注人们应对强大压力和严重逆境时的反应特征或

---

① 李海垒、张文新:《心理韧性研究综述》,《山东师范大学学报(人文社会科学版)》2006 年第 3 期。

过程上的差异。

在我国,对复原力的相关研究方兴未艾,理论方面有对国外已有研究的文献综述(如席居哲、桑标,2002;周碧岚,2004;于肖楠、张建新,2005),应用方面涉及复原力研究与学校心理辅导(如刘宣文、周贤,2004)、灾后复原力、企业复原力以及管理者的复原力及其开发(如杨从杰等,2005)、基于战略人力资源管理视角的组织复原力研究(朱瑜等,2014)等。也有研究从实证角度探讨了小学生心理复原力与社会支持的关系(如王坚杰等,2007)、复原力理论视角下流动儿童的问题与发展研究(陈珊、李其原,2015)、离异女性复原力的个案研究(如周碧岚,2003)等。1999 年我国台湾地区 9·21 大地震后,心理学工作者迅速结合灾情开展复原力研究,重点探讨了儿童和青少年的复原力(如萧文,1999;朱森楠,2001)。夏斌、傅纳(2013)也对儿童、青少年复原力干预进行了研究述评。2008 年汶川地震后,李仁莉、戴艳(2017)对灾区中学生的心理复原力与创伤后成长做了定性研究。但总的来看,目前国内有关复原力的研究还比较零散,背后也缺乏一个比较完整和系统性的理论框架作支撑。

由于发展的历史较短、不够成熟,复原力研究仍存在着界定模糊不清、实践研究和理论研究数量不匹配、复原力内部机制研究匮乏的不足,缺少有重要影响的纵向研究以及跨文化的研究,在中国的本土化研究上也存在一些困难。

虽然存在上述不足,复原力已经在实践应用中显示出重要的现实意义。目前,复原力干预在儿童和青少年教育实践领域应用得最广泛也最富有成效。随着复原力研究的不断深入,它在心理咨询和心理治疗领域也得到了应用。一些国际组织也在利用复原力干预法帮助人们抵抗挫折和灾难。另外有很多企业也逐渐意识到复原力能够提高员工的工作热情、增强组织的竞争力。对于制定干预人精神失调和发展缺陷的公共政策而言,复原力研究亦有着重要的意义。

二、当前复原力研究中需要解决的问题

复原力是一个具有双重科学价值的构念,意指个体即使经历严重逆境仍能保持积极适应。当前对该领域已有研究的批评主要集中在四个方面:定义的模糊性、

风险体验的差异性、现象的不稳定性,以及复原力作为理论构念的科学效用①。

(一)复原力定义的模糊性

首先是复原力的理论定义不一致,尤其在关键概念的操作和测量上存在重大差异。例如,Rutter(1987,1990)把复原力描述为高风险个体的正性发展结果。Masten 及其同事(1994)区分了三组复原力现象:①风险个体表现出好于预期的结果;②尽管经历了应激事件,个体依然保持了积极的适应;③个体从创伤中获得了良好的恢复。

复原力的概念是绝对的或综合性的,还是相对的或限制性的,这些年也在发生变化。在一些早期文献中,那些尽管碰到很多风险仍然处置良好的人被称为是"坚不可摧的"(invulnerable)(Anthony,1974)。但这一术语会产生误导,因为它意指风险规避是绝对和不变的。研究进一步发现,尽管面对逆境,显然积极的适应包括发展的进程,新的易染性(vulnerabilities)或力量通常随着生活环境变化而出现。因而,术语"复原力"(resilient)更精确地描述了相对的概念本质,而非绝对的"坚不可摧"。

在实证研究中,复原力的操作化方法也有许多差异。被认为具有复原力的个体,即使处于不利的环境,他们也能在行为、社会适应和智力功能上发展正常,但在实践中如何评价则比较困难。所考察的逆境条件已由单一的应激性的生活经历(如遭遇战争)到多种负性事件的综合(如通过生活事件列表的方式)。类似地,对于风险个体的积极适应的操作性定义也存在很大差异。首先,如何对正常功能水平进行确定存在困难。其次,如何在概念上对促进复原力的因素和复原力结果进行区分存在问题。比如,高自尊可以被看作提升复原力的因素,但它同时也可以被看作复原的结果。这会使人无法弄清积极的发展结果是由于可用资源、保护因素,还是这些资源是被试成功应对的结果②。再者,对复原力进行多维测量时,难以在一个以上的发展领域和能力方面测出复原力的一个整体性指标。比如,如果把智力、内控和行为问题作为评价复原力的标准,那么个体在这三个维度上分别处于何种位置算是有复原力的,则难于确定。一些研究者对复原力进行定量标签,风险儿

① Luthar,S. S.,Cicchetti,D.,Becker B.,The Construct of Resilience:A Critical Evaluation and Guidelines for Future Work. *Child Development*,2010,71(3):543 - 562.

② 王滨、罗伟:《心理弹性发展的研究进展及评述》,《河南大学学报(社会科学版)》2007 年第 5 期。

童必须在多种适应领域表现卓越，而其他人被要求在一个重要领域表现卓越，在其他领域则至少有中等水平的表现。

研究者对风险条件和显性能力之间的联系也有不同的概念框架。一些人使用基于被试的数据分析方法，用高逆境和高能力相对于低逆境和低能力的比较来识别个体；其他人则使用基于变量的分析方法，如主效应模型或交互作用分析。测量的多样性导致一些学者质疑复原力研究者研究的是否为同一个概念。但方法的多样性是必要的，它有助于扩展我们对任何一个科学概念的了解。并且，这种多样性可产生能够得到检验的理论推论，应用于各种不同的风险样本。如果来自不同方法的研究得到一致的结果，可以认为它们同属一个大的科学概念。文献综述表明，使用不同测量方法的研究中有许多关于复原力的保护因子关系的同时期证据，包括亲密关系的重要性、有效的学校、与更广大社区的联系等。

由于缺乏普遍应用的复原力的操作定义，研究者必须阐明他们定义逆境和能力选用的方法及选择的理由。尤其需要注意术语的使用，要表明关注的是一个过程还是人格特质。术语"自我复原力"（ego-resiliency）与"复原力"（resilience）在两个主要维度上存在差异：①自我复原力是个体的一个人格特质，而复原力是一个动态发展过程。实际上，自我复原力的特质可能通常在复原力过程中呈现，用以保护面对逆境的个体；②自我复原力并没有事先假定接触严重逆境，而复原力在定义上是有此假定的。Masten（1994）建议，逆境中的胜任力指的是术语"resilience"而千万不能是"resiliency"，后者会带来误导，以为指的是一个抽象的个人特质。

为了减少含义的模糊性，区别直接作用与交互作用或调节过程，Luthar（1993）建议引入更有区分性的术语，将直接作用称为"显著过程"（salient processes）；而将在高风险和低风险条件下都有缓和作用的特质简单地称为"保护性的"，诸如"保护的—稳定"（风险增加但能力保持稳定），"保护的—增强"（风险增加但能力增加），或"保护的—倒退"（压力水平高的时候能力变弱）。术语"保护性的"和"易染性"过程可能分别用来指正—负两个方向，表明风险儿童的整体适应是积极或消极的。通过使用更精确的术语来区分主效应和更复杂的交互作用，这对于产生最终的操作性效标而言至关重要。

（二）复原力的多维性

应如何对处于危险环境中的个体进行分类还存在问题。首先，研究中的被试一般来自不同的背景，这使得研究结果难以普适化；其次，适合条件的个体往往因为客观条件的限制而难以参与研究;或者由于情感和社会敏感性问题,减少了被试的参与度。

研究证据表明,复原力具有多维本质。研究者发现一些高风险儿童在一些领域表现出胜任力,但在其他领域则出现问题。风险儿童被称为具有复原力,是建立在特定胜任力标准的基础之上。这些儿童在其他适应领域可能表现出相当大的异质性。例如,在曾受虐待的儿童中,大约三分之二在学业上有复原力,但却只有21%表现出社会胜任领域的复原力。对成人的研究也有类似的发现。经历过重大逆境的成年人,明显反映出对心理困境的成功适应,如对于抑郁问题和创伤后应激障碍(PTSD)的适应。但研究结果显示人们并不能在所有的领域都显示出成功的适应,由此使得一些科学家提出质疑,到底复原力是一个实在的构念,还是一个虚构物?

无疑,在理论上类似的适应领域,复原力具有某些一致性。另外,希望个体在概念上不相关的多个领域展现出一致的积极或消极适应,是不现实的。因为即使正常发展的儿童都不能具备多种认知、行为和情绪能力。跨领域功能发展的参差不齐是发展过程中的一个共同现象。这提示:需要特异性地讨论复原力的结果。在描述其研究发现时,研究者必须描述其数据应用的特定领域,必须澄清在这些特定领域的成功并不意味着在所有重要领域的积极适应。令人鼓舞的是,研究者正在越来越多地使用限定的术语,诸如"教育复原力""情绪复原力"和"行为复原力",因此在文献中有了更精确的通用术语。

由于发展过程可能会出现多种结果,复原力研究者在对"积极适应"进行操作化定义时,理论上通常需要考虑多个重要领域。一般的方法是设定几个阶段的显著性任务,如果儿童能成功完成这些任务,那么就可以认为他们已经达到了该阶段的社会期望水平。例如,对于学龄儿童,恰当的指标是学业的成功和与同伴的积极关系。职业、教育、婚姻这几个理论上具有内在关联的领域可以形成复合性的社会胜任力指标。

问题是,是否一些结果比其他的结果更加重要,是最为关键的复原力指标?同样,研究者必须考虑所研究的风险的性质。一些负性条件会导致较大的风险,逻辑上当然应该优先考虑。例如,来自高风险家庭的青少年具有反社会人格障碍,对他们来说,符合社会规范的行为可能是最主要的考察领域,其学业成绩(尽管也是重要的)相对来说就不那么重要了。对于有情绪障碍的风险少年,主要的关注点可能是实现情绪的自我调节，避免严重的内在问题，是否他是最受欢迎的学生对于识别其复原力轨道相对就不那么重要了。

与胜任力标准有关的最后一个问题是：复原力是否有优秀、平均水平之分？这同样与风险的性质有关。当应激源非常严重，属于灾难性事件，保持接近平均水平的功能就足够了。另一方面，当经历的风险是一般事件，复原力的标准可能就是在重要领域的更高水平的功能。总之，当研究复原力时，对"积极适应"的定义无疑存在多种途径。研究者必须对以下方面加以考虑：①一些结果领域优先于其他领域；②是将多个领域结合还是分开考量；③复原力的标准是保证优秀还是一般的功能。

（三）复原力的主观性和结果的不稳定性

关于复原力研究中风险的主观认知问题，Gordon（1994）等人提出，特定风险事件对经历过它的个体而言，其意义可能与对研究者的意义有很大差异。这种对主观评价的考量在心理学研究中司空见惯。例如，许多证据表明，对于亲子关系或同伴关系的评价，其差异很大程度上取决于它们所依据的报告人：父母、孩子，还是"客观的"观察者。信息来源不同，导致评价不同。显然，很难说谁的报告更接近"真相"。实际上，通过对照不同评价者的结果，能得到更多有益的发现。

复原力的研究结果通常是不稳定的，一个原因是统计样本两端的数量较少。而在复原力的案例中，研究者处理的不是连续体的一端而是两端，即高逆境和高能力。在复原力的统计结果不稳定的问题上需要考虑以下方面的因素：在特定研究中，涉及的个体数量主要取决于界定高逆境和高能力所使用的标准。如果使用相对严格的标准（如在逆境和能力上分别加上一个标准差），那么显然研究者只能得到少量的复原力研究样本。反之，当对于能力的标准不那么严格——适于处理极端危害性的生活事件——复原力特定样本的数量完全不少。因此，复原力的研究结果并非真的不稳定，只是因为它们涉及小样本群体。在任何研究中，归为高复原力的个体数量取决于用来界定高压力和高能力的标准。在基于变量的研究中，复原力作为一个连续统一体，保护因素的主效应的发现可能比交互作用更有说服力。

毫无疑问，所有个体——不管有无复原力——在特定适应领域表现出随时间的波动。但越来越多的证据表明，总的来说，在关键领域表现突出的风险儿童，会持续反映出一段时间的积极适应状态。尽管一些风险儿童在特定时间点上表现卓越，但随后也有许多人停滞不前，并且其适应水平明显衰退。Werner 的纵向研究已证明，在 30 多年的时间里，大多数被界定为具有复原力的儿童保持了日常生活的高表现。也就是说，儿童表现出了适应水平的稳定性。

尽管如此，我们必须强调，复原力显然不是一个稳定的状态，因此必须关注对个体有波动的发展过程的实证研究。对复原力的短期和长期的纵向研究提供了记录生命历程发展路径改变的关键机会——包括在人生每个阶段出现的新的风险或力量，或两者皆有——这使得复原力结构的动态本质能得到进一步的证明。

（四）复原力作为理论构念的科学效用

现有的复原力研究不乏理论基础。实际上，有三个主要的概念框架指导着许多现有研究：一个是由 Garmezy 等人提出的指导性观点，他们认为，有三大方面因素显著影响风险儿童的保护过程和易染过程：社区（如邻居和社会支持）、家庭（如家庭温暖或虐待）、儿童（如智力或社会技能等特质）。这个三元框架已被许多复原力研究所采用。

第二个指导性的观点关注生态环境与儿童发展的相互作用，诸如Bronfenbrenner(1977)的生态理论、Sameroff 等人的交易观点、发展的综合生态—交易模型（ecological-transactional model）等。在影响个体发展和适应的过程中，各种环境（诸如文化、社区、家庭）会随时间相互作用。这种强调环境和交互作用的理论观点已形成了复原力研究的一个概念基础，其中涉及多样化的风险。

第三个相关理论是结构—组织观点，其重点是认为，在能力随时间展开的过程中有一般的连续性和一致性。虽然以往的历史因素和当前影响被认为对发展过程都很重要，但对发展起着决定性作用的是主动的个体选择和自我组织。同样，许多复原力研究者采用组织视角作为指导性的理论方法。

值得注意的是，当在复原力研究中使用宽泛的发展理论时，尤其要考虑研究中特定逆境环境的显著特征。此外，当应用现有的发展理论时，需要明晰所研究的特定逆境条件是如何影响到理论框架的内部关系的。

一些学者提出，复原力的观念相对于"积极适应"这个更一般化的术语而言，没有增加任何东西，因此他们认为复原力研究并没有扩展发展理论。确实，复原力与更广泛的积极适应概念有所重叠，但作为一个独特概念，复原力有其重要价值。复原力概念代表着发展科学中的一个有用的启发式，因为它提供的思考框架不同于许多传统理论。比如，其中的一个观点认为，适应的发生可以不遵循"正常"期望的轨道。也就是说，积极适应的模式有着不同的结构，它可以在不同的逆境条件下发生。研究表明，与一般的积极适应相比，复原力有不同的前因变量。例如，对贫困生而言,学校老师的支持有着更为显著的正面影响,表明相对缺乏的校外积极体验可能使得校内经历的补偿效应更为显著。

因此,把复原力和积极适应合并在一起尚为时过早。至于复原力研究对发展理论是否有贡献的问题,我们已经看到了复原力的重要潜力。了解促进逆境条件下的积极适应的过程,有助于扩展我们对"不够好"的环境中发展过程的了解,以及了解风险过程是如何运作的。近年来,有学者对各种路径发展轨迹的研究已经扩展了"正常的"人类发展理论。

三、复原力研究的发展趋势

针对复原力的研究现状和存在的主要问题,在未来的研究中,以下三点有着重要的指导意义:①关于复原力的动态的、交互作用的观点;②用整体论的视角来看复原力,把个体所处的社会环境考虑进来;③注重对特殊领域的研究,开展针对某些特定问题的研究。由此,复原力的未来研究重点与发展趋势将着重于以下方面。

（一）进一步完善复原力的研究理论

关于复原力的结构、内涵和定义,研究者至今没有统一的结论,致使复原力研究的推广性和可信性受到质疑。因此,研究者在使用复原力的定义和术语时首先应保持明确和一致。具体而言,术语"resilience"应用来指存在逆境时的胜任力过程或现象;而术语"resiliency"仅仅用来指特定的人格特质。其次,研究者应使用更精确的术语来描述复原力的不同交互作用过程,如用术语"保护的"和"易染性"来描述"有益的"相对于"不利的"的整体影响。复原力研究者必须在一个清晰的描述性理论框架内开展研究,其中关于显著的易染性和保护过程的假设要考虑研究的特定情境。当与其他相关研究综合考虑时,研究者也应阐明来自他们研究发现的理论假设,以有助于指导该领域的未来研究。

此外,未来的理论研究应将研究的关注点从描述现状转移到阐明发展过程中的问题。已有大量证据表明特定变量确实会影响某一个特定风险群体的能力水平,因此,研究者需要探讨保护性因素之间的相互作用方式,考察隐藏在保护/易染因子下面的过程,把静态的复原力保护因素转变为动态的、交互作用的过程机制。实际上,在过去的20年里,实证研究的关注点已从界定保护因子转向了解潜在的保护过程。不再简单地研究哪些儿童、家庭和环境因素与复原力有关,而是更多地了解这些因素如何导致正性结果。这种对潜在机制的关注对于推进该领域的理论和研究,以及为面对逆境的个体设计恰当的预防策略十分重要。

尽管研究复原力这一复杂的概念有许多挑战,但该领域的连续科学研究工作具有重要价值。过去几十年对复原力的了解已取得重要进展,对风险和保护过程的连续调研扩展了发展理论,提出了有用的干预途径。显然,复原力研究者还需要提升其研究工作的科学严密性,建立严密的实证和理论科学基础。

（二）开展整合的、多学科研究

由于复原力的发展路径十分复杂,对于这一概念的研究需要考虑心理学、社会学和生物/基因过程。目前复原力的研究学者不仅在个体的层面来探讨复原力,也在个体生活其中的家庭、社区以及更广阔的社会文化背景下来考察复原力。

一是要注重生物学影响因素。以往研究多关注行为和心理社会因素对复原力的影响作用,而缺乏对生物学作用的关注。然而人的心理与生物因素密不可分,脱离生物因素建立起来的复原力理论和机制模型无疑是不全面的。生物学因素在复原力中的作用也得到了神经、神经内分泌和免疫系统与压力反应有关的证据支持。因此,未来的研究要注重生理—心理—社会的交互作用。来自遗传学、内分泌学、免疫学、脑电技术等的研究方法为丰富复原力的研究手段提供了重要帮助,研究者可以采用核磁共振成像（MRI）、功能磁共振成像（FMRI）、脑电图（EEG）、事件相关电位（ERPs）等技术生物学的先进仪器,为复原力研究提供更加全面和科学的研究资料[①],以促进该领域的研究向着更为科学和综合的方向发展。

二是复原力的研究要向更加整合的方向发展,要在多元水平上来理解复原力,并且考察个体作为一个复杂的生命系统是怎样与周围的系统发生交互作用的。要从系统的多角度来审视个体成长的环境,考虑生物、心理、家庭、社会以及历史的因素对个体发展的影响和作用。在跨学科的研究中整合来自发展心理学、人类学、社会学、文化心理学专家的洞见,这类研究可扩展我们对人类发展环境中特定的保护/易染过程的了解。

三是要拓展纵向研究。很多已有研究都是横断面调查,而从复原力的本质来看,纵向追踪的结果无疑更具有说服力。因为复原力是一个动态发展的结构,需要对风险个体在未来生活中积极结果的实现加以研究。纵向研究不仅需要考察复原

[①]　刘丹、石国兴、郑新红:《论积极心理学视野下的心理韧性》,《心理学探新》2010 年第 4 期。

力随时间的稳定性，而且需要考察复原力个体在困难时期后"反弹"的能力。在复原力研究领域，一项著名的纵向研究是 Werner 及其同事在夏威夷进行的历时 20 多年的研究。对研究对象的长期追踪必然成为这些领域取得突破性成果所必需的研究方法。

（三）扩大复原力的研究领域

目前复原力的已有研究大多针对儿童、青少年和大学生，涉及的研究范畴有经济困难、学业不良、疾病或不利家庭环境等。对于复原力的后续发展领域，很多研究结果由于没有同类因变量而缺乏可比性。因此，未来应扩大复原力的研究领域，对不同群体的不同问题进行深入细致的研究；研究年龄跨度也应进一步扩大，由青少年扩展到各个年龄阶段。

就研究项目来说，逆境特点是有差异性的，如学业不良、经济困难、父母离异等特定领域，个体的复原力是在不同的情境特征下发展起来的，其应对方式和作用机制必然也是有差异的。风险儿童在特定适应领域表现卓越的证据，并不能掩盖其在其他领域存在严重问题的可能性。在一些领域的适应决不意味着在所有领域都积极适应。因此，在描述研究发现时，研究者必须避免将结果过度概括化，而应限制其结论适用的特定复原力领域。未来复原力发展研究的重点和热点将是对特定领域的复原力发展作用机制模型的建构。当然这个特定领域也必然涉及对研究对象的细化，如针对大学生、老年人、工伤事故者等复原力作用机制的研究。就我国而言，就业压力逐渐增大的大学生、自杀倾向严重的个体、空巢家庭中的独居老人、身居高位的领导干部等都将成为研究的新主体。因此，研究者需要深入探讨特定领域的复原力，如情绪复原力、学业复原力、职业生涯领域复原力等，从而使得复原力的研究更加具有针对性。

（四）重点开展实证性研究

任何研究若只是停留在理论层面便会失去其指导现实的意义。研究复原力的终极目的是帮助个体实现良好适应、不断发展自我。因此必须开展复原力的实证性研究，将理论与实际相结合，解决现实中的问题。虽然到目前为止关于复原力还没有形成一个完整、系统的理论体系，但它已经在实践应用中显示出重要的现实意义。作为保证个体良好适应和不断成长的力量源泉，对复原力的实证性研究将会成为未来研究的重点。

复原力研究的最终目的是探索个人生存和成长的力量源泉，使个体的适应和成长最大化。从积极心理学的视角出发,今后在制定复原力的干预措施时要着重对个体积极潜能的挖掘、关注环境中发展性和保护性的资源,帮助人们减少危险和提高心理复原力,最终达到发展心理潜能、预防行为障碍、促进良好适应和心理健康的目的。目前,复原力干预应用最广泛也最富有成效的领域是儿童和青少年教育实践领域。近年来,发展精神病理学家已经越来越多地开始将复原力的研究发现用于设计对不同风险群体的干预。如何更好地设置学校课程,并提出具有针对性的复原力教育策略,以及如何将关于素质教育、人的发展等问题的研究观点运用到关于复原力的研究中来是研究者需要考虑的问题。

（五）开展本土化研究

复原力研究必须与中国特定的文化环境相契合,才能够更有针对性地进行干预。我国台湾心理学家杨国枢提出的本土化研究的四个层次与方向,对于复原力本土化研究有重要借鉴意义:①重新验证国外的重要发现;②研究中国人特有的与社会文化因素有关的行为特征;③修正或创立新的理论;④修正与设计出适合中国人的特有的测量工具。

对于遭遇危机的个体的积极引导只有建立在有针对性的、与当地人文环境相契合的基础上,才能使危机后的心理干预有针对性和实效性,这对于塑造有韧性的人格特质、实现良性社会生态系统的建设有特别重要的现实意义。

第三章　复原力的内涵与作用机制

我成长时，一直认为自己很有复原力，但我相信我的坚强与家庭的匮乏困境无关；直到后来我才明白，我的力量正是来自于那些匮乏经验。

——Walsh

以前在讨论压力应对和挫折处理的问题时，心理学家更多的是关注"促使人们出现心理困扰的各种不良因素是什么"。随着健康心理学的发展，人们开始越来越多地从积极和发展的角度来探究心理健康问题："为何同样是压力和挫折，有的人能很好地调整适应，有的人却会失衡甚至崩溃？""是什么促使人们更有效地应对生活？"尽管许多研究者发现应激与疾病之间存在关联，但不是每个人经历应激事件后都会患病。在应激与疾病之间存在许多中间调节变量，如人格特点、社会支持、先天体质、情境因素和应对技巧等。近年来心理学家越来越关注人们应对潜在应激事件反应上存在的个体差异，复原力就是其中研究最多的一种个体资源，它被看成是人们能够摆脱压力的有效资源。

积极心理学家认为，如果人们能更具有复原力、更乐观，那么他们将不大容易遭受抑郁、焦虑等各种心理困扰，并且能过着更幸福、更有建设性的生活。换言之，如果在问题出现之前就建立起了一道心理防线，就能更好地预防问题的发生，这道心理防御网即"心理复原力"。心理学研究发现，一个人的复原力强弱比教育、经验和培训更能决定他未来的成败。复原力概念已成为研究人的发展的重要理念，并逐渐扩展到特殊教育、学校培训、心理咨询、疾病护理、家庭治疗、社区建设甚至是公共卫生等领域。

第一节　复原力的概念与内涵

对复原力的理解来自探讨良好适应(invulnerability)、易染性(vulnerability)、应对和抗压力的研究(Jew,Green & Kroger,1999)。所谓复原力,就是当人们在面对生命中种种艰难的处境时,依然能够表现良好、坚持下去。这是一种包含抗拒逆境与建构积极未来的能力。有复原力的人不仅不会被挫折击倒,还可以在挫折和困难中茁壮成长,并且在复原的过程中找到他们生命的意义和价值。

一、复原力的概念界定

国内学者对于该术语的翻译尚不统一,有人译为韧性(于肖楠、张建新,2005;崔文香等,2008),有人译为心理弹性(席居哲、桑标,2002),我国台湾和香港的一些研究者则译为复原力或抗逆力。在本书中,主要采用"复原力"的表述,在涉及人格特质时,有时也用"心理韧性"这一说法。

虽然复原力的现象十分复杂,但许多研究对复原力的定义有一致的观点,认为它是抗拒困境且能恢复正常适应的能力,在每个发展阶段它都能以不同的方式表现出对健康的促进或修补,因此复原力可看作是个人与环境互动中的动态结构,是在"显著的威胁情境"(the context of significant threats)中成功适应而发展的现象。复原力的核心就是一个人的"复原"能力,即重新回到压力事件之前那些适应的和胜任的行为模式的能力(Garmezy,1993)。

目前对复原力概念的界定主要遵循三种取向:特质论、过程论和结果论。

第一,认为复原力是个体所具有的一种能力、潜能或特质。如 Howard 认为复原力是指个体能经得起困境及在困境中能适当调适的能力;Turner 则指出复原力是一种卓越的能力,能帮助个体对抗逆境,以一种健康的感觉持续过有意义的生活。这些能力、潜能或特质均指个体的认知或情感的心理特质,包含人格特质和自我观念。如自尊、自我效能、责任感、成就动机、计划能力、内控、高期望、自律、批判思维、热情、乐观、好脾气、敏捷、积极行动、良好智能、问题解决能力、人际沟通能力、情绪调节能力等。这些积极的能力或特质都是影响复原力的重要因素。

第二,认为复原力是个体与环境交互作用的动态过程。即能否达到复原状态取决于风险因素与保护因素之间的抗衡。在研究文献中,复原力被定义为一种缓冲过程,它可能不足以根除风险或是消除负面影响,但它的确可以帮助人们有效地处理那些不利因素。如 Rutter 认为复原力是个体在压力情境中仍能获得良好适应的动力过程。Luthar 等人也将复原力定义为人面对明显压力或风险时的积极适应过程。Masten 等人(1990)提出,复原力是调节压力、高危情境与消极结果之间关系的保护因子或保护过程,在个体与环境交互作用的动态过程中产生作用。也有研究强调保护因子之间的交互作用(Werner,1993),或危机因子之间的交互作用(Kaplan,1995),或保护因子与危机因子的交互作用(Grossman,Lahey,Loeber & Hanson,1992),但其探讨的视角都是动态过程。

为了区分作为"特质"和作为"过程"的这两类复原力,研究者基本达成的一致是:"resiliency"一词用于描述作为保护因子的复原力,"ego resiliency"专指个人特质型的自我复原力,"resilience"则用于描述成功克服困境的过程。

第三,认为复原力是克服困境恢复良好适应的功能或行为结果。如美国心理学会(APA)把复原力定义为:在面对生活逆境、创伤、悲剧、威胁、艰辛及其他生活重大压力下的良好适应(Newman,2005)。Fonagy 等人将复原力描述为在困难状态中的正常发展。Rutter 则将复原力描述为处于高危环境中个体积极的、发展性的适应结果。并且,复原力不仅仅意味着个体能在重大创伤或应激之后恢复到最初状态,更强调个体在挫折后的成长和新生。与过程取向不同,结果取向更看重结果。如果个体在困境或压力后恢复了正常,他/她就是具有复原力的;反之,如果个体没有恢复,即使他/她做出了很多努力,也不能说他/她具有复原力。

研究者之所以对复原力的理解不同,主要在于复原力的研究不是理论驱动的,即不是从理论到实证,而是从现象入手展开相关理论研究的。因此,切入问题的角度不同,导致研究者对复原力的理解也就不同①。由各研究者对复原力定义的强调重点,可以看出大多数研究者均认为复原力是一种个体的能力、潜能或特质,透过个体与环境的交互作用过程,产生出良好的适应结果。由此可以认为复原力的定义包含能力、过程和结果三种内涵:①人有自发复原的潜在认知、情感或行为的能力倾向;②复原力的运作就是一种调适过程;③复原的结果是朝向正向、积极的

----

① 李海垒、张文新:《心理韧性研究综述》,《山东师范大学学报(人文社会科学版)》2006 年第 3 期。

目标。

综上所述,对复原力的一个综合性理解应包括以下几个方面:从前提来看,要存在危机、压力等负性情境;从促进条件来看,个体自身应具备积极应对的心理特质;从过程来看,个体具有应对负性情境的内外部资源;从结果来看,个体恢复到原有状态,甚至更好,从逆境中学习、改变、成长。

二、复原力的操作性定义

伴随上述复原力概念界定上的差异,复原力实证研究中的操作性定义亦有所不同。

第一种观点认为,并不是每个人都具备复原力。Masten 等人(1998)认为复原力隐含两个关键条件:第一,个体遭遇逆境。即必须存在显著的威胁或高风险状态,有引发不良后果的可能性,如长期处于不利的社会环境(贫穷、慢性疾病、家庭暴力等),或遭受创伤性事件或严重灾难(离婚、车祸、战争、地震等),这是个体具备复原力的必要条件;第二,尽管发展过程受到很大打击,个体仍能成功应对或适应良好。即心理复原是个体在经历对生命具有威胁的事件或严重创伤后仍然能回复到良好适应状况的现象。把这一点作为判定个体是否具有复原力的一个标准,研究者并无异议,但对如何定义发展良好却存在很多争议[①]。许多发展心理学家将儿童行为的社会文化预期作为复原力定义的基础,但另一些研究者不是以学业或社会成就为标准,而是以是否存在心理病理症状作为评价是否发展良好的标准。还有一些研究者同时结合这两类标准。近期的争论是复原力应定义在外部适应标准(如学业成就)的基础上,还是内部标准(如心理幸福感或低压力水平)的基础上,而这与研究内容有关。

第二种观点认为,每个人都具有复原力,只是程度高低不同而已。这种观点没有将危险因素的存在作为复原力的先决条件,而是将重点放在了复原力的保护因素方面,着重关注个体内在因素与外部因素的发展。Rutter(1993)认为拥有复原力并不代表个人就能抗拒所有的压力,复原力取决于个人与环境的互动,因此复原力的表现是一种动态的行为结果。其中,个人特质与环境因素能否发生适当的交

---

① Masten, A. S., Ordinary Magic: Resilience Processes in Development. *American Psychologist*, 2001, 56(3): 227-238.

互作用,是能否产生复原力的关键因素。这种观点重视心理、社会、情绪、学业等多个领域的健康机能,认为一些普遍的保护性因素对个体的成功非常重要,如保持亲密关系及其他一些技能和态度(问题解决、自我效能、自信、乐观等)。

三、复原力的特性

(一)复原力是一种能力特性

个体研究多认为具有乐观、幽默感、内控、坚毅、自我效能、社交能力与解决问题能力等特性者较具有复原力(Konard & Bronson,1997;Leone & Martin,1998)。

(二)复原力是一种个体与环境交互作用的过程

复原力在个体与环境交互作用的动态过程中产生作用。

(三)复原力是正向的

虽然视角不同,但对复原力的定义都强调行为的改变是朝向积极、正向的目标,Dimperio(1996)认为复原力描述的是:不论处于多高的危机状态,个体均能承受威胁,从创伤中恢复,有好的结果。

(四)复原力是可培养的自我资源

每个人或多或少都有复原力,例如,一个常违反校规的学生可能有很好的领导能力。虽然人的复原力有差异,但这种差异是可以改变的,人可以通过学习来提高自己的复原力。培养与激发复原力的途径有:发展社会支持网络;发现生命美好的一面,如接触大自然、聆听智慧之语、帮助他人等;学习种种社交技巧或专业技能,培养解决问题的能力;发掘自己的优点与正面特质;面对困难时有幽默感。

(五)复原力是一种普遍现象

有人认为,只有少数人才拥有复原力。但研究发现,复原力是普遍存在的。心理咨询中的案例显示,绝大多数个体在经历丧失、暴力或者生活威胁事件后,并没有表现出慢性心理障碍,也没有在以后的生活中出现沮丧、忧伤、悲痛等消极情绪。相反,多数人都能从创伤的阴影中走出来,适应新的生活。Masten(2001)提出,复原力来自人类适应系统的正常功能。如果这些系统得到保护和良好运作,个体即使面对逆境也可获得发展;反之,发展问题的风险就会加大[①]。复原力是由一般过

---

① Masten, A. S., Ordinary Magic: Resilience Processes in Development. *American Psychologist*, 2001, 56(3): 227 - 238.

程组成,而非特异过程,这一观点为人类发展和适应提供了一个更为积极的前景。

第二节　复原力的作用来源——保护因素

复原力的研究发现,有些个体即使是在极为恶劣和危险的环境下,也能克服种种困难,保持良性的发展。那么,促使这些个体克服逆境走向积极发展的支柱是什么? 这就是复原力的保护因素(protective factors)。保护因素和风险因素对于了解复原力的形成机制至关重要,它有助于发现新的预防途径。

Rutter(1993)提出,保护性因素是指影响个体调整、改善或改变其对危险环境反应的因素。保护因子使个体能调节或缓和暴露在危险因子中的影响;降低问题行为的发生率或增加成功的适应结果。保护因子的假设认为,如果一个人具有某些特殊的能力并以之与环境互动,则有助于个人抗拒压力并出现良好的复原效果。对保护因子的探讨从早期比较零散地研究单个因子的效应逐渐过渡到对这些因子组合效应的探讨。保护因子大体上可分为两大类:内在保护因子和外在保护因子。

内在保护因子是指个体本身所具有的心理能力、人格特质和生活态度,如个体积极的气质、高自尊、高自我效能感等;外在保护因子则是指在家庭、学校和社区或同伴的环境中能拥有促进个体适应的因素,包括为个体提供情感支持的社会网络、提供有效支持的老师、亲密的同伴友谊、安全的学校氛围以及在主要的人生转折点及时获得的发展机会,都是外在的保护性因素。对韧性儿童的研究发现,作为保护因子的变量有三组:①人格特质如自尊;②家庭和睦;③那些鼓励儿童应对的外部支持系统。这些变量是复原力的强大预测源。

Werner 提出了五组保护性因素:第一组是个体本身存在的、引发对他人(如父母、同伴、老师等)做出积极反应的气质特征;第二组是个体强烈的自我效能感;第三组是家庭环境因素,如和睦的家庭氛围、良好的亲子关系;第四组是重要他人,如祖父母、德高望重的长辈、良好的角色榜样;第五组是在个体的重要人生转折点出现的机会,如高中毕业后参加工作或者参军。这些机会可以为他们进入成年期设定一个积极的发展轨道。对于那些社会条件不好的青年人来说,毕业后的参军经历对他们以后的人生会产生有益的影响,并且这种经历为他们提供了在更为成人化的环境中接受教育和学习的机会。在这些保护性因素中,有的是个体内在的保护因子,有的是个体外部的保护因子。

一、复原力的内在保护因子

　　个性因素是早期关于保护性因素研究的重点。已有实证研究证明具有保护性作用的个人特质有:积极的气质、幽默、内控、高自尊、自我价值感、高自我效能、责任感、灵活性、共情和关心、沟通技能、幽默感和其他的亲社会行为以及问题解决能力等。研究发现,韧性儿童显然更具有责任感(并能引发他人更积极的反应)、更主动,并且更灵活、更有适应性,即便是在婴儿时期也是如此。此外,许多韧性儿童具有幽默感,也就是说,他们有能力找到看事物的不同途径,并能自娱自乐。因此,韧性儿童——从较早的儿童时期开始——往往建立了更积极的关系,包括与其同伴建立友谊。不仅大多数复原力研究记录了这些特质,而且对问题个案(犯罪、过失行为、酗酒和吸毒,以及心理疾病)的研究都发现问题儿童缺乏这些品质。

　　此外,有人对高复原力的青少年做了详细的研究,发现他们有以下共同特征[1],这些特征能够帮助青少年调整和减轻所遇到的压力,从而避免不良的结果:①对生活中的问题采取积极的处理方法,包括采取主动的解决问题的立场。这种方法有助于他们处理不良情绪问题和经历,接受和应对生活中的挑战;②对痛苦、挫折和其他压力事件持有建设性的、乐观的态度;③性格好,能在家里和其他地方获得积极关注;④能维持积极的、有意义的生活信念;⑤具有警觉性和自我控制能力,能主动寻求新异经验;⑥在社会交往、学习和认知方面都是有能力的。

　　Tusaic 和 Dyer(2004)进一步将个性中的保护性因素分为两类:认知因素(cognitive factors)和特殊能力(specific competencies)。认知因素包括乐观、创造性、幽默、提供存在意义的信念系统、对自我独特性的欣赏等。特殊能力则包括有效的问题解决技巧、社会适应能力、从他人处寻求资源、建立关系、目标感和未来感、高于一般水平的记忆能力等。研究表明,缺乏社会技能是精神分裂症、心理障碍、抑郁、社会焦虑、成瘾障碍、心理病态儿童和成人问题中的一个主要因素。并且儿童时期的胜任力水平可预测成人精神问题的严重程度。因此,社会技能可作为复原力的一个预测源。

　　研究显示,那些把焦点放在如何解决问题上的人,比那些遇到困难就放弃、感

---

① 　郭楠、陈建文:《心理弹性:从积极角度看人的发展》,《中小学心理健康教育》2006 年第 7 期。

觉无助,或变得非常情绪化的人更有机会复原。与社会胜任力一样,对经历心理社会问题的成人的研究也一致发现他们缺乏问题解决技能。对韧性儿童的研究也一再发现问题解决技能的存在。关于成长在美国和其他国家贫民区的"街头"儿童的文献提供了一个极端的例证,说明这些技能在复原力发展中的重要作用,因为这些儿童必须持续地成功应对环境的要求,否则只有死路一条(Felsman,1989)。与社会胜任力一样,对韧性儿童的研究也发现,这些问题解决技能从小就能看出来。

与自主性和自我效能感,以及一个人可以尽力控制其环境的信念有关的是韧性儿童的另一个特质——目标感和未来感。在这一范畴中,有几个在保护因子文献中始终出现的相关特质:健康期望、目标定向、成功取向、成就动机、教育志向、坚持不懈、希望、坚韧、对光明未来的信念、预期感、肯定的未来感,以及一致性。这一因素似乎是积极结果的最有力预测源。如 Marian Wright Edelman 所言:"一个光明的未来是最好的防护剂!" Werner 和 Smith(1982)也证实了这一特质的力量,总结了他们 35 年来关于儿童时期复原力的研究,"有效应对多种不可避免的生活应激的主要因素似乎是一种一致感,一种自信的感觉,一个人的内部和外部环境是可预测的,事情可能解决,并得到合理预期"。按照这些研究者所言,这种目标、意义和希望的一致感,与"习得性无助"直接相对。Seligman 和其他人都发现这种"习得性无助"存在于经历心理和社会问题的个体中。

研究也把一些其他的特质(即良好的健康或身为女性)归于韧性儿童。最近关于复原力生理机制方面的研究发现:一些神经递质、神经肽和激素在协助个体应对压力情境的过程中起到了重要作用。个人特质的易感性决定了一个人以后发展过程中复原力的强或者弱。个人特质的易感性主要受父母的遗传影响。如果父母本身存在很多方面的适应不良问题,那么子女的复原力可能较弱;反之亦然。具有高复原力的人知道他们可以在艰难时期依靠自己,因为他们具有自己能够依靠的内在优势,而这些优势是从毕生早期发展建立起来的。

二、复原力的外在保护因子

复原力的外在保护因子就是指家庭、学校和社区等更大的社会环境中所拥有的能促进个体复原的积极因素。从定义上看,复原力或保护因子的研究,考察的是在这些环境系统中经历了严重逆境和风险的儿童和青少年。但外在保护因子对逆境意义的诠释认为,复原力的基础是来自人际关系——而不是来自"坚强的个人",

从情境来理解逆境与烦恼，把危机视为有意义、可理解、可处理的挑战。

因此，如果一个儿童经历的主要风险来自家庭，则许多保护因子来自学校或社区环境。类似地，如果一个儿童的主要风险来自社区系统（如贫民区），则保护因子研究通常考察家庭和学校系统在复原力发展中的作用。当然，由于人类系统自动复原的天性，研究者甚至在高风险环境内也识别出了力量和保护性特质。

关键性的保护性因素来自家庭、学校和社区[①]：①教养环境——孩子能得到很好的照料，并且至少有一个成人很了解他；②高期望——生活中存在完成这些期望所需要的帮助；③参与——赋予孩子责任和机会与其他人进行有意义的联系。

（一）家庭环境中的保护因子

家庭是最早给个体提供关怀和支持的地方，因此是影响个体复原力的最重要因素，也是我们社会性发展和适应的重要基础。通过对婴儿期、儿童期和青少年期的家庭经历的研究，研究者们发现了许多与家庭有关的保护性因素，如一致的父母角色模式、融洽的父母关系、民主的教养方式以及良好的亲子关系等，这些都是家庭环境中的保护因子。

积极的家庭环境有利于复原力的形成和建立。有研究证明，孩子只要能够与某个照顾者保持良好的关系，就有利于复原力的发展。具有较高复原力的孩子，其所在家庭一般都有着健康的交往方式。父母多关注孩子，多和孩子待在一起，为孩子提供严格、一致的引导，与孩子灵活地、结构化地交往，注重给予孩子一定的权力，鼓励、支持孩子表达独立的思想，较少采用压抑、强制性的拒绝态度，给孩子分配一定的任务，让孩子学会付出并得到相应的回报等，都有助于孩子发展社会性能力。温暖、情感表达、期望、关注、教会社会技能等，这样的教养方式可以降低儿童的潜在危机，并提高儿童的复原力。

在临床心理治疗观察中发现，几乎所有遭遇心理创伤的个人，其童年的家庭环境往往呈现出反面的状态：情感忽视、暴力、父母存在人格方面的问题、不良的养育环境、缺乏有效的家庭人际交往和沟通，等等。当个体在以后的生活中遇到创伤性事件或者刺激时，就容易引发心理创伤等问题。

传统观念认为，个体早年的或严重的创伤是无法消除的，来自困难家庭或破碎

---

① Benard，B.，Fostering Resiliency in Kids：Protective Factors in the Family，School，and Community. *Child Development*，1991，51:32.

家庭的孩子都无药可救。但研究发现,以家庭为单位,发挥应对与适应功能的过程能够克服困境。一个研究发现,2岁前就处于高风险家庭(离婚、暴力、家庭酗酒……)的子女,到了18岁,约有2/3的人表现就如预期中的糟糕,不过仍有1/3的风险儿童发展成为能干、关爱与有信心的正常青年。家庭复原力是家庭具有的特性与能力。家庭环境主要在于提供温暖、支持、关怀、期望、控制的情感联结,这些情感的联结给孩子提供了激励性的意义感(motivational sense of meaning),从而使得他们相信生活是有意义的,命运是可以掌控的(Werner,1984)。

1. 关心和支持

近来对韧性儿童家庭环境的所有研究都发现,"尽管有父母心理疾病、家庭失和或长期贫困的负担,大多数复原的儿童都有机会至少与一人(不一定是父亲或母亲)建立紧密联系,在早年获得稳定的照顾和适当的关注"。Werner和Smith认为儿童早年获得的照顾是儿童复原力的最有力预测源。其他研究者也发现,一个关心和支持性的关系是贯穿儿童和青少年时期的最关键变量。"家庭成员之间的社会关系是儿童行为结果的最好预测源"(Feldman et al.,1987)。此外,Rutter的研究发现,即使在极端麻烦的家庭环境的案例中,"与父母的良好关系"(按照存在"高度温暖和缺乏严厉批评"来界定)提供了一个重要的保护作用。如果他们与父母有单一的良好关系,困难家庭中只有1/4的儿童表现出行为问题迹象。一个纵向研究(Franz,McClelland & Weinberger,1991)考察了孩子5岁时的亲子教养实践、其他时期的经历及41岁时的社会成就,结果发现,"拥有一个温暖和爱护的父亲或母亲,与成人时期的社会成就和满足感显著相关"。

显然,关心、支持和情感这些特质具有难以置信的保护儿童的力量。研究者对这一动力的解释是,"生命早期来自少数成人(不一定是父母)的不断反馈给予了韧性儿童基本的信任感和一致感"(Werner & Smith,1982)。这种"基本的信任感"似乎是人类发展和联结复原力的重要基础。证据表明,为了减轻其他风险和应激生活事件的影响并健康地发展,儿童需要"一个或更多成人的关心,及与其共同活动中持续的爱的包围"(Bronfenbrenner,1983)。

2. 高期望

对于为什么有些成长在贫困中的儿童仍然能够在学业上取得成功,研究一致发现,父母对孩子的高期望值是孩子学业成功的重要影响因素。此外,从小给孩子的行为建立高期望的家庭在发展孩子的复原力中起到了重要作用。Norma Haan(1989)对少年儿童道德发展的研究发现,"儿童时期的复原力和易染性与家庭的道德氛围有特别的关系,家庭氛围建立了儿童对道德交换本质的期望"。他们的家庭环境信任他们:"他们将被聆听;他们总能够保护合法的自我利益;他们了解没有人是无过错的,并能宽恕自己。"

与高期望有关的是其他的家庭特征,诸如结构、纪律和明确的规范。Bennett,Wolin 和 Reiss(1988)发现,即使在酗酒家庭中,如果家庭能够维持一些秩序和对行为的明确期待,儿童往往有更好的结果。

3. 鼓励孩子参与

对孩子怀抱高期望的一个自然结果是,认可他们是其家庭生活和工作的重要参与者。研究表明,通常韧性儿童的家庭环境给孩子提供了很多参与和作贡献的机会。例如,Werner 和 Smith(1982)发现,家务分派、家庭责任(包括照看兄弟姐妹),以及帮助支持家庭的兼职工作被证明是韧性儿童力量和能力的来源。"当与亲密的家庭纽带有关时,这些责任的有益作用是逆境时期重要的保护因子。"因为赋予孩子责任,就明显传达出这样的信息:他们是有价值的,能成为家庭中有贡献的成员。

其他研究者发现韧性儿童的家庭具有以下一些特征,诸如"尊重孩子的自主性""鼓励孩子独立",也同样在于家庭认可孩子自己的价值。重视孩子贡献的家庭环境对于孩子的积极作用得到了许多人类学研究的支持。他们发现有些国家的孩子"三岁大即通常承担诸如搬运木头和水、打扫和其他家务、收集和准备食物、园艺工作,以及照看更小的弟妹和动物等职责"。"即使从孩子的眼光来看,所有这些任务明显有助于家庭幸福"(Kurth-Schai,1988)。因而,对孩子而言,毫无疑问,他/她与家庭联结,是家庭和社区的有贡献的成员。

显然,拥有上述这些特征(提供照顾和支持、对孩子的行为有高的和明确的期望、给孩子提供机会参与到家庭生活中)的家庭环境为孩子的成长提供了肥沃的土壤,培育了基本的信任感和一致性,而这有助于复原力特质(社会胜任力、问题解决技能、自主性和目标感)的发展,并对孩子的积极发展至关重要。然而,家庭像个体一样,是一个存在于更大的社区环境下的系统。家庭想要创造出关心、高期望和参与机会这样的环境,它们所处的社区也必须是提供支持和机会的。

（二）学校环境中的保护因子

学校环境也是复原力的重要影响因素。包括积极的学校氛围、学校的归属感、良好的同伴关系等。过去十多年，关于学校对高风险儿童的发展结果的影响力的文献迅速发展。大量证据表明，学校可作为一个保护伞，帮助儿童避免可预期的来自压力世界的伤害。为青少年提供保护资源的学校特征与韧性儿童家庭环境中所发现的保护因子类似。

1. 来自老师和同伴的支持

如同在家庭领域，学校内的照顾和支持水平也是青少年积极结果的一个有力预测源。其中不乏教师在身处逆境的孩子的生活中起到的保护缓冲的作用。例如，Werner（1990）发现，"在家庭圈之外，生活中最常碰到的作为孩子积极榜样的人中，是一个喜爱的老师。对于韧性的青少年而言，一个特别的老师不仅是学业的指导者，而且是一个知己朋友和个人认同的积极榜样"。Moskovitz 对纳粹大屠杀幸存儿童 30~40 年的跟踪研究（二战末这些孩子从集中营和孤儿院被送到了位于英格兰的治疗养育学校）记录了一个有爱心的老师的力量。所有这些韧性幸存者"把一名女性（养育学校的老师）看作他们生活中最有力的影响者，她提供了温暖和关爱，教他们仁慈待人"。Nel Noddings 从她的研究中总结了学校里照顾性的关系对儿童积极结果的影响力："当传统的关爱结构出现恶化，学校必须成为老师和学生生活在一起、相互交谈、快乐相伴的地方。我的猜想是，当学校关注于生命中真正重要的东西，我们现在如此苦苦追寻的认知结果将会自然发生。"

尽管不可过度强调教师作为看护者的重要性，一个经常被忽视的因素在保护因子的研究中一定会出现，那就是学校和社区环境中照顾性的同伴和朋友的作用。对"街头儿童"复原力的研究表明，同伴的支持对这些青少年的生存十分关键。类似地，Werner 发现，照顾性的朋友是不利人群复原力发展的主要因素。显然，韧性青少年是那些能有机会满足自己基本的社会支持和关爱需要的人。如果在当前家庭中得不到关爱，学校提供的与他人发展关爱关系的机会就十分重要，它能显著增加青少年可用的社会支持资源。

Hart 宣称，"只要给予恰当的支持，即使处在最差环境中的学生也能变得卓越"[①]。例如，Werner（1985）的长期研究发现，所有表现出高韧性的孩子都能至少

---

① O'Neil, J., Transforming the Curriculum for Student Risk. *ASCD Update*，June 1991.

说出一个给他们提供重要的支持性资源的老师的名字。Rutter(1984)也发现,如果孩子在学校里能取得好的学习成绩并且有老师细致的帮助,那他/她则比同样家庭条件下成长的孩子更有可能表现出复原力。这里的动力似乎是某人对自己高期望的内化。当一个人一直听到的信息——来自家庭成员、教师,或其他重要人物——是"你是一个阳光的和能干的人"。这个人就会自然而然地把自己看作阳光的和能干的人,一个有韧性特质的人,也能体会到目标感和对光明未来的认识。

2.学校的良好氛围

除学校内的照顾和支持外,成功的学校似乎有以下特征:重视学术、老师的明确期望和规范、高水平的学生参与,以及许多其他资源——图书馆设施、职业工作机会、艺术、音乐和额外的课堂活动。一个重要的发现是,一个青少年所经历的问题行为的数量在成功的学校中随时间减少,而在不成功的学校中是增加的。正如Rutter(1979)所总结的,"培育高自尊和促进社会和学术成功的学校,减少了情绪和行为困扰的可能性"。一旦学校忽视这些基本的人类需要——参与、归属、有能力控制自己的生活,它们便会成为无效、疏离的地方。主动参与的机会对创造学习环境十分关键,这种环境能使青少年有效准备适应日益复杂的世界。此外,"参与不仅是形式上的决策分享;而更多的是一种合作、对话和共情的态度"。这种态度不仅对"人的尊严"十分重要,而且对"人的生存"同样重要。

学校对孩子的影响作用超乎想象。因为学校的环境氛围比任何单一的影响力(教师、课堂、家庭、邻居)更强,"如此强大,每天至少6小时,它能压倒孩子生活中的几乎所有其他事情"(Ron Edmonds,1986)。Garmezy也在他关于学习环境中的保护因子的综述中重申,"学校的作用超过现有任何区域的影响(即风险因素)"(1991)。相对于关注风险,关注提升保护的价值是十分明智的。"学校从事的是最有价值的社会企业功能——提升学生和老师的胜任力,在某种程度上提供一个保护伞,帮助孩子承受他们可能从压力世界中预期的各种伤害。"可见,成功的学校生活与个性的良好发展是互相联系的。

学校的外在保护因子除了老师的角色外,还有学校素质、邻近资源、愿意付出的成人、日常行为的楷模、重视成就价值、重视健康生活形态价值。因此,学校扮演发展复原的角色主要体现在:提高学生的社会能力、问题解决技巧和关键意识,培养他们的自主性和目的感,建立关爱的师生关系,创造学生学习和参与的机会、使其承担责任,以及提供成功的经验、发展青少年与成人的关系等。因此教师更要主动介入,协助学生感受到关怀、支持的情感,帮助他们参与和学习成功的技巧与经验。学校教师提供的动机性支持(motivational support)和讯息性支持(informational support)是关键(Smokowski,Reynolds & Bezruczko,1999)。

（三）社区环境中的保护因子

社区环境同样被认为对复原力的发展有着非常重要的影响。一般认为,成长于较差社区的孩子更容易出现消极的适应结果。如同儿童进行社会化的其他两个领域(家庭和学校),支持青少年积极发展的社区促进韧性特质的建立:社会胜任力、问题解决技能、自主性和目标感。

社区心理学家把社区构建复原力的能力称为"社区胜任力"(Iscoe,1974)。社区的保护因子同样包括关心和支持、高期望和参与。通过儿童和社会服务机构提供社会支持,成立某些组织使居民参与其中等,这些都是社区范围内重要的保护性因素。

此外,社区不只直接影响青少年的生活,更重要的可能是对其领域内的家庭和学校生活产生深远影响,从而间接、有力地影响儿童和青少年的发展。因而,一个胜任的社区,必须支持其家庭和学校,对其家庭和学校有高期望和明确的规范,并且鼓励其家庭和学校在社区生活和工作中的积极参与和合作。如 Kelly(1988)所言,"胜任社区的长期发展依赖于其中可用的社会网络,这些网络能促进和维持社区内的社会内聚力……对社区和组成它的个体而言,这些网络是(健康和复原)力量的来源"。社会网络的多寡决定了儿童和家庭问题的多少,两者呈反比关系,因为它建立了青少年的社会资本(Coleman & Hoffer,1987)。

可能在社区水平上的关心和支持最明显的表现是提供对健康人的发展必需的可用资源:卫生保健、托幼、住房、教育、工作培训、就业和休闲娱乐。按照大多数研究者的观点,我们能给予儿童的最大保护是确保儿童及其家庭能满足这些基本需要。相反,对几乎所有问题行为发展最大的风险因素是贫困,其条件特征是缺少这些基本资源。并且,社区在此努力中取得成功所能够有的唯一途径是通过建立社会网络,不仅把家庭和学校联结起来,而且把社区内的机关法人和组织也联结起来,共同合作解决儿童和家庭的需要。因此,尽管社区胜任力依赖于社区内可用的社会网络,它也依赖于"这些网络对其服务的各种群体不同需求的反应能力,以及居民或群体为了解决这些生活问题的目的,使用现有资源或开发可替代物的能力"。

（四）社会环境的影响

社会环境既能增强我们的复原力，也会削弱我们的复原力。国内外的一些研究显示，复原力强的人会在社会环境下充分利用很多资源，获得多方面的支持。他们会通过单位、学校、社区以及伙伴获得帮助，如果在一方面不能取得帮助，也会通过另外一些渠道获得补偿。有人研究发现，复原力强的儿童通常在学业方面成就很高，在艺术、音乐、戏剧或运动方面也很可能成功。复原力强的人往往在家庭之外会有很多知己朋友，一旦遇到困难或者挫折，这些知己朋友就成为自己最强有力的支持资源。还有研究显示，复原力强的人，他们在解决问题的方法以及处理问题能力方面都比较强。这意味着在遇到很多困难时，他们会更多地想办法怎样解决问题，而不是去逃避问题。

相对来讲，有些研究显示出，复原力比较弱的人往往表现在缺乏有效的沟通、解决和处理问题的能力，或者采取比较单一的应对方式，对社会资源的利用比较少，不知道怎样获得社会支持和帮助。在这种情况下，重大的事件、困难或者灾难会成为一种强大的冲击力，使一个人产生身心方面的障碍或者疾病，甚至心理创伤。

总的来看，研究已经识别出了大量的保护因子，不足之处是没有具体说明哪种保护因子对于哪种特定类型个体或哪种高危环境的效应最显著；在探讨这些因素时也常常是罗列而不太注重内部组成结构和因子间的交互作用，与真实情境还存在一定差距。

第三节　复原力形成的前提——风险因素

一、风险因素激发复原力

风险因素（risk factor）是指那些可能会增加个体出现消极发展结果的生物的或社会心理的事件。它可能来源于各种生活压力刺激、创伤事件，或者来自个体自身或环境的压力累积。常见的危险因素有身体疾病史、受虐待的童年、弱势群体、神经质、父母酗酒、父母赌博、家庭暴力、缺少社会支持系统、夫妻关系不和谐、居住房屋拥挤、家庭经济困难、社区不安全等（刘取之、吴远，2005；崔文香等，2008）。

研究表明，单一的危险因素并不一定导致消极的结果，但危险性因素越多，带来的消极影响也就越大。Garmezy(1993)报告说，一个危险性因素的存在可以使儿童发生心理失调的可能性增加1%，两个危险性因素的存在则会使这种可能性增加到6%，四个以上的危险性因素会使这种可能性增加至33%。

对于在某个时间段处于高危环境中的儿童，他以后生活在一个低危环境的可能性很小，反之亦然。不利处境的长期性也意味着这一因素可能对儿童一生的发展产生巨大的消极影响。传统以问题为中心的"病理性"研究模型一般考察问题、疾病、不良适应、不胜任、行为偏离等方面，把重点放在识别各种心理或行为问题的风险因素上。这些研究设计是回溯式的，即对已有问题的人做一个历史评估，从问题视角看待负性结果。因而这些研究的结果对于干预的价值有限。当研究者聚焦于研究"问题行为"发展的风险时，这一研究方法甚至变得疑问重重。他们不可避免地遇到一个问题：已经诊断为精神分裂症、犯罪或酗酒的人们中的异常情况（如，通常发现酗酒的成人身上缺乏问题解决技能），到底是精神分裂症和酗酒的原因，还是它们的结果？

但研究结果一致发现，虽然某些高风险儿童发展出各种问题（高出正常人群的比例），但绝大多数的儿童成长为健康、有能力的成年人。例如，Manfred Bleuler发现，只有9%的精神分裂症父母的孩子成为精神分裂症患者，而75%的儿童发展成为健康的成年人。他发现了"在灾难和逆境中的力量、勇气和健康的显著证据"（1984）。类似地，Rutter对于成长在贫困中的儿童的研究发现，"半数生活在不利条件下的儿童在其成年后的生活中没有重蹈覆辙"（Garmezy，1991）。来自不同学科的研究者报告了相同的现象——在极端的压力和逆境中依然存在一些"坚不可摧""抗压""坚韧""自我复原的""不可战胜"，及"能复原"的儿童。虽然风险因素作用于个体，造成个体发展中的逆境，影响个体的发展结果，但风险因素的出现同时也是复原力形成的前提。多数风险是两极维度，产生正性或负性的结果。许多风险因素会产生"资产"或"资源"，导致更好的结果。对有复原力的人来说，不利情境也能变为有利条件。

二、区分易染性和风险因素

易染性和保护因子是同一个概念的负性极和正性极（如高自尊起到保护作用而低自尊容易出现风险）。只有与风险变量结合，才能体现出易染性和保护因子的作用。当风险很低时,易染性和保护因子不会起作用;反之,当存在风险变量时,易染性和保护因子才会发挥效应。在实证研究中引入这种交互作用很重要,否则无法区分风险机制和易染过程。

机制对应的是因素,而过程对应的是变量。如一个变量在一个情境中是风险因素,但在另一个情境中则是易染因素。例如,由于被迫裁员导致的失业,是成人抑郁的直接风险因素,但没有工作(即长期失业)则是一个易染因素,与其他的威胁事件有关。把变量定义为风险性或易染性没有意义,因为决定其作用的是过程或机制,而非变量或因素本身。因此,需要区分的是变量(特质或经历)与过程/机制。

易染性与风险性的区分与情境有关。其作用过程是增加了风险还是减少了风险,与变量自身是正性或负性没有必然联系。因为保护因素并非指使我们感觉良好的因素,而是保护我们应对风险机制的过程。如同药物和免疫系统不是直接促进生理健康,而是成功应对感染。应激源导致适应性的生理变化,可保护其应对后来的应激,心理应激源同样如此。保护不是建立在风险中,而是成功应对它。

保护过程甚至来自一个产生风险的变量。如领养可能引起儿童的精神病理风险,但它在父母失和的时候可能是保护性的。在易染性或保护过程和风险机制之间有重要差异。后者直接导致障碍,而前者只在与风险变量交互作用时才显现其效应,而非直接的作用过程。交互作用对保护过程而言十分重要。

(一)性别

对心理应激源的反应存在性别差异,男性生理更脆弱,类似地对心理危险也是。许多研究表明,当家庭不和时,男孩比女孩更容易发生情绪和行为困扰。这可能是因为女性更少接触风险因素,如父母更多地在男孩面前争吵;母亲对儿子比对女儿更严厉。而男孩比女孩更多地用破坏性的对抗行为来做出反应。

(二)亲子关系

良好的亲子关系可减少与家庭不和有关的心理风险。可能是良好的关系提升了孩子的自尊,起到保护效果,该过程/机制有待进一步研究。

(三)婚姻支持

良好的婚姻关系也能起到保护作用。该保护机制对于高风险群体来说尤为必需。

(四)学校经历

在学校的快乐和成功经历帮助儿童获得自我价值感及控制所发生事情的能

力。这里体现的是自尊和自我效能的作用。

（五）早期丧父/母

早期丧父/母是直接的风险变量。对 11 岁前丧母的儿童来说，其威胁性的生活事件及长期的困境大大增加。严重缺乏情感照顾是预测抑郁症的关键变量。易染因素与后来的风险因素交互作用。无助感的认识定向、低自尊、艰难的生活经历等导致产生对自己具有威胁性的情境。

（六）生活转折点

对婚姻和工作的计划性、积极的学校经历的作用显示了其重要性。如学校经历可以扩展职业机会。

三、复原力的中介机制

交互作用的意义表明了发展结果的不同可能性，而不是得出一般的结论。Rutter(1987)提出了保护过程中的四个机制：①减少风险的影响，或者减少暴露于风险的机会，从而减少对个体的消极影响；②减少不幸经历后的负性连锁反应；③建立和维持自尊和自我效能感；④为个体指出正面的机会，这能帮助他们产生希望和获取成功的资源①。可见，复原力的中介因素的作用贯穿于整个应对过程。

（一）减少风险的影响

减少风险的影响可以通过两条不同的路径：一是改变风险变量对儿童的意义或危险性；二是改变儿童与风险情境的接触。因为大多数风险因素不是绝对地独立于个人的评价和认知之外。例如，就医的压力经验，部分来自与父母分离，部分来自缺少照料，部分来自害怕医护、药物和手术。很小的婴儿风险较少（懵懂无知）。避免儿童接触风险情境也可以减少风险的影响。

个人的特点是复原力发展过程中的重要影响因素。有的人很好相处，受人欢迎，从而更加自信，适应变化的能力也更强；有些人特别善于寻求帮助，他们善于交际，使别人愿意帮助他们。研究发现，在任何一个风险背景（父母压力或家庭不和）的家庭中，儿童的性情不同，面临的风险也不同。性情平和的孩子，受父母责骂少。此外，家庭不和对女孩的影响小于男孩。这些个人特点是复原力的组成要素。有

---

① Rutter，M.D.，Psychosocial Resilience and Protective Mechanisms. *American Journal of Orthopsychiatry*，1987,57(3).

了这些心理因素，在面对不利处境时，个体就有了更多的心理资源去有效应对。

（二）提供成长的机会

保护机制不只与个人特质有关，更多的是来自互动过程。人们对自己、社会环境以及处理生活变化的能力具有不同的态度和感受，这些观念和感受既有认知性的，也有情感性的，包括自尊、自我效能、关系的内部工作模式，自我概念和习得性无助（负性）。自尊和自我效能感指一个人能很好地建立自我价值感，自信能成功应对生活挑战。这些自我概念具有保护作用。安全和睦的爱的关系以及成功完成对个体重要的任务这两种经历能加强高风险情境中个体的自我概念，提供一定程度的保护，帮助个体应对后来的风险环境。

人们生活中的一些关键转折点的作用十分显著。如入学，面临同伴关系和学业的新挑战，成功应对这些挑战可能是保护性的；失败则导致易染性或风险。一种兴趣也可成为转折点。成人的爱情关系和个人自主性挑战、随后的职业生涯、婚姻、为人父母也是可能的转折点。成功与适应性高度相关。考试成功、更好的教育或工作提供了保护性的经历的机会，使人朝向一个更适应的路径发展。

在不利处境中，来自外界的帮助可以给人们带来希望，使他们获得成功应对所需的资源。在不幸经历后，外界的支持可减少负性连锁反应，抵消一些不利因素，并提高儿童在以后生活发展中的应对能力。比如，对一些丧父（母）的儿童，如果家庭中的其他成员、亲戚、老师以及邻居或社会工作者给予他们积极的关注，这种不利影响就会大大减少[1]。因为丧父（母）的不良效应来自儿时缺乏情感照顾或其后的收养经历，而非来自损失本身。

以上这几个中介机制对个体的复原力发展发挥了重要作用。在压力和逆境条件下的复原现象部分取决于易染和保护过程，它们能调节个人对压力情境的反应。保护不是在当时的心理化学反应当中，而是在人们应对生活挑战、处理压力和逆境环境的途径当中。

---

[1]　郭楠、陈建文：《心理弹性：从积极角度看人的发展》，《中小学心理健康教育》2006 年第 7 期。

第四节　各因素内在作用机制的复原力模型

尽管人们对复原力的保护性因素进行了大量的实证研究,但对于"复原力是如何产生作用"的问题一直没有令人满意的解答。比如,复原力所涉及的这些保护性因素是如何构成一个完整的动力系统互相激发和促进的? 在成长过程中,它们又是如何与各种危险因素相互作用,最终使个体在情绪、能力和社会交往中都保持着良好的状态的?

一、个体复原力的三种机制模型

对于个人危机情境的保护机制,复原力具有三种运作模式:

第一,免疫模式(immunity model)。由于个人过去成功的学习经验,能使个人产生抗体,以对抗类似的生活压力情景或困境;

第二,补偿模式(compensation model)。个人的人格特质或环境资源在个人面对危机时能起到一定的调节作用,使得危机不致对个人产生破坏性的影响;

第三,挑战模式(challenge model)。危机对个人而言,不是负向的资产,反而促发和提高了个体应对困难的能力,强化了个人解决问题的技巧,帮助个体以有效的应对策略成功度过困境。

上述三种模式会在危机事件中单独出现,也可能交互出现,也可能在处理危机事件的不同阶段依次出现。

二、家庭复原力的作用机制

以家庭为单位时,也有类似于个体复原力的现象,研究者称之为家庭复原力,即帮助家庭在面临灾难和高危情境时仍能良好地适应并有效发挥功能的能力与特征。Patterson(1988)提出家庭调整和适应反应模型来描述家庭复原力的作用机制,认为家庭复原是在家庭信念的影响下,家庭面临的压力与家庭能力之间通过不断调整达到动态平衡并保持家庭功能良好发挥的过程。家庭信念包括家庭对压力和自身能力的评估、家庭成员的身份认同以及家庭怎么看待自身与外部系统的关系等。家庭面临的压力有大的危机、灾难,也有持续发展性的压力和日常困扰;家庭能力指家庭实际和潜在的经济、精神资源，以及家庭在面临压力时的应对方式。家庭信念不仅会影响到家庭面临的压力的性质和程度，也会影响到家庭对保护性资源的利用。

　　家庭复原力的作用过程如图 3-1 所示。

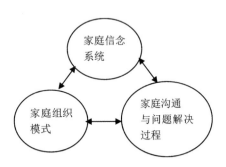

图 3-1　家庭复原力的作用过程

　　在稳定时期，家庭通过有效运用相对稳定的互动模式使家庭压力与家庭能力保持相对平衡。但当某个时期家庭面临的压力持续存在，或明显超过了家庭一贯的调节能力时，家庭的平衡状态被打破，这时家庭就面临着危机。危机是一个转折点，导致家庭结构或互动模式发生变化。具有复原力的家庭会通过减少压力源、发掘资源、提高应对能力或改变信念等适应性的行为与方式不断调整，最终使家庭功能得以恢复或增强，而不具备复原力的家庭其功能则会被削弱。

　　中国台湾学者萧文对"九·二一"地震中受创伤家庭（有家人重伤或罹难的家庭）在灾后两年间的复原力变化历程的质性研究结果发现，灾后家庭功能的反应形态主要为"先降后升型"，即多数原本处于平衡状态的家庭在发生地震灾变之后，初期感觉家庭功能有所下降，但经过一段时间的调整后，家庭功能将出现反转上升的现象，即表现出复原的发展趋势，最终重新达到动态平衡并使家庭功能得以良好发挥。研究发现，家庭复原力的保护因子有：正向积极的思考与行动、稳定的家庭经济、增强家人间的情感联结、改善沟通、稳定家庭秩序、分工合作负起新角色的责任、重建家庭信念等。

三、复原力的综合模型

　　James 等人提出复原力的综合模型解释了由高危环境造成个体差异的内部过

程(见图3-2)。认为人际环境塑造了个体在某些领域或活动(如学习)中对自己的信念(如自尊、自我效能),这些信念会使个体产生相应的情绪和行为反应;行为反应模式一旦形成,不仅会直接导致个体在本领域的发展结果(如学业成功或失败),也会反过来影响个体对其人际环境的体验。即,情境因素以自我信念系统为中介影响个体的行为表现并最终导致不同的发展结果。在这里,"自我信念"在复原力中扮演着重要角色,它不是一种特质,而是一种动态适应日常生活以及外界规范的过程。因此,该模型又被称为人际情境影响模型。

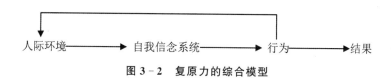

人际环境 ——→ 自我信念系统 ——————→ 行为 ——→ 结果

图3-2 复原力的综合模型

四、复原力的过程模型

在实际生活中,保护因子和危险因子同时存在,如能把这两类因子同时纳入模型并充分探讨其交互作用,对于深入理解复原力的作用机制会有很大帮助。

Richardson(2002)的过程模型[①](见图3-3)从瓦解与重新整合以及意识与无意识选择的角度来看待复原。该模型认为,在面对生活刺激(如结婚、失业)时,原本处于身心平衡状态的个体为了继续维持平衡,就会调动起诸多的保护性因素与危机生活事件相抵抗。如果压力过大、抵抗无效时,平衡就会发生瓦解。此时个体不得不改变原有的认知模式(如世界观、信念体系等),并同时体验到恐惧、内疚、迷惑等情绪。随后个体会有意识或无意识地开始重新进行整合,这个过程可能会导致不同的结果:①达到更高水平的平衡状态,即增强了个体的复原力;②回复到初始平衡状态,因为个体为了维持暂时的心理安逸而不肯改变,失去了成长的机会;③伴随着丧失而建立起更低水平的平衡,这时个体不得已放弃自己原有的一些动机、理想或信念;④伴随着功能紊乱而出现的失衡状态,在这种情况下个体转而采用药物滥用、破坏行为或其他不健康的方式来应对生活压力。

---

① Richardson, G. E., The Metatheory of Resilience and Resiliency. *Journal of Clinical Psychology*, 2002, 58(3): 307-321.

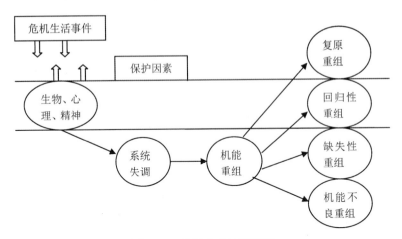

图 3 - 3　复原力的过程模型

复原力的过程模型认为复原力是瓦解和重新整合之后达到的更高平衡状态，与一般意义上的"复原"是有区别的。当然，个体面对的往往不是一个简单的应激源，多个应激源经常相互作用而产生累积影响，比如下岗会引发经济危机，同时又会引发夫妻矛盾等。因此，在应对逆境的过程中，保护性因素会与多个负性事件的综合影响进行多重相互作用，形成复杂的应对系统。在个体成长的每个发展阶段上，增强复原力的保护性因素与加剧个体脆弱性的危险性应激之间进行着力量较量。危险生活事件与保护因素的交互作用决定了系统是否会发生失调。如果保护因素无力抵抗危险生活事件的冲击，那么就会产生系统失调。只有在保护性因素居于强势的转折点上，个体才会出现良好适应。

第五节　关于复原力保护因素的前瞻

人类复原力的发展不是别的什么，而正是健康人类发展的过程。这是一个动态的过程，人格和环境的影响力在其中以一种交换的关系进行交互作用。发展结果取决于风险因素、应激生活事件和保护因子之间的平衡（Werner & Smith，1982）。"只要应激生活事件和保护因子之间的平衡是有利的，成功的适应就是可能的。然而，一旦应激生活事件的影响超过保护因子，即使最有复原力的儿童也可能会出现发展问题"(Werner,1990)。

没有人是坚不可摧的,每个人都有一个"阈限",超过这一阈限,他/她就可能"被压垮"(Rutter,1979)。因此,"应把干预设想为一种尝试从易染性到复原力的平衡的转换,或者通过减少风险因素和应激生活事件的影响,或者增加保护因子的数量"(Werner,1990)。即,概念框架的转型,既包括问题风险,也包括资源和能力,提高保护与降低危害并存。

尽管面临逆境,成功应对的个体通常拥有家庭成员、老师、学校或社区中的人的支持。正如 David Offord(1991)所总结的,"一个补偿性的良好经历、学校中的良好项目,或者一个良好的关系都可以改变一个孩子的生活"。因此,我们必须在家庭、学校和社区环境中努力建立这些联结,给这些系统中的所有个体提供关心和支持,给予他们机会主动参与到其家庭、学校和社区生活中来。此外,为了确保所有的儿童都有机会建立复原力——发展出社会胜任能力、问题解决技能、自主性以及目标感和未来感,我们也必须致力于建立家庭和学校之间的联系以及学校和社区之间的联系。只有通过系统内的合作,我们才可能为所有的家庭和个人建立一个强有力的基础性的保护系统。

第四章　复原力的测量和评估

　　我们已经知道,不同个体在逆境条件下会出现不同的发展结果。对复原力的测量与评估是研究复原力个体差异的基础,它对复原力的开发以及心理干预具有重要的现实意义。

第一节　复原力的测量

一、复原力的测量思路

　　对复原力概念的不同认识,导致了对复原力测量的不同思路。目前,对复原力的测量主要有两种思路:一是从经验出发,如 Wagnild 和 Young 根据对成功应对重大挫折的被试的研究编制出了成人复原力量表;二是从理论构想出发,如 Constantine 等人根据自己对复原力的理论构想编制了健康青少年复原力评定问卷。

　　不同学者根据自己对复原力概念的理解,编制出的复原力量表侧重点亦有所不同。有的复原力量表只包括内在人格特质,如 Wagnild 和 Young 的复原力量表,有的同时包括内在和外在保护因子,如 Constantine 等人主要通过测量个体获得的社会资源来测量个体的复原力;有的复原力量表测量的是一般性复原力,有的则研究特定情境和人群的复原力。

　　概括而言,对复原力的测量主要有三种方式:一是自我报告法,主要通过复原力测量问卷来收集数据;二是观察法或专家评价法,通过第三方获得被评价者的复原力资料;三是对结果变量的测量,通过测量与复原力相关的结果变量间接了解个体的复原力状况。

二、复原力的测量工具

量表是测量和评估复原力的主要工具。但由于对复原力的内涵和结构的理解不同,各测量工具的开发也各有差异。目前公开发表的复原力量表多达数十种①。

(一)国外学者开发的复原力测量工具

应用比较广泛的国外量表有 Wagnild 和 Young 的量表、Block 和 Kremen 的量表、Connor 和 Davidson 的量表、Friborg 编制的成人复原力量表以及 Sandra Prince-Embury 编制的儿童和青少年复原力量表。

Wagnild 和 Young 开发的心理弹性量表(Resilience Scale,RS)应用最早,也最广泛,其题目起初来自对 24 名成功应对重大挫折女性的访谈。现在的量表内容包括个人能力(如独立、自信、决心、控制感、坚持等)、对自我和生活的接纳(包括适应力、灵活、平衡)两个维度。由于该复原力量表是来自与复原个体的访谈,而不是依赖于理论定义,因此被认为是当前可用的最精确的测量复原力的工具。过去十几年来,该复原力量表已得到了有力的信度和效度支持。

Block 和 Kremen 的自我韧性量表权威性较高,题目简约,如"对朋友很慷慨""喜欢做新颖的事情"等,这个量表因为题量少(14 个题目),又可与其他人格量表一起使用而受到欢迎。

目前比较流行的 Connor 和 Davidson 的韧性量表(CD-RISC)已经在临床治疗中得到了应用和验证,它能较好地反映出创伤后应激障碍患者在临床治疗过程中整体适应状况的改善。量表包括 25 个项目,涉及能力、忍受消极情感、接受变化、控制感、精神影响 5 个因素。

挪威学者 Friborg 编制的成人复原力量表(resilience scale for adults,RSA)影响也很广。该量表包括 43 个项目,主要测量个体面对应激的保护因素,包括个人能力、社会能力、家庭和谐度、社会支持、个人组织性 5 个因素。

Sandra Prince-Embry 编制的儿童和青少年复原力量表(resiliency scales for children and adolescent)将复原力看作是个体的内部力量,包括控制感、关系感和情绪反应三个分量表,每个分量表包含 19~24 个项目,用时较短,适用于 9~18 岁

---

① 刘丹、石国兴、郑新红:《论积极心理学视野下的心理韧性》,《心理学探新》2010 年第 4 期。

的青少年。

（二）国内学者开发的复原力测量工具

目前国内学者开发和使用的复原力量表主要有：于肖楠和张建新翻译修订的中文版 CD-RISC，他们对自我韧性量表与 Connor-Davidson 韧性量表的应用比较后发现，在我国人群的应用中，Connor-Davidson 韧性量表优于自我韧性量表，是值得推广的韧性测量工具[①]。

李海垒、张文新和张金宝修订了青少年心理韧性量表（HKRA），研究结果表明，量表符合测量学的信度和效度要求，可以作为测量心理韧性的工具在国内使用[②]。

胡月琴和甘怡群以复原力的过程模型为基础，通过访谈法开发了适合我国青少年群体的青少年心理韧性量表。该量表共 27 个题目，包含目标专注、情绪控制、积极认知、家庭支持和人际协助 5 个因子，验证性因素分析支持了量表的结构效度，以其他心理韧性量表（如 RS）和中学生生存质量为关联效标，皮尔逊相关分别为 0.53 和 0.49，支持了量表的外部效度[③]。

此外，陈建文和黄希庭编制的中学生社会适应性量表，其中的一个分量表即为心理韧性（resilience）：分为自控性、灵活性、挑战性和乐观性四个成分。

赵静、李林英（2009）结合国内外相关量表和访谈结果编制了大学生学业韧性量表，该量表包括学业效能感、学业坚持性、自我接纳、领悟性社会支持、社会支持利用度和学业目标 6 个因子，共 46 个项目，量表内部一致性系数 0.934，分半系数 0.965，间隔 6 周的重测信度 0.834，显示出较好的结构效度和实证效度[④]。

研究中选用比较多的还有刘兰兰编制的大学生复原力量表[⑤]。该量表包括 8 个因子（社会交往能力、家庭支持、朋友支持、乐观的态度、自我价值感、自我认可、

[①] 于肖楠、张建新：《自我韧性量表与 Connor-Davidson 韧性量表的应用比较》，《心理科学》2007 年第 5 期。

[②] 李海垒、张文新、张金宝：《青少年心理韧性量表（HKRA）的修订》，《心理与行为研究》2008 年第 2 期。

[③] 胡月琴、甘怡群：《青少年心理韧性量表的编制和效度验证》，《心理学报》2008 年第 8 期。

[④] 赵静、李林英：《大学生学业韧性量表的初步编制》，《北京理工大学学报（社会科学版）》2009 年第 1 期。

[⑤] 刘兰兰：《大学生复原力量表的编制及其初步应用》，河北师范大学硕士论文 2007 年。

自我掌控、自我调适),40 个题目,采用 5 点计分,得分越高说明被试的心理复原力越好,该量表已经被证实具有良好的信效度。

　　总的来看,已公开发表的复原力量表多是以复原力的特质理论或过程理论为基础编制而成,而与积极心理学导向相契合的以潜能理论为基础编制的复原力量表还比较欠缺,这将是复原力测量的未来研究方向。

第二节　复原力的评估内容

　　关于复原力的传统研究多关注哪些人具有复原力,但我们认为,既要研究哪些人具有复原力,也要研究具有复原力的人拥有哪些特征,以揭示那些有助于促进和开发个体复原力的因素。

　　美国一些心理学家研究认为,复原力是个体的一种天生潜能。青少年在发展过程中具有安全、爱、归属、尊敬、掌控等方面的心理需要,而这些需要的满足依赖于来自学校、家庭、社会和同伴群体的外部保护因子。如果青少年的发展需要得到了满足,青少年就会自然发展出复原力特质,保护他们免受危险因素的影响,并促进他们的健康发展。

　　研究发现,有挫折复原力的人具有以下几种主要特质:①觉得可以掌握自己的生活;②知道如何加强自己的抗压性;③表现出有效的沟通技巧和人际交往能力;④拥有解决问题的能力和做出决定的能力;⑤建立现实的目标和期望;⑥既能从成功中积累经验,也能从失败中吸取教训;⑦感受自我(不是以自我为中心),同时帮助他人感受自我;⑧做一个对社会充满同情心和努力贡献的人;⑨在一整套富有思想性的价值观基础上过一种有责任感的生活。

　　《哈佛商业评论》的高级编辑黛安娜·库图(2003)在研究中发现,复原力强的个人和公司具有以下三个特征:一是勇于正视现实、保持冷静,而不是盲目乐观;二是在危难时刻仍能积极寻找生活的真谛,这需要拥有坚定的价值观;三是能够随机应变,善于利用现有条件解决问题。她认为,一个人只要具备这三个特征中的一个或两个就能度过危难。但是,一个人要真正成为复原力强的人,必须具备所有这三个特征；一个组织要有复原力，也必须具备这三个特征①。因此，可以将这些特征作为复原力的评估标准。

一、乐观而现实的态度

每个人都会遇到挫折和逆境，重要的是你选择如何去面对。复原力研究的一项最有力的发现是：内部指导、自我激励的人能够在持续的变化中幸存。复原力的能量来源之一就是人的乐观态度。不过，这种乐观并不是盲目乐观，而是基于现实的乐观。

人们有时会产生"乐观的偏差"（optimistic bias），即对自己风险的判断要小于对他人风险的判断，从而表现为盲目的乐观而不现实（Sandra S.，2001）。这就产生了矛盾：现实主义会提高成功适应环境的可能性，而乐观则会使个体具有较好的主观感受。为了解决这一矛盾，Sandra L. Schneider（2000）探讨了"现实的乐观"，认为"现实的乐观"与现实并不抵触。从原则上说，人们能做到乐观而又不自欺。这种对现实乐观的研究是积极心理学的诠释：让生活更加富有意义。真正复原力强的人对那些生死攸关的现实都有非常清醒和务实的认识。在接受现实的基础上，拥有乐观精神是促使希望增长的关键，因为乐观可以让人更多地看到好的方面。

乐观主要是在认知水平上起调节作用。Seligman（1998）认为乐观是一种归因方式：乐观主义者倾向于把积极事件归因于内在的、稳定的、一般性的原因，而把那些消极事件归因为外在的、不稳定的和特殊的原因。因此，通过引导个体对事件进行客观理智的再认知、再评价，使他们逐渐能够用全面和发展的眼光，从消极中看到积极。这种积极的问题应对习惯是个体的一种持久性资源，有助于个体从困境中更快地恢复到健康的心理状态。

一个乐观的人更可能习得促进健康的习惯，并获得更多的社会支持。大量对如患有艾滋病等绝症的病人的研究表明，那些始终保持乐观的人活得更长久一些。研究也发现，乐观的管理者和员工，他们的绩效、工作满意度和留职率较高，压力较少，且合理的乐观能够对身心健康、成就取向、动机等因素产生积极的影响，从而进一步促进员工职业上的成功。

---

① 黛安娜·库图：《有一种力量叫复原力》，《哈佛商业评论》2003 年第 7 期。

二、积极的价值体系

有的人遇到不幸时总是感到绝望和不平："这种事怎么就发生在我身上了？"这些人认为自己是受害者，他们不会从不幸的经历中吸取教训。但是，复原力强的人总能在危难时期努力寻找生活的价值和意义，从不幸中找到一些积极的东西。

那些最成功的组织和个人都拥有强大的价值体系。因为坚定的价值观可以使人们发现周围环境中的积极意义，它能帮助人们更好地理解不幸和应对危难。当你把逆境作为一个学习的机会时，复原力就会产生重大的突破。人们从失败经验中学到的东西往往比成功经验中更多。正如查尔斯·曼茨（Charles Manz）所言，生活中的成功"需要失败"。研究发现，那些目前最成功的人都在过去经历了一些重大的失败。许多成功人士都把成功归功于做一个"学习者"，并认为"你应对失败的态度和方式能够塑造你，而不是失败本身"。

斯坦福大学的卡罗尔·德韦克的心理定势理论认为，根据对能力来源的信念，人们可以被划归为两种心理定势：固结型和成长型。固结型的人认为能力固定不变，而且需要被证明，成功就是在不断证明你的能力，失败则意味着缺乏能力并成为长期无法解脱的创伤。成长型的人则认为能力可以通过不断学习而发展，成功是一个证明你有持续开拓和提高能力的学习过程，而失败只是提供了一个可以从中学习的新课题。固结型的人沉湎于被伤害的体验并拒绝形成新的关系，而成长型的人则从中汲取经验面向未来。成长型的人在生活中压力更少，成功更多①。

这是一个充满挑战的时代，变化和逆境并不可怕，具有复原力的人，也就是那些具有自己独特观点和信仰的人。正是他们的积极价值体系影响了他们的言行和克服困难的技巧。并且，这些价值体系和他们的言行又相互作用，从而相得益彰，帮助他们应对困难。一是接纳自己及他人。想要培养挫折复原力，就要学会接纳自己。也就是要抱着切合实际的期望及目标，了解自己的优缺点，过着与自己价值观和目标契合的均衡生活。二是怀抱积极的期望。希望可以让人们想象好事将会发生。有希望的人更有忍耐力，这样的人能够自救，结束不利的现状。相反，绝望的人不愿意去尝试而很容易放弃，因此绝望预示着未来的糟糕经历。

---

① 王波：《美国心理学会 2011 年华盛顿年会综述》，《国外社会科学》2011 年第 6 期。

三、应对困难的能力

复原力强的人遇到挑战总是应付自如，因为他们能灵活地采取权宜之计应对困难、化解危难。有了这种能力，不管现状如何都能设法将危难克服，即使在没有合适或现成的工具与材料的情况下，也能够很快想出解决办法。

想想为什么自己的生活压力会比别人大？个性与生活经验是主因。你把困境、错误及问题视为可以从中学习的挑战了吗？你有发挥个人的掌控力吗？拥有复原力的人通常将错误视为学习及成长的经验；心智不够坚韧的人则会把错误当成自己失败的佐证。复原力强的人对于成败的归因很实际，他们相信问题可以解决，他们一般也比较能妥善地处理压力。

除了帮助自己，复原力强的人通常还会向他人伸出援助之手。在危机和发生变化期间，自信、韧性、同情心，使他们能够在混乱的情况下为大家提供宽慰和稳定性。当事情运作良好时，复原力的重要性似乎并不明显；但是，当有麻烦出现时，复原力强的人就显示出与众不同之处，站出来显示领导作用。

有许多不可预期的挑战将不断考验我们的挫折复原力。越了解心智坚韧者的特质，我们就越能通过平常的练习来维持和强化自身的复原力。

第三节　复原力的发展策略

研究已经证明，复原力不是一种固定不变的个性特质，而是一种动态、有延展性、可开发的心理能力。它能使人从逆境、冲突和失败以及与日俱增的责任中快速反弹或恢复过来，甚至比原来发展得更好；它也能使人从积极事件中获得进步和发展。提高复原力已成为当前众多国际商业咨询和培训中一个必不可少的环节。

一个人心理复原力的强弱受许多因素影响。韧性资产会促进复原力的发展，这些因素包括：认知能力、气质、积极的自我知觉、忠诚、积极的生活观念、情绪稳定性、自我调节、幽默感、感染力、吸引力、洞察力、独立性、人际关系、主动性、创新性和品德等，它们都是对形成较高复原力有贡献的资产。危害因素则是复原与超越过程中的重要前提条件，危害可以刺激成长和自我发展，并帮助个体发挥自身潜能。危害因素包括压力、倦怠及不良的健康状态等。在对复原力的形成过程进行深入分析的基础上，Masten 和 Reed 发现，有三种策略可以用来开发人们的复原力，具体包括如下内容。

一、开发复原力资产

提高那些实际的复原力资产和资源水平，就可以增加产生积极结果的可能性。例如，工作场所中的复原力资产可能包括：人力资本（教育、经验、知识、技能、能力等）、社会资本（人际关系、社会网络等）、其他积极的心理资本成分（自我效能、希望、乐观等）。其中，人力资本，尤其是一些显性的知识、技能和能力可以通过传统的培训得到学习和增强；社会资本可以通过开放的沟通、信任、反馈和认可、团队工作和工作—生活平衡措施来开发。

二、积极应对危害因素

对于危害因素，我们可以持更加积极的态度，把它们当成挑战与发展的机会，而不是单纯的回避。例如，从积极的角度看，晋升是成长和承担责任的机会，但同时伴随着更多的责任、压力和改变，因此也是一种危害因素。如果采用回避的方式，人们可能就会拒绝晋升，这种方式虽然能够暂时消除危害因素，但也失去了职业发展的机会，从长远来看显然是不可取的。因此，更积极的态度是采取一种适应性的应对危害因素的策略，比如寻求帮助，广泛搜集建设性的反馈和建议等，通过各种方法来提高自己在新职位上的自我效能感，也就实现了复原力的提升。

在处理相关的危害因素时，鉴别和运用适当的复原力资产显得尤为重要。除非我们能够通过恰当的方法准确地评估这些复原力资产，或者积极调用保护性资源应对不利情境，否则，即使我们拥有所有的复原力资产，也无法在危难时刻有效地发挥其作用。

三、复原力的开发训练

复原力是每个人都具有的潜在能力，它可以通过后天的训练和发展得到加强。已有研究表明，促进复原潜能的实现，关键在于培养个体积极的韧性特质、建立良好的家庭及外部环境支持系统。

（一）培养个体的积极韧性特质

同样对于遭遇逆境，为什么有的个体会主动采取一些积极的应对措施，而有些个体则选择了一些不恰当甚至消极的自我防御机制？个体的人格因素在这里起到不容忽视的作用。一般来说，积极的韧性特质有助于个体应对挫折情境，保证个体良好适应并得到积极发展。自尊自信、自我掌控感、自我效能感、良好的沟通能力、问题解决能力和计划能力等都是有心理韧性的个体具备的积极个性特征。而一些天性容易焦虑的人和 A 型人格的人相对而言心理复原力会弱一些。

Hillson 和 Marie（1999）认为，积极的人格特征中存在着两个独立的维度：一是正性的利己主义，指的是接受自我、具有个人生活目标或能感觉到生活的意义，感觉到独立、成功或者能够把握环境因素及其挑战；二是与他人的积极关系，指的是当自己需要的时候能够获得他人的支持，在别人需要的时候愿意并且有能力提供帮助，看重与他人的关系并对现有关系表示满意。积极人格有助于个体采取更有效的策略，来应对生活中的各种压力。

对韧性特质的培养方法，一是帮助个体发现自己拥有的外界支持与资源，发展安全感和受保护的感觉；二是帮助个体发现个人的内在力量，包括个人的感觉、态度及信念；三是帮助个体发现和培养人际技巧和问题解决能力，如创造力、恒心、幽默、沟通能力等。增强个体的积极情绪体验是培养这些特质的最佳途径之一。

Fredrickson（1998；2001）的积极情绪的扩展和建构理论（the broaden-and-build theory）认为，消极情绪和积极情绪使个体在应激下建构起了不同的心理资源①。面对威胁时，消极情绪缩小人的注意范围，个体倾向于采取攻击或逃跑的行为来应对威胁，以避免受到伤害，但这些情绪会削弱人的免疫系统，使复原力降低；同样面对威胁，积极情绪下的个体则通过扩建自己即时的认知资源以促使自己充分发挥主动性，产生多种问题解决模式。因为积极情绪能即时拓宽人的注意范围，扩展一个人的思维和行动，促进灵活的问题解决，从而能够应对情境要求。这些与积极情绪有关的认知过程对加强和促进一个人的应对能力十分重要。在此基础上，积极情绪还能给个体带来长远的收益，构建持久的个人资源，作为促进未来健康的保护因子而发挥作用。

研究发现，在积极情绪和心理复原力之间存在一种紧密的联系。特质韧性与

---

① Tugade，M. M.，Fredrickson，B.L.，Barrett，F.，Psychological Resilience and Positive Emotional Granularity：Examining the Benefits of Positive Emotions on Coping and Health. *Journal of Personality*，2010，72（6）.

积极心境正相关。一些个体更易于产生积极情绪,并从积极情绪中受益,这类人被称为高韧性个体。特质韧性的个体在压力事件中仍能体验到积极情绪,从而即使面对逆境仍能成功复原。运用多种方法(如自我报告、观察法、纵向研究)的研究表明,复原力高的个体表现出积极情绪特性,他们精力充沛,对新经验充满好奇和开放心态。他们也利用积极情绪达到有效的应对,通过运用幽默、创造性探究、放松和乐观思维作为应对途径。Fridrickson 等人(2003)对美国"9·11事件"的部分当事人做过研究,发现高韧性个体在经历强烈的悲伤事件后仍能报告较强的积极体验。Tugade(2004)用高压力任务诱发被试的消极情绪,结果发现,高韧性个体在任务前和任务中均报告了更多的积极情绪。并且,韧性个体不仅能培育自身的积极情绪,他们还善于提升身边人的积极情绪,从而创造了一个支持性的社会网络,而这有助于他们的应对过程。与复原力低的人相比,韧性个体能更快地从压力体验和负性情绪唤起中恢复。

复原力的理论表明,复原力个体有更高的积极情绪感受,能从对个体有威胁的负性环境中反弹/恢复。但积极情绪不仅仅是心理复原力的副产品,而是韧性个体能从应激中复原的重要功能。研究也表明了积极情绪在应对过程中的效用。在面对负性事件时,积极情绪对于提升应对资源起到了至关重要的作用。拥有积极情绪的人,更可能进行全面、复杂的信息加工,这些过程可能有助于发展新的应对技能,提高个人当前的应对资源储存。作为个体的不同结构,心理复原力和积极情绪实际上很相似。韧性个体可能对其积极情绪有着复杂的认知(反映出高的积极情绪性),会了解积极情绪的好处,并运用这些知识灵活地应对负性情境。因而积极情绪可能是韧性个体实现更高应对能力的一种机制。

(二)建立良好的外界支持系统

除了培育个人的心理韧性特质,来自家庭、学校和社会团体的外界环境支持同样是促进个体韧性潜能实现的力量,对于个体在不利情境中维持积极的发展具有非常重要的保护作用。这些外界支持的力量通常统称为社会支持系统,主要包括父母、亲友、学校老师和同伴以及社会团体等给予的物质和情感支持。社会支持不仅指社会关系的数量和质量,还包含个体对社会支持的主观感知和利用程度。只有建立良好的社会支持系统,才能保证个体拥有可调用的资源。研究表明,在高应激状态下,良好的社会支持能帮助人们减轻心理应激反应、缓解精神紧张状态、提高社会适应能力,对积极应对方式的建立具有明显的促进作用。反之,缺乏社会支持的人则会形成消极的应对方式,对其身心损害的危险度是普通人群的两倍。同时,社会支持在非应激状态下也有利于维持个体良好的情绪体验和身体状况。

在家庭中,温暖和谐的家庭氛围、早期安全的依恋关系、父母对子女的积极关注、积极的家庭联结关系、合理的家庭相互期望、理解和无条件接纳、家庭责任的分担,包括家务的分工、家庭中重要他人(如父母)的行为示范、家庭支持网络的扩展,包括良好的亲友互动,以上这些都是帮助个体培养韧性特质、实现韧性潜能的重要条件。如果个体在成长过程中其安全、归属与爱以及尊重等多种心理需要得到了满足,就可以使个体具有安全感以及对未来生活的乐观信念,在遇到挫折或不利情境时能够适应良好。因此,当我们被工作压力所困,或遇到不幸、烦恼和不顺心的事时,切勿忧郁压抑、把心事深埋心底,而应将这些烦恼向家人倾诉,让家庭成为"心理复原"的港湾。

在学校和社会团体里,教师的肯定和关怀、同伴好友的理解与陪伴、获得的成功或快乐体验等,对于缓冲遭受逆境和挫折后的抑郁心境、促进个体良好适应同样具有重要的支持作用。良好的同伴和人际关系对个体的支持力量不可忽视。因此,学校和社会应力争为个体积极心理品质的培养创造良好的外部支持环境。学校或社会机构可以通过组织人际交往、人际信任的团体活动来增强个体的归属感与合作能力,促进良好人际关系的建立。

对于学生群体,可通过组织素质拓展训练、专题讨论、逆境想象等团体活动,让学生积极参与其中,从而学会各种生活技能、交往和沟通技巧、合作能力、决策能力、问题解决能力等。最终以一种积极的信念指导自己的行动,把应对不利情境当作促进自己成长的契机,培养坚强人格。教育者要善于引导学生不断深入认识自我、建设自我、超越自我、实现自我,使学生产生自信心、成就感等积极心理体验,并得到他人的尊重和社会的认可。这对促进个体心理健康的发展,实现心理韧性潜能有着至关重要的作用。

在组织层面,应着重营造和谐环境、改善组织内部人际关系,协调、消解各种人际冲突,加强同上级、同级及下属的沟通和联系,提供一个尽可能开放、宽容的和谐环境和情感交流气氛,有针对性地进行相关知识的教育以及社交技巧的训练等。另外还可以通过对员工做发展个性与改进人际关系的系统指导来增强复原力。

在社会层面,积极社会制度的形成也是提供多层次、多维度社会支持的有效途径。明确的政府职能、积极的工作制度等积极社会制度,能够为面临应激性事件的人们提供物质和精神上的帮助与支持,增加人们的归属感,提高其自尊心和自信心,促使其出现积极的心理状态和行为。

其实,复原力的培养不像专业技能,需要进行专门的训练。只要在日常的工作生活中,为人们提供充分的机会来发展与复原力有关的行为,从小事着手,逐渐深入,这样就可以促进心理复原力的形成。通过对这一领域的深入研究,有助于我们更好地认识人的发展,制定合理有效的发展策略,更好地促进人的发展。

第五章 复原力的实践应用——创伤干预

近年来在全球范围内频发的各种灾难引起人们的普遍关注。灾难会波及许多与之相关的人,引起当事人的失落或创伤。灾难或创伤当事人要摆脱负性经历带来的困扰是一个艰难的长期过程。身体可以很快好转,但心理的重创却难以消除。那么,如何进行灾后的心理重建? 在心理创伤当事人身上,复原力能够产生什么样的作用和动力源泉?

第一节 损失和创伤后的反应与修复

一、创伤的一般定义及常见反应

创伤(trauma)指由外界因素造成的对身体、心理、精神和与他人关系的严重伤害。创伤性事件包括两个条件:一是事件本身的性质;二是事件对于体验者所具有的意义。有些体验对任何人来说都具有创伤性,如战争、自然灾害、人为灾难等;也有一些事件对有的人会造成创伤,对有的人则不会,因为人对事件的感受与事件本身同样重要。

创伤事件的性质和种类不同,其导致的结果也不一样。大部分当事人(50%～75%)一年内可以自己痊愈,约有10%～15%的人则多少会遗留心理问题,这主要取决于其过去的经历和个体的生物特性。这种心理创伤的进程与躯体的伤口感染相似,它既可以通过受伤者的免疫力和外源性帮助而得以愈合,也可能因为这些因素太弱而转变成慢性感染,并由此引发其他症状。重大应激事件引起的创伤会影响到整个人躯体、认知、情绪和行为上的改变(Rosonbloom et al.,1999)。

（一）躯体反应

创伤之后，个体可能会出现一些躯体症状，如心跳加快、肌肉紧张、神经过敏、睡眠困难。有时也会有胃部不适、恶心、头晕、耳鸣、大量出汗、无力、疲劳等反应。

（二）认知反应

个体看待世界和自己的方式发生改变。以前可能认为自己坚强、独立、勇敢、果断，但是经历创伤事件后，许多人会感到自己根本无力控制命运。

（三）情绪反应

个体会感到恐惧，缺乏安全感和信任感，并感觉无助。创伤事件刚发生时，个体可能迟钝或麻木，这种"情绪休克"能使个体从创伤中得到缓解。而后则可能会意想不到地涌起强烈的情绪，令人难以自制。

（四）行为反应

个体变得退缩和回避，可能愿意远离他人、回避一些地方和场合，以求得自我保护；或者相反，个体变得易激惹、好攻击。此外，创伤还会导致其他行为方式的变化，如饮食和睡眠习惯可能发生改变。

二、创伤后的丧失与悲伤反应

在创伤事件中，人们可能会经历以下几个方面的丧失：①躯体或心理完整性的丧失；②重要他人、重要角色和重要关系的丧失；③家庭顶梁柱或重要群体领袖人物的丧失；④社会单元及社区完整性的丧失；⑤生存的物质和经济基础的丧失；⑥潜在的未来的丧失（如失去孩子）；⑦希望和梦想的丧失；⑧核心价值观的瓦解（如失去安全感、可预测性、信任感）（Walsh，2007）。

对每个人来说，生离死别、失落失败在所难免，这些事件甚至贯穿于整个生命历程。一般认为，悲伤是由分离、丧失和失败引起的情绪反应，包含沮丧、失望、气馁和孤立等。但同样的事件所引发的悲伤程度会因个体差异而有所不同，且不同情境的悲伤，其反应趋势及外部表现也不一致。悲伤体验可能是轻微的、仅持续数秒，也可能是强烈的、持续数分钟、数小时乃至一生。

对于丧亲的个体而言，在理想情况下，急性悲痛的痛苦将随时间的流逝逐渐转变为记忆和尊敬亲人的一种方式，从而使情绪趋于平衡。但是，有时悲痛会伴以类似于创伤后应激障碍（PTSD）或抑郁的反应及其他问题。亲人的死亡常常会引起个体关于存在或精神上的危机，使得个体关于生命意义的信念受到挑战。灾难对丧亲儿童的影响尤其值得关注。对于儿童来说,安全感的缺失比成人更加严重。

虽然每个人应对失落的方式有所不同,但正常的悲痛和悲痛并发症之间是不同的。研究表明:如果在大约 6 个月之后,急性的悲痛反应没有转化为容易耐受的情感,丧失亲人的个体应当考虑采取额外的措施来推动这个过程,以缓解潜在的危险并发症(如计划自杀、严重抑郁或创伤后应激障碍)。比如,向某个人倾诉失落,并找到一个支持系统。学习用一些方法来安抚自己也会很有帮助,这些方法可能包括散步、和其他人在一起,或者参与一些分散注意力的活动;一些人发现写作或阅读很有帮助。此外,无论遭受突然的创伤性失落已有多长时间,都存在有效的安抚性治疗。对于抑郁和 PTSD 症状,药物和心理治疗可能有效。

三、灾难性事件引发对生活意义的重构

灾难性事件发生后,对于遭受了物质损失或精神创伤的当事人来说,很多意义性的存在都瞬间毁灭,并需要重新构建。灾难性事件为个人带来消极情绪体验的同时,也促使个体从认知层面重构自己的生活意义和生命价值。个人开始探寻创伤或灾难事件对个人及社会在心理或精神上的积极意义,并从认知和行为上做出应对。假如个人的应对成功,那么个人的沉思(rumination)就会由原先自动的、以创伤相关问题为主,慢慢转变得更有意义,开始对创伤及个人生活发生的影响进行沉思。这样的沉思继续深入,就会引起个人认知图式的改变,生活叙事得到发展,最终达到个人的成长(Calhoun & Tedeschi,2004)。

Carissa 等人(2008)的研究发现,乳腺癌幸存者,其生活会有积极的变化,如人际关系的改善,对生活的正面评价更高等。在 5·12 汶川地震后,有研究发现,与非灾区相比,处在灾区的民众持有更高的公正观与更平和的情感状态(吴胜涛等,2009);在灾难中受灾越严重的学生,他们的积极心理品质表现得越好(张静等,2009);而震后灾区老年人的主观幸福感,也有随时间延长而提高的趋势(李海峰等,2009)。劫难使人们变得更加坚强、更加知足,重新找回了内心的安宁,甚至还找到了一种前所未有的乐观。

灾难性事件的发生将改变人的视角,积极的认知重评扮演着正向重构的重要角色。积极重评即用更积极的眼光看待问题情境的认知重组。通过积极重评,人们将目光转向当前正在发生或已经发生的事情的好的方面,因而情境的意义被改变,生活呈现出新的价值。在认识到生活价值的同时,个人也通过新的选择变得积

极起来,从而创造了生活的新意义(张倩、郑涌,2009)。例如,据报道,青海玉树地震发生后,92.2%的人表示,玉树地震改变了自己的生活态度或生活习惯。其中69.3%的人表示"更珍视现有的平安生活了",62.2%的人"愿意献出更多爱心帮助别人",47.1%的人表示"心态更宽容了",45.0%的人"开始关注应急知识或紧急救助工具",44.2%的人"投入更多时间与家人在一起"(《中国青年报》,2010年4月27日)。许多研究发现,人们在创伤后会更加珍视家人带来的亲密感。人们可能会以一种和过去不同的方式对待亲人朋友,从而在增进情感中获得全新的愉悦性体验。发生灾变之后,家庭功能一开始有所下降,但经过一段调整期后,家庭功能将出现反转上升的现象(萧文,2000)。由此带动了婚姻关系、家庭关系、邻里关系、组织关系的改善,进而会促进社会变革和文化的更替(Cohen,Cimbolic & Armeli,1998)。

四、对损失和创伤的心理干预

灾难发生后的即时心理危机干预有助于缓解受灾者的惊恐、不安等应激情绪,避免他们做出各种伤人或自伤的过激行为;但这些外显消极行为和情绪的消除并不意味着个体是健康和幸福的,也并不意味着个体已经战胜危机并得到成长和发展。危机给个体的发展带来危险,同时,危机也是个体心灵成长的一个转折点。如果个体能以积极的应对方式成功渡过危机,那么他将回复心理平衡状态,甚至比原来更好;反之,当他消极应对危机甚至被危机所耗竭时,他就会陷入心理亚健康甚或心理异常状态。

任何来自外界或自身的积极因素都能够在个体应对危机的过程中起到不可忽视的杠杆效应,以促使个体重新回到心理平衡状态。而且,这种心理能量不但有助于个体今后更好地应对生活中可能出现的各种危机,而且有助于增强其复原力。因此,个体只有积极地处理各种冲突、发展各种积极的心理力量、完善自己的积极人格,才能在今后的生活中更好地应对各种困难,保持身心健康水平处于稳定、积极的动态平衡之中①。

心理学者多倡导灾难后如何调适压力及寻求资源,但我们更应该重视复原力

---

① 吴萍娜:《积极心理学与灾后心理重建》,《福建医科大学学报(社会科学版)》2009年第2期。

在灾后心理重建中的作用。一些国际组织已经利用复原力干预法帮助人们抵抗挫折和灾难。比如在提供紧急救援和人道扶持时进行心理援助，这对于减轻受灾人群的痛苦、帮助他们尽快恢复正常生活发挥了重要作用。发达国家的一些社区组织也开始关注复原力在提高社区生活质量方面的作用。灾后的心理重建在修复个体心理创伤的同时，更重要的是增强人们对今后可能出现的各种危机的应对能力。灾难造成了人们的心理危机，也给个人和社会的成长带来了契机。在灾后心理重建中通过积极情绪的体验、积极人格的塑造、积极社会制度系统的完善，不但有助于缓解危机已造成的消极效应，而且有助于人们发现自己的潜能，过上更有建设性的生活。

第二节　创伤后的心理成长与复原

创伤后成长是人们应对重大的生活危机事件后所体验到的一种积极的心理改变。虽然个体经历极端的创伤情境后发生急性应激综合症状非常常见，但研究发现，在接下来的几个月里，大多数个体在适应和恢复过程中表现出了复原力，并不会经历漫长的心理困扰。研究还发现，在清理创伤过程中所承受的痛苦和斗争，有可能使个体产生巨大变化，并伴随着积极的人生成长。Walsh（2007）指出，个体会有五个方面的积极变化：①出现新机会和新的可能性；②与他人有更深刻的关系和共情；③感到自己面对未来的挑战时更强壮；④更加感恩于生活；⑤有更深层次的精神追求。

长久以来，对于创伤和重大灾难后幸存者的传统治疗主要以病理学为理论基础，其核心工作是确认和降低创伤后应激障碍综合征（symptom of posttraumatic stress disorder，PTSD）。PTSD可引起明显的职业、心理和社会功能障碍，会对个体的家庭生活和身心健康造成长期的破坏性影响。但许多证据表明，对符合PTSD标准的个体进行干预是无用的。近年来，许多临床研究者开始关注复原力取向的创伤修复策略，即强调个体潜在的积极成长，并认为在创伤修复过程中，个体、家庭和社会的资源都是一些重要因素。

损失或潜在的创伤事件伴随着生命的历程。不是每个人都能有效应对这些潜在的逆性事件。有些人难以从创痛中恢复，他们可能感到焦虑、烦恼和沮丧，难以进食和入眠,这种反应强烈而持久,以至于事件发生后多年都不能正常地工作和生活;有的人痛苦只持续较短时间;有的人表面上看起来恢复了,但和以前并不一样,出现了一些新的健康问题。然而,大部分人能捱过暂时的痛苦,继续拥有积极的情绪体验,其工作和亲密关系没有遭到明显的破坏,并能更容易地应对新的挑战。人们已经认识到保护性心理因素在创伤干预中的重要性。

发展心理学家已经发现,在不利条件下成长起来的儿童中,复原力十分普遍。遗憾的是,许多有关成人如何应对损失或创伤的心理学知识来自寻求治疗或表现出很大压力的个体。因此,损失和创伤理论学者通常低估和误解了复原力,要么把它看作是稀缺资源,要么把它看作是病理学的现象。但许多证据发现,复原力与恢复过程有着截然不同的轨迹,面对损失和潜在创伤的复原力比人们通常所认为的更为普遍[1],遭遇这类事件的成人最普遍的反应是一种健康应对的相对稳定的模式,外加持久的积极情绪和生成体验的能力。此外,近期研究表明,没有一个单一的复原类型,而是存在多种获得复原力的可能途径,有时复原甚至是通过在正常环境中不完全适应的方式达到的。例如,有着自我提升偏差的人通常招致社会负债,但当他们面临极端逆境时却表现出复原的结果[2]。

一、复原力(而非恢复)是对潜在创伤最普遍的反应

复原力概念的一个关键特征,是它与恢复过程的区别。"恢复"(recovery)指的是这样的一个轨迹:正常的运作临时让位于临界或阈下心理病态(如抑郁症状或创伤后应激障碍),通常至少持续几个月,然后逐步回复到之前水平。完全恢复可能相对迅速,也可能需要一两年。相比之下,复原力反映的是维持平衡的能力,属于成人在正常环境中的能力。这些人虽然经历了潜在的创伤性事件(诸如亲友的死亡或生命威胁性的事件),却仍能维持相对稳定、健康的身心功能水平。进一步的区别是,复原力远远不止简单的无心理病态。恢复的个体通常经历了阈下的症状水平。相反,韧性个体可能经历短暂的正常功能的扰乱(如几周的偶发性失眠),

---

① Bonanno, G. A., Loss, Trauma, and Human Resilience: Have We Underestimated the Human Capacity to Thrive After Extremely Aversive Events? *American Psychologist*, 2004, 59(1): 20 - 28.

② Bonanno, G. A., Resilience in the Face of Potential Trauma. *Journal of Clinical Psychology*, 2005, 14(3): 135 - 138.

但通常表现出随时间健康运作的平稳轨迹,以及正常体验和发挥积极情绪的能力。复原力和恢复轨迹的典型模式,以及长期和延迟的功能破坏如图 5-1 所示。

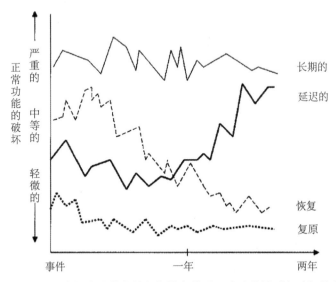

图 5-1　个人在损失或潜在的创伤性事件后正常功能随时间破坏的典型模式

　　在以往关于损失和创伤的文献中,研究者普遍认为遭遇潜在创伤的人会出现类似的结果。因此,创伤理论学者主要关注 PTSD 的干预,认为所有遭遇创伤性事件的个体都能从积极应对和专业干预中受益。事实上,在一些案例中对暴露个体的临床干预是无效的,甚至可能有害。也就是说,悲痛干预只对长期悲痛者有效,对正常悲痛者反而有害。许多个体能够表现出复原力,对他们进行临床干预反而会产生干涉或破坏。

　　直到最近,相反的反应——在潜在创伤事件后维持一个相对稳定的健康运作轨迹——获得的关注都很少。研究者和理论者多年来一直强调各种保护因子(如自我复原力、存在的支持性关系),这些保护因子促进了遭遇不利生活环境(诸如贫困)的儿童的健康发展轨迹。对在正常环境中遭遇了潜在破坏性事件的成人的复原力的研究有以下两个主要结论:

　　第一,潜在创伤事件后的复原力所代表的结果轨迹不同于从创伤中恢复的轨迹(见图 5-1)。过去,很少人试图区分遭遇潜在创伤后没有出现创伤后应激障碍的大范围群体。当人们考虑复原力时,它通常依据"支持恢复路径"的因素。然而,现有研究表明，复原与恢复是不同的，跟随在一个创伤性事件（诸如配偶的死亡，或直接接触恐怖袭击）后的结果轨迹在实证中是可分离的。

在这个框架中，对恢复的界定是"减轻对心理症状最初的重度评估，这些症状严重地破坏正常的功能，只能在很长时间后逐渐下降，回复到创伤前的水平"。与此相反，对复原力的描述是"相对温和、短期的破坏，保持跨越时间的健康运作的平稳轨迹"。一个关键点是，纵然复原个体可能经历一个最初、短暂的压力打击，或经过短期努力维持心理平衡（如几周时间偶尔难以集中精神、间歇性的失眠、日常幸福感水平的变动），虽然如此，他们仍能有效运作，接近正常水平。

第二，复原力是遭遇潜在创伤性事件后最普遍的结果。尽管症状水平往往会由于不同的潜在创伤性事件而改变，复原力一直是作为最普遍的结果轨迹而出现的。例如，在一个研究中，失去配偶的中年人中有超过一半的人表现出一个稳定、低水平的症状。在对美国"9·11事件"后的曼哈顿居民的一个电话随机调查中也观察到了复原力现象。轻度到中度的创伤反应界定为"出现两个或更多的PTSD症状"；对复原力的界定是"在袭击后的最初6个月中没有出现PTSD或只出现一个症状"。结果发现，超过65%的纽约市民是具有复原力的。在更集中暴露的人群（如那些目睹袭击或当时身处世贸中心的人）中，表现出复原力的人群比例仍然超过50%。

由于一直以来对剧烈和长期悲痛及PTSD的研究在成人如何应对逆境生活事件的文献中占了主导，人们通常将这种反应看作是正常的。创伤理论学者通常忽略和低估复原力，推定没有表现出明显压力反应或创伤后显示积极情绪的个体很少，甚至认为他们受到了"悲痛缺失"的精神或机能障碍形式的伤害。对损失和暴力或生命威胁性事件的现有研究回顾清楚地表明，大量遭遇这类事件的个体没有表现出长期症状，并且在一些案例中，大部分人能健康应对，表现出复原的轨迹。

（一）对损失的复原力

丧亲理论学者的传统观点认为，在亲朋好友死后，没有出现持久的压力或抑郁，通常冠之以"悲痛缺失"（absent grief），是一种少见的病理反应，是抗拒或避免损失的情绪事实的结果。例如，Bowlby（1980）把丧亲早期的积极情绪的体验或表达看作是一种防御性否认（defensive denial）。Osterweis等人（1984）总结说，"丧亲后缺乏悲痛现象代表一种形式的病理人格"。近来，大部分丧亲专家（65%）相信悲痛缺失是存在的，它通常源自否认或抑制，长久下去一般是适应不良的。同样这些丧亲专家(76%)也支持类似的假设:缺乏悲痛最终是延迟悲痛反应形式的表面现象。

　　然而,现有的实证文献表明了不同的情况:对个人损失的复原力并不少见,而是相当普遍;也不见得是病理性的,而是健康适应;也不会导致延迟悲痛反应。近期一个前瞻性研究获得一个罕有的机会考察这一问题,使用的数据收集自大约配偶死亡三年前。该研究提供了强有力的证据支持了以下观点:许多丧亲个体表现出很少的悲痛甚至没有悲痛,而这些人并非冷血和冷漠无情的或缺乏依恋,而是面对损失时有真正的复原力。该研究中几乎一半的参与者(46%)为低水平的抑郁,无论是损失前,还是在丧亲后的 18 个月当中,在丧亲过程中有相对少的悲痛症状(如对配偶的极度怀念)。对这一群体在丧亲前机能的考察没有发现适应不良的迹象;这些参与者没有被观察者评价为情绪冷漠或疏远,也没有报告婚姻中的困难,没有表现出缺乏依恋。然而,他们确实在几个测量中有较高的分数,表明他们能够很好地适应损失(如接受死亡、相信只有一个世界、工具性支持等)。如同之前的研究一样,没有发现延迟悲痛的明确证据。最后,需要重点关注的是,甚至在这些韧性个体中,绝大多数人报告说,他们体验了至少一些怀念和情绪痛苦,而且实际上所有参与者都报告了在损失后早期时候的侵入式认知和沉浸体验。然而,韧性个体和其他参与者之间的差异,是这些体验更加短暂而不是持久,且并没有妨碍他们继续在其他生活领域发挥功能的能力,包括能够体验积极情感。

　　(二)对生活威胁事件的复原力

　　Ozer 等人(2003)提出"大约 50%～60%的美国人口遭遇过创伤性的应激事件,但只有 5%～10%的人出现了创伤后应激障碍"。PTSD 随所遭遇应激事件的类型和水平有所变化。尽管如此,值得注意的是,事实表明,大量遭遇暴力或生命威胁性事件的个体并没有发展出障碍。许多暴露个体会出现短暂的 PTSD 或随着时间延长(几个月或更长时间)而逐渐减弱的亚临床型应激反应(即恢复模式)。例如,在纽约"9·11 事件"后一个月进行的调研估计,7.5%的曼哈顿居民符合 PTSD 的标准,另外 17.4%符合 PTSD 的亚症状标准。然而,大部分反应者表现出症状随时间的快速消退:与"9·11 事件"有关的 PTSD 患病率在 4 个月后下降到只有 1.7%,6 个月后只有 0.6%,而亚症状的 PTSD 在这些时间分别下降到 4.0%和 4.7%。调研机构美国脉冲调查的报告显示,在"9·11 事件"过去 11 年后,近 70%的美国人已经走出悲痛。在普通美国人心里,虽然悲伤的记忆隐隐作痛,但生活已经回归日常①。

　　确实,尽管很好地应对丧亡的人有时被看作是冷酷和无情,那些很好地应对暴力和生命威胁性事件的人通常被视为极端英雄主义。但是公平地说,这往往强化了一种错误认知,即只有少数拥有"异常情绪力量"的人具有复原的能力。事实上,复原现象十分普遍。大量症状只出现在少部分反应者身上。大多数创伤性事件的幸存者既没有表现出极端的痛苦也没有表现出非正常的健康问题。

二、复原力的异质性:灵活和务实的应对

　　研究发现,存在多种可能促进复原结果的因素,这些因素有时甚至出乎预期。在最一般的水平上,促进健康发展的许多特征也同样能培养成人的复原力。这些特征既包括情境因素,诸如支持性的关系,也包括个体因素,诸如灵活适应挑战的能力。

　　然而,需要注意的是,儿童时期的复原力通常理解为对有害环境做出的反应;相比之下,成人的复原力更多的是应对孤立的和通常(但不总是)暂时的潜在创伤性事件的问题。关键点在于,应对有害环境需要长期的适应解决方案,孤立事件通常迫使一种更务实的应对方式,一种"不管它要什么"的途径,它可能涉及在其他背景中不怎么有效甚至适应不良的行为和策略。例如,大量研究证实了表达负性情绪对健康的好处。尽管大多数具有复原力的丧亲个体当谈及他们的损失时至少表达了一些负性情绪,但比起其他的丧亲个体,他们表达了相对少的负性情绪和更多的积极情绪。

　　如果复原力和恢复代表了不同的轨迹,那么什么因素促进了复原力呢?元分析研究一致发现,创伤后应激障碍反应的几个明确的预测源包括:缺乏社会支持、低智商并缺乏教育、家庭背景、早期精神病史,以及创伤反应自身的方面(如分离反应)。如果反过来看,似乎在这些因素里面至少有一些因素可以预测复原机能。

　　近期研究表明:没有哪个单一手段能在高逆境事件后维持平衡,而是有大量达到复原力的途径。成人对损失或创伤的复原力通常显示出有效的应对途径,这些途径在正常环境下并不总是有利的。例如,Bonanno 等人(2002)的丧亲研究在损失前使用一个相对健康的模式识别了一个很大的复原力群体。该研究也揭示了第

---

① 　傅盛裕:《"9·11"11 年后:美国人寻找正常生活》,《文汇报》2012 年 9 月 12 日。

二个较小的复原力群体，他们在其配偶死亡后得到了证实。在配偶丧亡前，被证实的群体的成员其配偶患病；他们高度消沉、神经质和内省；他们有更多的冲突、矛盾的婚姻；相信他们比起其他人在生命中得到的公平对待更少。近期对这些个体的一个后续研究表明，他们在服丧的 18 个月里没有表现出不利反应，也没有否认或避免，认识到鳏居/寡居的更多好处。随着时间的推移，他们从对其伴侣的积极回忆中获得越来越多的安慰，并且报告说他们也有些惊讶于自己的有效应对。因此，尽管明显不同于大多数丧亲前的韧性群体，这些人在服丧过程中也展现出了真正的复原力。

以下的不同维度提示了应对损失和创伤的不同复原类型或途径。

（一）坚韧性

大量证据表明，坚韧的人格特质有助于缓冲极端应激事件的影响。坚韧性（hardiness）由三个维度组成：致力于发现生活中有意义的目标、相信自己可以影响周边环境和事件的结果、相信一个人从正性和负性的生活经历中都可以学习和成长。拥有这些信念，坚韧的个体在评估潜在的压力性情境时认为它们的威胁性更少，从而将压力的体验最小化。坚韧性个体同时更加自信，能更好地使用积极的应对和社会支持，从而帮助他们应对所经受的压力。

（二）自我提升

与复原力有关的另一个维度是自我提升（self-enhancement）。传统的研究假设认为，心理健康需要现实地接受个人缺陷和负性特质（Greenwald，1980；Taylor & Brown，1988）。这些学者提出，有利于自身的不现实的或过度积极的偏差，诸如自我提升，可能是适应性的，并且可能促进幸福感。尽管大多数人至少有时候会出现自我提升偏差，也发现了可测量的个体差异。研究发现，特质型自我提升与收益有关，诸如高自尊，但也有其代价：自我提升者在自恋测量中得分高，并往往引发他人的负性印象（Paulhus，1998）。然而，在高逆境事件的情境中，当自己面临突出威胁时，这一权衡可能不成问题（Taylor & Brown，1988）。研究发现，自我提升者都被心理健康专家评价为适应得更好。并且，自我提升被证明对于遭受更严重损失的丧亲个体尤其具有适应性。一个研究发现，在"9·11 事件"发生时身处世贸中心大楼里面或附近的个体中，自我提升者报告了更好的适应性，以及更活跃的社会网络，被其亲密朋友评价为更积极主动和有更好的适应性[①]。此外，自我提升者的唾液皮质醇水平显示了极少的压力反应。

（三）压制性应对

研究者也在另一个较小的群体中发现了对损失和创伤的复原力。大量文献记录，通过问卷或行为测量界定为压抑者的个体往往会避免不愉快的想法、情绪和回忆。与坚韧性和自我提升相比，压制性应对（repressive coping）主要在认知水平上通过情绪聚焦机制进行，诸如情绪分离（emotional dissociation）。例如，压抑者在压力情境中通常报告相对较少的压力，但在间接的测量（诸如自主唤起）中显示出较高的压力。情绪分离通常被视为是适应不良，并可能导致长期的健康代价。然而，这些趋向也表现出促进了对极端逆境的适应。例如，研究发现压抑者在丧亲后的五年中都表现出了相对少的悲痛或压力。此外，尽管一开始他们报告了较高的躯体不适，但随着时间的推移，比起其他参与者，压抑者并没有表现出更多的躯体或健康问题。

（四）积极情绪和欢笑

人们表现复原力的途径之一是通过使用积极情绪和欢笑来应对逆境。过去，积极情绪在极端逆境事件背景中的作用要么被忽视，要么作为一种不健康的否认形式遭到摒弃。然而，近来研究已经显示，积极情绪能通过平息或抵消负性情绪，和"增加持续的接触其社会环境中的重要人物和获得他们的支持"，从而帮助个体减少逆境事件后的压力水平。这些观点已得到了一些研究的支持。当谈及近期损失时，展示真实的大笑和微笑的丧亲个体在丧亲几年后有更好的适应性，并唤起了观察者的更多有利反应。

三、关于应激反应的一个更广义的概念框架

显然，研究者和理论学者需要超越关于健康和病理学的过度简单化的概念，以一个新的视角来看待人类适应的各种不同的路径，包括不同的特性和适应机制的更广义的成本和收益。这一类的权衡在自然界中随处可见。例如，猎豹保持急速的呼吸，但是持久力很差，必须非常快地抓住它们的猎物，否则就会饿死。类似地，

---

① Bonanno, G. A., Resilience in the Face of Potential Trauma. *Journal of Clinical Psychology*, 2005, 14(3): 135 - 138.

人们倾向于使用自我提升偏差，享受高自尊，但往往会激怒那些不大了解他们的人。对自我提升者过度简单化的概念理解会模糊其面临真正的逆境时表现出的应对优势。

我们需要了解为何复原力的各种成本和好处会随着潜在创伤事件的不同类型和持续期而改变。例如，何时特定应对类型的长期代价可能在重要性方面超过它所提供的短期好处？这种权衡可能随着性别或文化而改变吗？例如，个体主义的西方社会往往比集体主义社会更注重对创伤的个人体验。然而，关于损失和创伤反应随文化变化的程度，人们对这一方面的了解很少。一项比较研究表明，中国的丧亲者比美国的丧亲者从损失中恢复得更快。然而，正如典型的中国文化，中国的丧亲者也报告了比美国人更多的身体症状。这些数据提出了一个吸引人的问题，是否复原力在不同的文化背景中具有不同的意义，甚至可能更重要的，是否不同文化可以相互学习那些有效的和不太有效的应对极端逆境的方式。

发展理论家提出，对逆境童年期环境的复原力是来自基因（如性情）、环境（如社区支持系统）的风险和保护因子的累积及交互作用的结果。尽管在一些途径上，成人对损失和创伤的复原力代表一个更简单的问题（如逆境环境主要是单个事件，发展问题则以一个更渐进的步调展开），但是，以下问题的确定都很重要：对损失和创伤的复原力在生命历程中是如何改变的；成人复原力和发展经验是如何相关的；形成成人复原力的各种因素是否可能以一种累积和相互作用的方式运作。研究者也应该探寻是否成人可能学到更多的应对逆境事件的复原力。例如，通过扩展为儿童开发的那些促进幸福的因素，或者是否不同的保护因子培养会产生对不同类型事件的复原力。

这些问题转而提出了多种多样的实证和哲学上的不确定性，比如关于复原力是否能够或者应该学习的问题。复原力是否可以学习？是固定特质还是灵活适应？一方面，复原力结果和人格变量之间的关联表明，复原力特质可能相对固定，不容易灌输给他人。而且，考虑到与韧性人群中发现的一些特质（如自我提升）有关的社会成本，简单效法复原个体的优势是有疑虑的。另一方面，已有证据指出，有一条更光明的大道可以训练人们韧性地应对创伤，这些证据把复原力和灵活适应联系起来。因为适应的灵活性是可以实验操纵的（如人们参与不同认知或情绪加工的能力可以在不同的压力条件下得到测量），应有可能系统地考察这一特质随着时间推移的稳定性，以及它可能学习或提升的条件。

一个相关问题是复原个体如何看待他们自己在应对潜在创伤中的效能。尽管有些复原个体讶异于他们自身的良好应对（有些人可能没有意识到他们自身的复原力），但看来似乎其他人（如自我提升者）可能高估他们自己的复原力。当考虑稳定的复原力和延迟反应之间的区别时，这一问题尤其令人迷惑。尽管延迟反应在丧亲中不常看到，一小部分接触到潜在创伤事件的个体（5%～10%）表现出典型的延迟 PTSD。初步证据表明，延迟的 PTSD 反应者比复原个体有更高的初始症状水平，而韧性个体能继续运作，满足其生活中的现时要求，至少在一个短时期内维持自我调节的平衡。关于这一区别的进一步证据将对早期干预具有潜在的重要诊断意义。

第三节　复原力对创伤修复的干预策略

复原力研究的最终目的是探索个人生存和成长的力量源泉，使逆境对个体的消极影响最小化，同时使个体的适应和成长最大化，从而达到发展优势潜能、预防行为障碍的目的。受到创伤的个体通常表现出强烈的恐惧、无助、失控，人际关系疏远并产生孤独感。心理创伤如果得不到舒缓，其消极影响可以延续数月甚至数年；对于儿童来说，这种创伤更可能成为他们人生道路上的阴影并诱发其他身心疾病。因此，修复创伤，重新开始新生活，对每个人来说都是一项重要的人生考验。

从临床的相关实证研究来看，对患者开展复原力干预非常有意义。研究发现，复原力能使人们减少焦虑和抑郁，对生活挑战表现出更多的信心和希望。同样，老化研究发现，韧性强的老年人会认识到身体机能的衰退并不意味着生活走下坡路，他们依然意志高昂，对生活很满意。因此，在临床中对患者开展复原力方面的心理干预，能增强他们重塑健康的信心，有利于他们尽快痊愈，减少疾病复发和死亡的概率。

令人鼓舞的是，复原力潜能是人天生就有的，每个人都具备适应及克服困境的能力，并不只有少数天赋异秉的人才独享这种资质。我们可以通过许多途径去挖掘和提高复原力。近年来许多临床研究者开始关注多系统、韧性取向的创伤修复策略（multi-systematic resilience-oriented practice approach）。临床实践表明，提高复原力的关键在于个人品质、家庭支持及外部环境这三种资源之间的最佳匹配。

具体来说,在个体层面上,强调关注个体潜在的积极成长;在家庭和社区层面上,强调通过人际支持网络实现扩散效应,从而达到个体复原的最佳水平。

一、个体层面

个体层面上复原力的介入计划包含激发个人的内在保护因子,如:动机性的特质、认知能力、行为社会能力及情绪管理。

(一)重新认识自我

在应对创伤的时候,人们常常会重新认识自己,并发现某些方面的成长。很多人报告说,他们与别人形成了更好的关系,感到自己更强有力,提高了自我的价值感,发展了更多的精神追求,更重视对生活的感恩。

(二)建立社会联系

与家庭成员、朋友或同事之间建立良好关系十分重要。接纳那些关爱自己的人的帮助和支持,可以增强复原力。研究发现,创伤对个体的影响结果,在很大程度上取决于创伤个体能否找到温暖、安全、受到信任的他人,并与之建立联系。与他人之间的有力联系,相信自己在需要时可以得到帮助,能够有效地对抗不安全感、无助感、生活的无意义感。另外,在他人需要时给予帮助,对助人者自身也有益。

(三)学习生活技能

目前,复原力干预在儿童和青少年教育实践领域应用得最广泛也最富有成效,其根本目的是教会孩子们获得应对挑战的各种生活技能。培养孩子应对生命中不可避免的压力与挫折的能力,比成绩优异、成就突出来得更为重要。与其浪费时间和精力改正孩子的缺点,陷于"缺陷模式"的负面教养脚本,不如扩充孩子的正性心理资产。Henderson 和 Milstein(1996)曾提出"六策略训练计划",具体为:①为学生提供机会参与有意义的活动;②建立并保持对学生的高期望;③创造一个相互关爱和支持的学校氛围;④增强每个人的亲社会倾向;⑤为学生制定清楚而一致的行为规范;⑥为他们传授生活技能和社会技能(如良好的沟通能力和问题解决能力)等。

二、家庭层面

家庭在个体的创伤恢复方面可以起到以下作用。

（一）加强家庭的凝聚力

创伤之后个人的无助和恐惧是最常见的，儿童尤其需要得到可信赖的人的支持和安慰，此时家庭的凝聚力至关重要。但是，家庭成员也不得不承受个体在危机面前的不同反应。有些人可能迫切需要与心爱的人紧密和长久的联系，也有人会选择相对疏远的方式回避痛苦和损失的体验。在逆境下，家庭的最重要责任就是把家庭成员维系在一起，但同时也需尊重不同人的创伤修复方式，给每个人以一定的时间和空间。

（二）情绪上的分享与支持

创伤会激发幸存者相当强烈的情感爆发——愤怒、恐惧、悲伤、内疚，等等。当痛苦的感情得不到表达和支持时，则容易出现情绪过激、缺乏宽容、愤世嫉俗、破坏性的行为、药物或酒精滥用。对于家庭成员来说，最重要的是在这样的环境下培养信息的互通、共情的反应，并对激烈的情绪波动表现容忍。

（三）与扩展的社会网络保持联系

重大创伤时期，家庭要建立亲人、社会、社区网络以获得更有效的心理、情绪、行动和经济上的支持。扩展的社会网络体系包括朋友、邻里、学校老师和咨询人员、雇主和同事。这些人可以交换信息，分担痛苦的记忆和感受，提供相互的支持，互相鼓励，以走出阴影。

三、社区层面

Landau（2007）提出的人类链接系统（the Linking Human Systems，LINC）社区复原模型假设，个人、家庭和社区具有内在的胜任能力和复原力，并在适当的支持和鼓励下，可以运用个人和集体的力量应对损失。这种能力可以通过帮助人们恢复彼此之间的连接感得到培养[①]。

第一，通过加强社会支持体系，建立联合体，共享支持体系和资源，并把它作为康复的重要基础。

第二，加入到有关创伤和应对的故事讲述中，其中的故事应该足够多，以尽可能包括不同的经历。例如，美国在卡特里娜飓风袭击之后，有社区为儿童组织了

---

① Landau，J.，Enhancing Resilience：Families and Communities as Agents for Change. *Family Process*，2010，46（3）：351－365.

"我的卡特里娜故事"活动。活动中提供了各种信息和故事，帮助孩子们记住、记录和完整地看待这一事件。其中不仅包含悲痛、糟糕、恐惧的部分，更包括了人们助人、勇敢、优良的行为。

第三，重新安排生活节奏，并举行一些集体的康复仪式。仪式对于培养群体的凝聚力和创伤的康复十分重要。它给人们的悲痛赋予了意义和认同。除了官方有组织的正式仪式以及之后的纪念事件之外，还可以举行一些非正式的仪式和纪念活动。

第四，带给人们积极的远景目标，重新燃起对未来的希望。让人们知道生命是具有多种可能结果的过程，而非决定性的机械论。

2004年南印度洋海啸一年后对幸存者的半结构化访谈结果显示，有五种常见的应对方法：①返回常规生活；②重建家庭结构；③社区资源共享；④向支持性的听者表达悲痛和丧失的情感；⑤发现来自灾难经验的受益。这些应对方法在经历自然灾害的人群中应用十分普遍①。

Norris及其同事（2007）研究发现，社区复原力及其福祉在于适应能力的网络，特别是经济发展、社会资本、信息沟通，以及社区胜任力。有许多途径可以构建社区复原力，也能实现大规模创伤干预的五个基本要素，即努力减少风险和资源的不平等、创建组织的联系、促进和保护社会支持、培育可信赖和负责任的信息资源，以及提高决策能力，它们将增加更具体的干预措施，以促进安全、平静、效能、希望，以及大规模精神创伤后的联结。许多结果都需要系统和社会的变化，而这可以是灾前以及灾后的干预目标②。

近年来国内频繁发生的地震、火灾、铁路事故、矿难等重大社会灾害事件促使政府和公众对心理创伤日益关注。这些事件社会影响大，涉及面广，持续时间长。即便不是当事人，事件目睹者和当事人的家属也会牵涉其中，引发创伤性的心理反应。心理创伤的修复不仅仅是心理治疗师的问题，也是政府多部门合作和协调的过程。总的来看，整合的复原力促进计划须考虑以下原则：①与家庭、社区及相关

---

① Kayser，K.，Wind，L.，Shankar，R.A.，Disaster Relief Within a Collectivistic Context：Supporting Resilience after the Tsunami in South India. *Journal of Social Service Research*，2008，34（3）：87 - 98.

② Norris，F.H.，Stevens，S.P.，Community resilience and the principles of mass trauma intervention. *Psychiatry-interpersonal and Biological Processes*，2007，70（4）：320 - 328.

机构共同合作;②在设计、计划、实行、评估各种介入计划的可能时,要考虑能建立的复原力领域,如幽默、自尊、生活技能、发现生活秩序与意义的能力、社会网络等;③复原力介入方案是给个人带来实际的希望,不否认有问题,但要将注意力集中在建设的力量上。

第六章 新兴的职业复原力

经济全球化与科学技术的高速发展为企业创造了前所未有的机遇，同时也对企业提出了新的挑战。环境日新月异，竞争日益激烈，企业必须快速适应变化，以实现组织的可持续发展。为了应对挑战，一方面，企业不得不打破终身雇佣制，根据战略发展的要求组建员工队伍，这使得员工的工作安全感大大降低；另一方面，企业为了创造更出色的绩效，又对员工提出了更高的要求，希望员工能够有更出色的表现，并能积极适应外界环境的变化与组织的变革。当前，复原力已成为商界的一个热门话题，公司在招聘员工时也开始关注应聘者的复原力。因为一个人复原力的强弱，比教育、经验和培训，更能决定他的成败。很多企业逐渐意识到复原力能够提高员工的工作热情、增强组织的竞争力，因而开发出一系列的复原力培养方案。

第一节 职业复原力对组织绩效的意义

在当今世界，面对混乱导致的变化，大多数组织已经不能很好地处理。这些变化不仅是那些频繁发生的巨大改变，当企业重组、缩编和裁员破坏了员工之间的合作关系时，还会造成士气低落。正如 Gary Hamel 所言："整个世界的加速动荡，已经超过了组织能够做出复原调整的速度。"对 20 起企业起死回生的案例研究发现，这些力挽狂澜的领导人除了实行明智的财务、战略决策外，更重要的是引导了组织在心理上的复苏，恢复了员工对自己、对企业的信心。这种心理复苏对于改善组织的命运至关重要。

在人员招聘和选拔时，除了语言、沟通、学习和应变等能力外，作为部门主管，你还会加上哪个指标来评估候选人？目前企业界所重视的新能力莫过于挫折复原力。因为面对随时可能会出现的压力与挑战，员工必须具备从逆境中快速站起来的能力。

意想不到的裁员对职业人士来说，是一种致命的打击。有些人会感到非常沮丧，而且这种情绪会持续很长时间；有些人会因为换了一个低待遇的工作进而联想起自己遭到的不公平对待。职业复原力即是当人们在面对生涯挫折以及压力时，能适应环境改变的一种关键能力，这种能力使他们能够管理控制身边所发生的事情，即使在结果不确定的情况下都有意愿去承担风险。研究进一步发现：工作角色特性中的角色清晰以及角色自主性对于职业复原力有正向影响；而职业复原力对于组织承诺以及工作满意度有正向影响。

掌控变迁、克服压力、在逆境中成长、从挫折中奋起，职业复原力能帮助个人和组织在恶劣的环境中维持身心健康、能量和正面感觉，提高解决问题的能力，从而将意外和不幸事件转化成幸运和快乐结局。通过避开关于人的缺点和不足的偏见，转而关注人的能力和良好品质，今天的组织领导者可以通过开发自身和员工的职业复原力，从而提升个体和组织绩效。

第二节　工作场所中的复原力开发

一、积极心理资本：超越人力资本和社会资本

随着人们对人力资源在当今全球化经济中的竞争优势的认识，理论研究者和实践者越来越关注人力资本及社会资本对当今组织的竞争优势做出的重要贡献。然而，直到今天，积极心理资本还没有得到足够的重视。事实上，"我是谁"（心理资本）与"我知道什么"（人力资本）和"我认识谁"（社会资本）同样重要。

美国著名组织行为学家 Luthans 指出，建立在人力资本和社会资本现有理论和研究基础上的心理资本已经超越了人力资本与社会资本。心理资本是指能够导致员工积极组织行为的心理状态。作为继财力、人力和社会三大资本之后的第四大资本，心理资本是提升个体和组织竞争优势的一种重要资源[①]。企业可以通过

[①]　蒋苏芹、苗元江：《心理资本—积极心理学研究》，《赣南师范学院学报》2010 年第 1 期。

开发心理资本来提高管理者和员工的心理能力,最大限度地发掘和调动人的主观能动性,充满自信、希望、乐观和韧性地面对竞争。

如图6-1所示,积极心理资本的基本组成是"你是谁",而不是"你知道什么"或"你认识谁"。具体而言,心理资本指的是四种积极心理能力:信心、希望、乐观和复原力①。

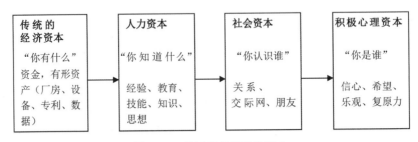

图6-1　扩展竞争优势的资本

作为一种积极心理资本的能力,Bandura(1997)的研究发现,信心或自我效能感与工作绩效有很强的正相关。同样,许多证据也表明了希望对绩效的积极影响。积极心理学家Seligman(2002)对乐观的研究发现,乐观对工作成果有着积极影响。最后,在复原力研究方面,尽管其主要支柱大多来自儿童心理治疗,复原力现已受到组织行为学和人力资源管理研究的广泛关注。复原能力是从逆境中回弹甚或取得戏剧性的积极改变,与当今波动的商业环境尤其相关。有证据发现,复原力"对于提升个体和社会的能力及人力资本有深远影响"。具有复原力的人一般接受现实、相信生命的意义、适应变化。除用于抗压外,复原力也可帮助组织从艰难时期反弹。

心理资本是组织高绩效和个人成功的必要保证。为此,Luthans(2005)提出了心理资本干预模型,并进行了验证。这一模型就树立希望、培养乐观精神、提升自我效能感和增强复原力提出了一整套极具操作性的促进措施,为组织的心理资本干预实践提供了值得借鉴的思路。

---

① Luthans，F.，Luthans，K. W.，Luthans，B. C.，Positive psychological capital：Beyond human and social capital. *Business Horizons*，2004，47(1)：45-50.

二、心理资本中的复原力开发

如同人力资本和社会资本，积极心理资本也可以进行管理。由于信心、希望、乐观和复原力为状态，而非固定特质，因而我们可以对以上四种积极心理能力进行测量、开发和管理。不像传统的资金和有形资产，提升心理资本只需相对较少的花费。例如，发展信心的途径有：取得成功带给我们信心、类似人的成功会给予我们信心、社会说服、生理和心理唤起等。

建立希望的指南：制定和澄清组织目标和个人目标、分步走、行动计划、享受追寻目标的过程，而非只是关注最终的成功、困难时坚持、备选路径和备用计划、重新制定目标。

开发乐观的指南：Seligman 的研究工作提出了工厂中特定的乐观培训项目，建立乐观，用于提升心理资本。具体为：识别自我击败的信念、用正确的信念替代失效的信念。

对于心理资本中的复原力开发而言，韧性个体的特质，诸如社会胜任力、问题解决技能、自主性、目标和未来的意义都可用来提升其心理资本。针对个体和组织的特定复原力发展项目已经开始出现，Reivich 等(2002)已识别了两类技能："了解自己"的技能和改变的技能。采用交互作用的、基于活动的培训项目来开发参与者的复原力技能：①当事情出错时，避免负性思维陷阱；②检验对问题的信念的正确性，以及如何找到有效的解决方案；③当被情绪或压力所压倒时，保持冷静和专注。

在心理资本中，复原力开发关注的不仅是那些明显因素，如解雇、裁员、未得到晋升、未能达成目标，而且还包括不明显的因素，如被团队成员忽视、受到歧视等。与在应对消极事件中一样重要，复原力在应对积极事件(如由于晋升所带来的责任和风险的增加)中发挥的作用也不容忽视。在充满不确定性的当今社会，各级组织对于复原力的需求愈加强烈。而复原力已被证明能增强人的适应力。高韧性的个体更富有成效，复原力与个体在各种生活经历中有效运作的能力具有紧密的联系。

在当今组织管理领域，员工的压力与焦虑感增强、工作积极性与忠诚度下降、过多的工作设置导致对管理者的不信任感加强等一系列问题层出不穷。组织所要采取的不是如何解决这些问题，因为在更多的时候，问题的消解并不等于激活组织的积极因素。如何有效促进员工的工作积极性、开发员工的工作潜能、提升员工的工作绩效，并让组织成员的信念朝向更加积极正面才是组织领导者最应该关心的问题。因此，要想提升组织的复原力，组织管理者必须创造一个复原和超越的环境。

第三节　有韧性的组织：创造复原和超越的环境

在动荡的年代，组织唯一可靠的优势，就是具备优异的能力，在环境逼你不得不变之前，就先彻底改造自身的运作模式。在稳定的年代，企业可以依靠既有商业模式和优势，创造良好业绩，但在变动和不确定的年代，讲究的是因应变化的能力，甚至要在环境尚未要求企业变化之前就做好变的准备。这种可随着环境改变、持续重建的能力就是复原力。但要达到这种复原力并不容易。策略大师 Gary Hamel 及其同事从策略的高度来建议企业如何建立复原力。简单用一个字来表达，就是"变"。策略复原力不只是因应一次危机，也不只是从一次挫折中恢复，而是要持续看出可能会破坏核心事业获利能力的长远趋势，并因应、调整。组织要在情势发展到非变不可之前，就有能力改变。培养不断重建的复原力，是企业应对危机时刻的关键。

一般来说，组织包含三个层次水平，即个体水平、群体水平及组织水平。组织内的行为均可以从这三个角度进行理解。三者之间并非相互独立，而是相互影响、相互依存的关系。一方面，处于个体水平的员工的乐观、支持、赞赏、内在动机等积极因素能够影响其他组织成员，改善人际氛围，提升群体凝聚力，改善组织氛围；另一方面，组织的文化、结构、政策等因素也会影响群体沟通和领导方式，并对组织成员的工作价值观、职业化程度、组织公民行为及组织承诺等产生影响。在群体和组织层面，积极的领导理论在其中发挥着核心作用。

阅读任何世界一流领导者的传记，他们的复原力都会给我们留下深刻印象。这些领导者会为自己、组织，甚至整个社会提出崇高的使命，并尽自己的最大努力去实现这些使命，即使遇到困难与挫折也决不退缩。他们的成功事例告诉我们，复原力对总是处在艰难困境中的领导者来说至关重要。更重要的是，具有复原力的领导者对其追随者和支持者有着深远的影响。以下四种新型的积极领导理论对于组织创建一个复原和超越的环境有着重要的指导作用。

（一）真诚领导

真诚领导（Authentic Leadership，AL）是一种将领导者的人生经历、积极心理能量、道德观念与高度发展的支持性组织气氛结合起来发挥作用的过程（Luthans et al.，2003）。真诚的领导者自信、乐观、满怀希望、富有韧性并拥有高尚的道德情操（Avolio et al.，2004）。他们一般采用认同过程、正面榜样作用、情绪感染、支持自我决定行为和积极的社会交换等机制来影响下属的工作绩效。真诚领导理论提倡一种以优势、积极性为导向的管理模式，向组织注入了一种高度重视积极心理能力的全新管理理念。

（二）授权领导

授权领导，指通过授权进行领导的一种领导艺术，其本质是领导者不断进行分权领导的过程。授权领导并不意味着领导把一切责任、权力都交给被授权者，而是领导者必须在授权前进行充分的准备，选择适当的人和事进行授权领导；授权时，要将自己的职权科学、合理地分解授予给被领导者；授权后要引导、支持被领导者。心理授权是提升组织效能与管理效能的关键（Spreitzer，1995）。其中，个体的控制点、自尊、对组织信息的了解、奖励措施是影响心理授权的重要变量，它们通过工作意义、自我效能感、工作影响力和自主性对组织的管理效率和组织创新性产生积极的正向影响。

（三）伦理-道德领导

领导道德研究催生了伦理-道德领导的诞生。领导道德包含五个原则：尊重、服务、公正、诚实和公众意识。伦理-道德领导主要指领导者影响下属道德行为的前摄努力，即领导者通过交流和传达道德价值观方面的信息，在领导过程中明确地体现道德行为，通过榜样作用和奖惩系统，来影响下属的伦理感知，引导下属做出道德反应（Brown，2005）。伦理型领导能够强化其自身的关怀行为、互动公平和领导诚信；尤其是在团队层面，员工感知到的直接管理者所采取的伦理型领导行为与管理者实现的伦理领导效能（员工效能感与满意感、额外的工作努力与投入、主动报告问题的行为等）之间表现出较强的正相关关系。

（四）路径-目标领导

路径-目标理论立足于领导者，认为领导者的基本任务就是发挥部下的作用，而要发挥部下的作用，就得帮助部下设定目标，把握目标的价值，支持并帮助部下实现目标。在实现目标的过程中提高部下的能力，使部下得到满足。领导者行为的激励作用主要表现在两个方面，首先它使下属的需要满足与有效的工作绩效联系在一起，其次它为员工提供了有效的工作绩效所必需的辅导、指导、支持和奖励。领导者在工作环境中通过为员工提供信息或奖励来尽力促使他们达成目标。

总之，领导对增强组织和员工的复原力有着非常重要的作用。从管理者的复原力到员工的复原力有一种逐渐向下的层叠效应。同时变革型领导者的一些维度，如领导魅力、感召力、智能激发和个性化关怀等维度，与员工的复原力有正相关。真诚的领导者可以增强下属的复原力。他们会尽可能多地、透明地开辟更多的沟通渠道，并鼓励下属提供真诚的反馈。这些真实的、自下而上的反馈有助于领导者了解自己，并准确地认识到自己的弱点，从而减少未知的、突然性的挑战所带来的危险及其对组织复原力的负面影响。

第七章　复原力的实证研究

在不同的社会环境中,人们的行为具有不同的特点和表现形式。中国的复原力研究应该在中国的社会文化背景下进行,并与西方的研究加以对照,这样做不仅有利于寻找具有普遍意义的复原力规律,而且有利于把握我国文化背景下人群的复原力特点。此外,复原力的中国化研究还应重视比较研究,通过多角度、多侧面来把握不同群体和不同个体的复原力的特殊性,从而建立适合中国国情的复原力理论和应用技术、切实可行的指导方法等。

第一节　研究意义

复原力指面对生活压力和挫折的心理韧性。近年来,我国各类突发性灾害事件常有出现,如地震、火灾、铁路事故、矿难等,引起中央政府和全国人民的极大关注。然而,一次灾难的损失程度,不仅取决于灾难本身的破坏力,还很大程度上取决于受灾者的承受能力和社会的综合抗灾能力。如何在危机事件后建立健康的个人保护机制亦即复原力,已成为摆在我们面前一项十分迫切而重要的课题。

以科学严谨的数据调研来分析把握各类人群的复原力基本状况,是探索复原力开发途径的首要任务。为此,上海市委党校"复原力开发"课题组通过问卷调查、深度访谈等具体工作,形成了对六类群体复原力现状的概貌认识。通过对问卷调研所获得的数据进行统计描述与推论分析,力图较为全面客观地勾勒各类群体复原力的现实状况,较为真实直观地描绘各类群体复原力的心理图谱,揭示现实状况与理想状况之间的差距,追寻开发复原力的关键路径,并通过测试,检验复原力量表的有效性与实用性。

第二节　调研方法

一、研究对象

　　课题组采取抽样调查的方式，共采集了六类群体（在校大学生、新进员工、少年犯人、成年犯人、在职员工、处级干部）共 573 人的问卷数据。希望通过对各类人群复原力的综合比较评价，发现彼此的共性与个性，为进一步的对策研究提供数据支撑。

　　本次问卷调研的样本总体情况与样本分布情况是：在校大学生、新进员工、少年犯人、成年犯人、在职员工、处级干部等六类群体，总计 573 人。其中，男性 390 名（占 68.2%），女性 182 名（占 31.8%）；年龄分布介于 14～68 岁之间，平均年龄 30.5 岁；学历分布为大专及以下 170 人（占 29.9%），大学本科 229 人（占 40.2%），硕士及以上 170 人（占 29.9%）；职业分布为在校学生 90 人（占 16.3%），公务员 126 人（占 22.8%），事业单位 145 人（占 26.2%），企业职工 66 人（占 11.9%），无职业 101 人（占 18.3%），其他 25 人（占 4.5%）。

　　被试的具体信息详见表 7－1。

表 7－1　被试样本的基本信息（N＝573）

基本信息	样本分布	问卷调查人数（人）	有效百分比（%）
组别（群体）	大学生	82	14.3
	新进员工	160	27.9
	少年犯	65	11.3
	成年犯	61	10.6
	在职员工	108	18.8
	处级干部	97	16.9
性别	男	390	68.2
	女	182	31.8
	——	1	

（续表）

基本信息	样本分布	问卷调查人数（人）	有效百分比（%）
年龄	18 岁以下	51	9.0
	18～35 岁	335	59.0
	36～50 岁	136	23.9
	50 岁以上	46	8.1
	——	5	
婚姻状况	未婚	345	60.2
	已婚	217	37.9
	离异	6	1.0
	丧偶	5	0.9
受教育程度	高中以下	127	22.3
	大专	43	7.6
	本科	229	40.2
	研究生	170	29.9
	——	4	
职业	在校学生	90	16.3
	公务员	126	22.8
	事业单位	145	26.2
	企业职工	66	11.9
	无职业	101	18.3
	其他	25	4.5
	——	20	
工作时间	1 年以下	341	60.5
	1～5 年	19	3.4
	6～10 年	23	4.1
	10 年以上	181	32.1
	——	9	

基本信息	样本分布	问卷调查人数（人）	有效百分比（%）
职位	一般人员	317	55.3
	副职	69	12.0
	正职	92	16.1
	——	95	16.6

注："——"为系统缺失值。

通过实际参与测试的样本量，可以确认，本次测试样本获得的指标信息，能够进行统计推论。

二、测量工具

本研究采用的问卷测量包括 6 个部分，内容涵盖了被试者的基本状况、复原力、生活满意度、生活事件、社会支持与应对方式等方面。

（一）复原力量表

量表是测量和评估复原力的主要工具，本研究采用的是 Wagnild 和 Young 开发的复原力量表（RS）。RS 量表共 25 题，采用"1～7"7 点计分。总分介于 25～175 分，得分越高，表示复原力越强。

复原力量表的计分评价如表 7-2 所示：

表 7-2　复原力量表的计分评价

分值	25～100	101～115	116～130	131～145	146～160	161～175
评价	非常低	低	偏低	中等	比较高	高

数据显示，本研究采用的复原力量表的信度和效度均达到满意水平。其中，信度系数为 0.89，外部效度均达到显著水平，并且符合预期方向（如与抑郁和亚健康维度为负相关）。

（二）生活满意度量表

本研究采用的生活满意度量表是美国心理学家爱德华·迪纳设计的，在世界范围内得到了广泛使用。该量表共 5 个问题，采用"1～7"7 点计分。5 个问题的评分总和作为自我评价生活是否满意的标准。总分介于5~35分,得分越高,表示生活满意度越高。

（三）生活事件量表

本研究采用生活事件量表（LES）作为衡量精神负荷指数的工具,以分别观察正性和负性生活事件的影响作用。该量表是自评量表,含有47条我国较常见的生活事件,包括三个方面的问题:家庭生活（28条）、工作学习（12条）、社交及其他方面（7条）。另设有3项空白项目,供当事者填写已经历而表中并未写出的某些事件。LES总分越高,反映个体承受的精神压力越大。

（四）社会支持评定量表

社会支持评定量表是肖水源等心理学者在借鉴国外量表的基础上,根据我国的实际情况自行设计编制的。包括客观支持（3条）、主观支持（8条）和对社会支持的利用度（3条）三个维度。量表得分越高,表示社会支持越充分。

（五）简易应对方式问卷

本研究采用简易应对方式问卷（SCSQ）评价个体的压力应对指数。该问卷由积极应对和消极应对两个维度组成,包括20个条目。积极应对维度重点反映了积极应对的特点,如"尽量看到事物好的一面"和"找出几种不同的解决问题的方法"等;消极应对维度则重点反映了消极应对的特点,如"通过吸烟喝酒来解除烦恼"和"幻想可能会发生某种奇迹改变现状"。从一般意义上来说,积极应对比消极应对更为科学、有效,是更值得提倡的压力应对方式。

为了更加直观地表示相关指标的含义,便于比较,我们对部分量表分值进行了转换。量表原始分值含义为:亚健康分值区间为0~10分,分值越高表示亚健康症状越严重;压力应对分值区间为-3~3分,分值越高表示压力调适越有效。原始分转换后统一分值区间为1~5分,分值含义为1分为差,5分为优,如表7-3所示。

表7-3 转换后分值（1~5分）的含义

分值	1	2	3	4	5
含义（状况）	差	较差	中等	良好	优

三、数据统计分析

问卷数据的统计分析工作采用 SPSS for Windows18.0 统计软件处理。

第三节　研究结果

下面我们将根据每个分量表得分情况进行具体分析。

一、各项指标的描述统计值分布情况

(一)压力和健康状况测试结果分析

573 名被试的工作生活压力、整体健康状况、抑郁状态的频次分析结果如表 7-4 所示。

表 7-4　压力和健康状况的频次分布($N=573$)

指标	自我报告	人数(人)	有效百分比(%)
工作生活压力	很小	27	5.1
	小	34	6.4
	一般	275	51.7
	大	152	28.6
	很大	44	8.3
	——	41	
健康状况	健康不佳	34	6.0
	中等	138	24.2
	良好	286	50.1
	很好	91	15.9
	极好	22	3.9
	——	2	

（续表）

指标	自我报告	人数（人）	有效百分比（%）
抑郁状态	从来没有	105	18.4
	有时	408	71.3
	经常	50	8.7
	一直，始终	9	1.6
	——	1	

注："——"为系统缺失值。

从工作生活压力看,大多数被试评价为压力一般(51.7%),认为其工作生活压力大的占28.6%,压力很大的占8.3%,压力小或很小的占11.5%。工作生活压力得分均值为3.29分,处于"压力一般"到"压力大"之间。

从健康状况看,一半的被试自我评价为整体健康状况良好(50.1%),感觉健康状况中等的占24.2%,很好或极好的占19.8%,也有6%的人认为其健康不佳。整体健康状况得分均值为2.88分,处于"中等"到"良好"之间。

从抑郁状态看,在过去的一个月里,有时"感到沮丧或无精打采"的人占71.3%,从来没有出现抑郁状态的占18.4%,经常或一直感觉抑郁的占10.3%。抑郁状态得分均值为1.94分,处于"从来没有"和"有时"之间。

从亚健康指数看,多数人最近常有一个症状或体验,被试平均常有的症状或体验数为2.13个(见表7-5)。转换后的亚健康指数为3.94分,表明被试总体健康状况比较好。从具体的亚健康症状分布看,有50%以上的被试感觉容易疲倦,20%以上的被试感觉心烦意乱、腰酸背痛、失眠(见表7-6)。

表7-5　压力和健康状况的描述统计值

指标	N	最小值	最大值	众数	平均值	标准差
1. 工作生活压力	532	1分	5分	3	3.29分	0.896
2. 健康状况	571	1分	5分	3	2.88分	0.883
3. 抑郁状态	572	1分	4分	2	1.94分	0.575
4. 亚健康症状数	573	0	9个	1	2.13个	1.797
5. 亚健康指数	573	0.5分	5.0分	4.5	3.94分	0.899

表 7-6　亚健康症状频次分布(N＝551)

题 1-11:您最近是否常有以下症状或体验?

选项	人次	比例(%)	排序
①浑身无力	102	18.5	6
②思想涣散	106	19.2	5
③心烦意乱	180	32.7	2
④容易疲倦	291	52.8	1
⑤手足麻木	36	6.5	11
⑥腰酸背痛	128	23.2	3
⑦头痛	71	12.9	9
⑧食欲不振	71	12.9	9
⑨易怒	91	16.5	8
⑩失眠	117	21.2	4
⑪以上症状皆无	102	18.5	6

(二)复原力量表测试结果分析

573 名被试的复原力指标的均值和标准差如表 7-7 所示。

表 7-7　复原力指标的描述统计值

指标	N	最小值	最大值	众数	平均值	标准差
复原力总分	528	64	174	139	132.63	20.115

从复原力的得分看,被试的复原力总分介于 64 分到 174 分之间,跨度很大;平均得分为 132.63 分,标准差为 20.115,表明被试之间差异较大。被试的平均复原力处于中等水平,既不高也不低。

从复原力量表各项目的平均分看,各项目的平均分介于到 4.61 分到 5.81 分之间,差异不是很大(见表 7-8)。其中,得分最高的项目为第 2 题"通常我会想方设法应对问题",得分最低的项目为第 20 题"有时我强迫自己做一些不情愿的事情"。

表 7 - 8　复原力量表各项目的平均分

项目	题1	题2	题3	题4	题5	题6	题7	题8	题9	题10
平均值	5.50	5.81	5.49	5.65	5.52	5.15	4.96	5.62	4.73	5.21
标准差	1.527	1.384	1.525	1.474	1.634	1.752	1.525	1.395	1.605	1.488
项目	题11	题12	题13	题14	题15	题16	题17	题18	题19	题20
平均值	4.94	5.47	5.45	5.31	5.39	5.48	5.32	4.92	5.43	4.61
标准差	1.889	1.511	1.587	1.553	1.561	1.488	1.495	1.612	1.464	1.790
项目	题21	题22	题23	题24	题25	题26				
平均值	5.59	4.86	5.31	5.31	5.37	5.34				
标准差	1.452	1.757	1.401	1.479	1.684	1.515				

（三）生活满意度问卷测试结果分析

从生活满意度指标（见表 7-9、表 7-10、表 7-11）看,该指标是由成熟量表中的 5 道题目组成。该组 5 道题目中,除了题 1 反映出对生活的满意度（均值 4.97 分）较高外,被试对目前的生活条件、生活方式总体评价一般。

对于使生活更令人满意的优先选择条件（表 7-10 简称为满意选择）,被试平均选择数量为 3.65 个。从具体的选择项目看,超过 75% 的被试选择了"家庭幸福",50% 以上的被试选择了"时间自由"和"结交朋友",40% 以上的被试选择了"个人成长",另有 30% 以上的被试选择了"自我创业""帮助他人"和"额外收入"。

从自尊自信（见表 7-9）看,被试在 3 个项目的自尊自信上的平均分为 3.50 分,处在"一般"和"比较高"之间。

表 7 - 9　生活满意度和自尊自信指标的描述统计值

指标	N	最小值	最大值	众数	平均值	标准差
生活满意度总分	566	5	35	20	19.77	6.229
自尊自信总分	563	3	15	10	10.51	1.889
自尊自信平均分	563	1	5	3	3.50	0.630

表 7 - 10　生活满意度各项目的描述统计值（N＝566）

统计指标	生活满意度总分	题1	题2	题3	题4	题5	题6（满意选择）
平均值	19.77 分	4.97 分	4.07 分	4.01 分	3.69 分	3.04 分	3.65 个
标准差	6.229	1.423	1.381	1.647	1.986	1.875	1.641
众数	20	4	4	4	1	1	4
最小值	5 分	1 分	1 分	1 分	1 分	1 分	1 个
最大值	35 分	7 分	7 分	7 分	7 分	7 分	9 个

表 7 - 11　生活满意选择的频次分布（N＝551）

题 2 - 6：如果以下的条件可以让你对生活更满意，你的优先选择是什么？

选项	人次	比例（%）	排序
①额外收入	166	30.1	7
②财务自由	108	19.6	8
③时间自由	321	58.3	2
④自我创业	203	36.8	5
⑤个人成长	229	41.6	4
⑥家庭幸福	418	75.9	1
⑦结交朋友	288	52.3	3
⑧帮助他人	198	35.9	6
⑨退休保障	76	13.8	9
⑩留下遗产	13	2.4	10
⑪其他	9	1.6	11

（四）社会支持评定量表测试结果分析

从社会支持看，被试的社会支持总分平均值为 38.47 分（见表 7 - 12），客观支持平均分为 8.39 分，主观支持平均分为 22.28 分，对支持的利用度平均分为 7.67 分。分数等级处于"一般"到"比较多"之间。总的来说，受测者普遍在人际方面获得的支持中等；客观支持方面，在遇到困难时，受测者普遍能够得到一定的支持和帮助;主观支持方面,受测者普遍觉得自己在社会中得到支持、理解的程度较高;受测者普遍在寻求和利用人际支持方面处于中等水平。

表 7－12　社会支持指标的描述统计值

指标	N	最小值(分)	最大值(分)	众数	平均值(分)	标准差
社会支持总分	493	12	62	36	38.47	8.051
客观支持分	519	1	18	9	8.39	3.338
主观支持分	500	8	32	19	22.28	4.671
对支持的利用度	519	3	12	8	7.67	2.007

在社会支持的来源(见表 7－13)上,在遇到困难时,受测者得到支持和帮助的主要来源依次为朋友、其他家人、亲戚、配偶和同事。从组织上得到的帮助较少。

表 7－13　社会支持来源的频次分布($N＝546$)

题 5－10:过去,您在遇到急难情况时,曾经得到的经济支持或解决实际问题的帮助的来源有:

题 5－11:过去,在您遇到困难或急难情况时,曾经得到的安慰和关心的来源有:

选项	人次 (题 5－10)	比例(%)	人次 (题 5－11)	比例(%)
A.配偶	177	32.4	217	39.8
B.其他家人	310	56.8	322	59.1
C.朋友	338	61.9	409	75.0
D.亲戚	239	43.8	249	45.7
E.同事	121	22.2	181	33.2
F.工作单位	67	12.3	75	13.8
G.党团工会等官方或半官方组织	13	2.4	24	4.4
H.宗教、社会团体等非官方组织	3	0.5	5	0.9
I.其他	7	1.3	8	1.5
无任何来源	40	7.6	23	4.4

（五）精神负荷指数:生活事件量表测试结果分析

从精神负荷指数来看(见表 7－14),被试的负性事件的刺激量高于正性事件。生活事件总分平均值为 27.87 分,反应个体承受的精神压力比较大,但是由于平均值容易受到极端得分的影响(标准差高达 31.963),这里的得分不能说明普遍问题。

表 7－14　精神负荷指标的描述统计值

指标	N	最小值(分)	最大值(分)	众数	平均值(分)	标准差
生活事件总分	452	0	200	2	27.87	31.963
正性事件刺激量	452	0	98	0	10.38	15.648
负性事件刺激量	452	0	200	0	17.48	27.769

从具体生活事件发生的频次看(见表 7－15),接近 50% 的被试遇到的日常生活事件为"恋爱或订婚",其次是"开始就业",这可能与样本群体的分布有关,学生和员工占多数。此外,30% 以上被试遇到的事件有"工作学习中压力大",20% 以上被试遇到的事件有"被人误会、错怪、诬告、议论""生活规律重大变动"。反映这类事件对大多数人的精神影响较大。

表 7－15　生活事件的频次分布(N＝464)

项目	题 1	题 2	题 3	题 4	题 5	题 6	题 7	题 8	题 9	题 10
人次	230	91	100	60	27	83	31	14	8	26
比例(%)	49.4	19.5	21.5	12.9	5.8	17.8	6.7	3.0	1.7	5.6
项目	题 11	题 12	题 13	题 14	题 15	题 16	题 17	题 18	题 19	题 20
人次	43	9	7	1	8	0	4	9	30	4
比例(%)	9.3	1.9	1.5	0.2	1.7	0	0.9	1.9	6.5	0.9
项目	题 21	题 22	题 23	题 24	题 25	题 26	题 27	题 28	题 29	题 30
人次	40	81	55	87	54	52	30	72	84	209
比例(%)	8.6	17.5	11.9	18.8	11.6	11.2	6.5	15.5	18.1	45.0
项目	题 31	题 32	题 33	题 34	题 35	题 36	题 37	题 38	题 39	题 40
人次	13	60	92	74	156	26	23	70	103	9

（续表）

比例（%）	2.8	12.9	19.8	15.9	33.6	5.6	5.0	15.1	22.2	1.9
项目	题 41	题 42	题 43	题 44	题 45	题 46	题 47			
人次	33	25	121	33	84	39	23			
比例（%）	7.1	5.4	26.1	7.1	18.1	8.4	5.0			

（六）压力应对方式问卷测试结果分析

应对是个体对现实环境变化有意识、有目的和灵活的调节行为。应对的主要功能是调节应激事件的作用，包括改变对应激事件的评估，调节与事件有关的躯体或情感反应。在很多情况下，虽然个体客观上面临压力大小相同，但主观感受却截然不同。有的人在压力面前挥洒自如，调节得当，工作游刃有余；有的人则不堪压力，影响工作，甚至影响身心健康。其实这与个体的压力应对方式有关。从压力应对指数来看（见表 7 - 16），被试的积极应对（平均得分 1.99 分）优于消极应对（平均得分 1.21 分），转换后的压力应对指数为 3.52 分，处于中等到良好之间，说明被试的压力应对方式仍然值得关注。

表 7 - 16　压力应对指标的描述统计值

指标	N	最小值（分）	最大值（分）	众数	平均值（分）	标准差
压力应对指数	519	2.03	5	3.58	3.52	0.433
积极应对得分	527	0	3	2	1.99	0.449
消极应对得分	540	0	3	1	1.21	0.535

二、各项指标的方差分析及均值差异解析

对调查数据进行方差分析，主要目的是确定性别、年龄、婚姻状况、文化程度、职业等人口学因素对问卷中的各项指标分数有无影响、影响程度如何。在这里，性别、年龄、婚姻状况等 8 个人口统计学意义上的指标是自变量，复原力、生活满意度等指标分数是因变量。统计分析主要分两步进行：第一，将 8 个统计学指标作为自变量，复原力等 13 项指标作为因变量来进行方差分析，检测每个自变量对各个因

变量的影响显著与否；第二，根据第一步的结果，单独把存在显著差异的指标提取出来，再做多重比较，目的是看统计学指标对复原力等指标的影响到底有何差异，差异有多大。比如职业对工作压力有显著影响，我们想了解的是不同职业对工作压力的影响到底有何差异，哪种职业工作压力更大，使得研究更加深入、透彻。

首先，方差分析结果显示：群体（组别）、职业和职位（负责情况）的差异对所有指标均有显著影响；性别差异对工作生活压力、抑郁状态、亚健康症状、生活满意度以及对支持的利用度有显著影响；年龄差异对除亚健康症状之外的其他所有指标均有显著影响；婚姻状况的差异对除亚健康症状和压力应对指数之外的其他所有指标均有显著影响；学历的差异对除工作生活压力之外的其他所有指标均有显著影响；工作时间的差异对除亚健康症状、压力应对指数和生活事件刺激之外的10个指标均有显著影响。详见表7-17。

表 7-17　方差分析结果汇总

指标	组别	性别	年龄	婚姻	学历	职业	工作时间	负责情况
工作生活压力	0.000	0.000	0.000	0.000	—	0.001	0.000	0.000
整体健康状况	0.000	—	0.000	0.000	0.000	0.000	0.000	0.000
抑郁状态	0.000	0.014	0.000	0.005	0.001	0.000	0.000	0.002
亚健康症状	0.000	0.015	—	—	0.000	0.000	—	0.007
复原力总分	0.000	—	0.000	0.001	0.000	0.000	0.028	0.000
生活满意度	0.000	0.000	0.000	0.000	0.000	0.000	0.000	0.000
自尊自信	0.000	—	0.000	0.000	0.000	0.000	0.001	0.000
社会支持总分	0.000	—	0.000	0.000	0.000	0.000	0.000	0.000
客观支持分	0.000	—	0.000	0.000	0.000	0.000	0.000	0.000
主观支持分	0.000	—	0.000	0.000	0.000	0.000	0.000	0.000
对支持的利用度	0.000	0.013	0.000	0.000	0.000	0.000	0.002	0.000
压力应对指数	0.000	—	0.000	—	0.000	0.000	—	0.001
生活事件刺激	0.000	—	0.000	0.018	0.000	0.000	—	0.009

注：表中只将显著性水平即 P 值小于 0.05 的数据标明，其余省略。P 小于 0.05 是差异显著，小于 0.01 是差异极其显著。所谓有显著影响，表明该自变量的变化，会引起因变量较大的变化，或

者该自变量能够对某一因变量造成较大的影响,这种影响在统计意义上被称为"显著性"影响。

其次,在对指标显著差异进行分析的基础上,再把存在显著差异的指标与统计学指标提取出来,以均值为基础,比较不同类型人群在健康状况、复原力、生活满意度等方面的具体差异。通过对指标得分的均值比较,结果显示如下。

（一）组别（不同群体）的影响

六类群体的各项指标得分情况详见表 7 - 18。

表 7 - 18　组别对各指标的影响

单位:分

	大学生	新进员工	少年犯	成年犯	在职员工	处级干部
工作生活压力	3.18	3.01	3.00	3.28	3.49	3.73
整体健康状况	2.83	3.42	2.94	2.43	2.61	2.55
抑郁状态	2.20	1.81	2.18	2.02	1.94	1.70
亚健康症状	3.28	1.39	2.66	2.56	2.25	1.62
复原力总分	121.93	144.07	117.02	119.75	133.22	140.64
生活满意度	19.10	19.46	16.12	14.00	21.70	24.74
自尊自信	3.39	3.73	3.11	2.99	3.51	3.79
社会支持总分	35.60	38.74	31.65	32.98	40.08	45.92
客观支持分	7.99	8.21	5.95	5.62	9.86	11.19
主观支持分	20.00	22.43	19.28	20.33	22.54	26.20
对支持的利用度	7.43	8.16	6.22	6.88	7.61	8.56
压力应对指数	3.46	3.68	3.23	3.31	3.51	3.63
生活事件刺激	14.91	18.83	45.60	48.45	33.71	26.98

从得分的均值来看,组别（不同群体）对各项指标的具体影响为:

（1）工作生活压力方面,处级干部的工作生活压力最大,显著高于其他群体;其次是在职员工;少年犯、新进员工的压力最小。

（2）整体健康状况方面,由于分数越高,表示健康状况越好。数据显示,新进员工的整体健康状况最好,明显高于其他群体。成年犯的健康得分最低,这可能与他们的年龄较大及生活环境不佳有关。

（3）抑郁状态方面,得分越高,表示抑郁状态越严重。得分最低的是处级干部,其次是新进员工,表明他们的精神状态最好,这与身体健康状况也是对应的。抑郁状态最严重的是大学生和少年犯,他们的共同点是年纪比较轻,精神状态却不好,这点值得关注,有可能是因为他们这个年龄的人普遍缺少理想信念所致。

（4）亚健康症状方面,症状最少的是新进员工和处级干部,亚健康症状最多的反而是大学生和少年犯。这些数据与抑郁状态得分刚好对应。

（5）复原力方面,复原力得分最高的是新进员工,其次是处级干部;得分最低的为少年犯和成年犯(见图7-1)。这一结果刚好印证了这一群体的特征,与复原力互为因果。具体从表7-19的复原力得分频数分布可以看出,复原力低分组人数(150人)远高于高分组人数(48人)。其中,大学生、少年犯和成年犯的高分人数很少(≤3人),低分组人数偏高(>30人),说明整个被试样本的复原力总体情况不容乐观。尤其需要关注的是大学生和犯人群体,他们的抗挫折能力亟待提高。

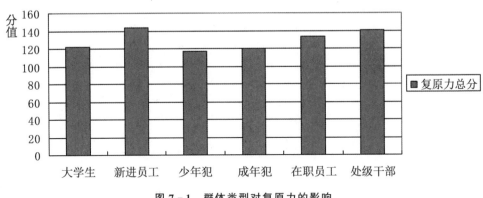

图7-1　群体类型对复原力的影响

表7-19　6个子样本的复原力得分频数分布

单位:人

群体	复原力分组	
	复原力低分组(≤120分)	复原力高分组(≥160分)
大学生	38	0
新进员工	8	25

（续表）

群体	复原力分组	
	复原力低分组（≤120 分）	复原力高分组（≥160 分）
少年犯	37	3
成年犯	31	2
在职员工	22	5
处级干部	14	13
合计	150	48

（6）生活满意度方面，生活满意度最高的为处级干部，显著高于其他群体，最低的为成年犯和少年犯。

（7）自尊自信方面，自尊自信得分最高的为处级干部和新进员工，最低的为成年犯和少年犯。

（8）社会支持方面，获得社会支持最多的群体为处级干部，其次是在职员工。社会支持最少的群体为少年犯和成年犯，这一结果表明了社会支持和复原力之间的相关关系。具体在客观支持分上表现为：获得客观支持最多的为处级干部和在职员工，最少的为成年犯和少年犯，这意味着他们遇到困难能得到的帮助最少；主观支持分上稍有变化，获得主观支持最多的仍为处级干部和在职员工，最少的为少年犯和大学生，这一结果倒与抑郁状态体现了一定的相关，说明少年犯和大学生这两类群体在主观精神状态上感受到的支持最少。在对支持的利用度上，最善于减压的是处级干部和新进员工，最不会减压的则是少年犯群体，这可能是他们之所以采用极端方式应对压力从而导致不良后果的原因。

（9）压力应对指数方面，压力应对最好的为新进员工和处级干部，最不善于应对压力的为少年犯。这与"对支持的利用度"的结果完全对应。

（10）生活事件刺激方面，各种生活事件导致的精神负荷最大的是成年犯和少年犯，最少的为大学生和新进员工。

（二）性别的影响

性别差异对工作生活压力、抑郁状态、亚健康症状、生活满意度以及对支持的利用度有显著影响。具体为：男性报告的工作生活压力显著高于女性，但精神状态好于女性；女性更多出现抑郁状态，且亚健康症状也更多；但女性对生活的满意度高于男性,也比男性更善于利用社会支持。参见表 7 - 20。

表 7 - 20　性别对工作生活压力等 5 项指标的影响

单位:分

	男	女
工作生活压力	3.38	3.09
抑郁状态	1.89	2.02
亚健康症状	2.01	2.40
生活满意度	19.11	21.21
对支持的利用度	7.49	8.05

（三）年龄的影响

从得分的均值来看,不同年龄的个体,对除亚健康症状之外的其他所有指标均有显著影响。具体为:随着年龄的增长,其工作生活压力逐步提升,即年龄越大,压力越大;整体健康状态也是如此,随着年龄的增长,健康则每况愈下,但精神状态反而越来越好,生活满意度逐步提高;表现在复原力上是年龄越大,复原力越强,接受的社会支持也越多。18 岁以下群体最不善于应对压力,表明组织进行心理干预的重点应是青少年,这可能与本研究的样本取样有关,18 岁以下主要为少年犯人。具体结果见表 7 - 21。

表 7 - 21　年龄对各指标的影响

单位:分

	18 岁以下	18～35 岁	36～50 岁	50 岁以上
工作生活压力	3.03	3.13	3.57	3.60
整体健康状况	3.00	3.07	2.53	2.36
抑郁状态	2.14	1.98	1.83	1.70
复原力总分	116.00	133.36	135.39	136.55
生活满意度	16.00	18.94	22.27	22.33
自尊自信	3.13	3.50	3.61	3.57
社会支持总分	33.14	36.96	42.50	43.97
客观支持分	6.12	7.94	9.99	10.20

（续表）

	18 岁以下	18～35 岁	36～50 岁	50 岁以上
主观支持分	20.26	21.28	24.54	25.17
对支持的利用度	6.44	7.68	7.95	8.11
压力应对指数	3.20	3.56	3.54	3.52
生活事件刺激	47.09	22.91	33.39	29.77

（四）婚姻状况的影响

婚姻状况的差异对除亚健康症状和压力应对指数之外的其他所有指标均有显著影响。其中,离异个体的工作生活压力得分是四种婚姻状态人群中最高的,其次是丧偶个体,压力最低的为未婚人群;离异个体的整体健康状况也最差,抑郁状态最高,生活满意度和自尊自信得分最低,表明离异个体的健康状况最令人担忧。在复原力和社会支持得分上,均是离异个体的得分最低,其次是丧偶个体,得分最高的是已婚个体。具体参见表 7-22。

表 7-22　婚姻状况对各指标的影响

单位:分

	未婚	已婚	离异	丧偶
工作生活压力	3.07	3.57	4.00	3.75
整体健康状况	3.07	2.57	2.50	2.80
抑郁状态	1.99	1.84	2.33	1.80
复原力总分	130.55	136.77	116.60	119.40
生活满意度	18.11	22.68	13.67	14.50
自尊自信	3.44	3.64	2.56	3.00
社会支持总分	35.66	43.66	30.17	30.67
客观支持分	7.34	10.46	4.67	5.25
主观支持分	20.72	25.03	18.83	20.00
对支持的利用度	7.45	8.15	6.67	4.75
生活事件刺激	25.17	33.29	6.33	—

（五）受教育程度的影响

学历的差异对除工作生活压力之外的其他所有指标均有显著影响。从得分的均值来看,学历的影响具体为:学历越高,整体健康状况越好,亚健康症状越少;高中以下群体抑郁状态最为突出,这可能与本研究的取样有关,研究生学历多为新进员工,而高中以下多为劳改犯人,他们的生活满意度和自尊自信最低。从复原力得分看,也呈现这样的趋势:学历越高,复原力越强。社会支持得分同样如此,学历越高,获得的社会支持越多。在压力应对指标维度,学历高的得分较高,表明学历越高,个体越懂得如何科学管理压力,排解压力;而低学历群体排解压力的方式相对比较落后,压力处理的方法和艺术还有待提高。详见表 7 - 23。

表 7 - 23　学历对各指标的影响

单位:分

	高中以下	大专	本科	研究生
整体健康状况	2.69	2.44	2.89	3.11
抑郁状态	2.09	1.93	1.94	1.82
亚健康症状	2.59	2.37	2.29	1.55
复原力总分	118.73	131.55	132.86	142.88
生活满意度	15.24	21.65	21.09	20.93
自尊自信	3.08	3.45	3.59	3.71
社会支持总分	32.23	39.78	40.24	40.44
客观支持分	5.80	9.44	9.28	9.01
主观支持分	19.77	22.68	22.84	23.26
对支持的利用度	6.49	7.53	7.98	8.20
压力应对指数	3.27	3.46	3.54	3.67
生活事件刺激	46.90	26.63	20.11	25.88

（六）职业的影响

职业的差异对所有指标均有显著影响。具体表现为:公务员的工作生活压力显著高于其他群体;企事业单位职工的整体健康状况表现最好;在校大学生的抑郁状态表现最为严重,亚健康症状也最多,值得关注;从复原力看,企事业单位职工的平均得分显著高于其他群体,其次是公务员,无职业者的复原力得分最低,表现在社会支持上也是如此,再次表明了复原力和社会支持之间的相关关系;公务员的生活满意度最高,其次是企事业单位职工,无职业最低,自尊自信的结果同样如此。压力应对上,企事业单位职工得分较高,压力应对最差的为无职业人员。参见表7－24。

表 7－24　职业对各指标的影响

单位:分

	在校学生	公务员	事业单位	企业职工	无职业	其他
工作生活压力	3.19	3.53	3.16	3.22	3.07	3.58
整体健康状况	2.81	2.52	3.20	3.21	2.76	2.40
抑郁状态	2.21	1.79	1.79	1.91	2.06	2.12
亚健康症状	3.19	1.83	1.56	1.82	2.45	3.04
复原力总分	121.14	136.71	142.07	142.50	117.59	127.40
生活满意度	18.78	23.12	20.20	20.88	15.61	16.28
自尊自信	3.35	3.68	3.65	3.68	3.06	3.43
社会支持总分	35.16	44.00	39.18	40.00	32.34	36.33
客观支持分	7.74	10.66	8.45	9.22	5.71	8.00
主观支持分	19.90	25.12	22.66	22.66	19.81	21.58
对支持的利用度	7.35	8.19	8.12	8.11	6.62	6.75
压力应对指数	3.45	3.55	3.67	3.62	3.28	3.35
生活事件刺激	16.34	31.03	19.64	23.79	47.92	43.67

（七）参加工作时间的影响

参加工作时间的差异对除亚健康症状、压力应对指数和生活事件刺激之外的10个指标均有显著影响。从得分的均值来看,参加工作时间的影响具体为:工作生活压力最大的为工作10年以上者,压力最小的是工作1～5年的人;整体健康情况最好的是工作1年以下的人,其抑郁状态也相对较少。从复原力得分看,复原力最高的是工作10年以上的人,他们的工作满意度和自尊自信以及社会支持得分也

最高;复原力最低的是工作 6～10 年的人,出现这一结果的原因可能是由于样本的
分布数量极不均衡,工作年限和其所在职位有一定相关。生活满意度和自尊自信得
分最低的都是工作 1～5 年的人,他们得到的社会支持也相对最少。参见表 7‒25。

表 7‒25　参加工作时间对各指标的影响

单位:分

	1 年以下	1～5 年	6～10 年	10 年以上
工作生活压力	3.10	2.89	3.52	3.59
整体健康状况	3.11	2.58	2.65	2.53
抑郁状态	1.98	2.21	2.13	1.80
复原力总分	130.68	132.41	128.85	136.27
生活满意度	18.26	17.56	20.61	22.44
自尊自信	3.46	3.12	3.36	3.63
社会支持总分	36.09	33.27	39.14	43.27
客观支持分	7.44	7.25	8.67	10.39
主观支持分	21.05	19.62	22.48	24.75
对支持的利用度	7.49	6.44	8.00	8.06

(八) 职位(负责情况)的影响

职位(负责情况)的不同,对所有 13 个指标均有显著影响。具体为:有一定职
务的人员的工作生活压力显著高于无职务的人员,其中副职的工作生活压力还略
高于正职;从健康状况看,正职人员的健康状况最差,其次是副职人员;复原力得分
显示,正职人员的复原力得分最高,其次是副职人员、一般人员,无职位人员的复原
力得分显著低得多,这可能是由于本研究样本中的无职位人员主要为大学生和劳
改犯人;生活满意度和自尊自信得分由高到低依次为正职、副职、一般人员、无职
位。社会支持得分表现出同样的趋势,体现了社会支持与复原力之间的高度相关
性。从压力应对看,也是如此,正职和副职人员的压力应对最为积极,显著好于一
般人员和无职位人员。参见表 7‒26。

表 7 - 26　职位对各指标的影响

单位:分

	无职位	一般人员	副职	正职
工作生活压力	3.10	3.08	3.76	3.74
整体健康状况	2.80	3.08	2.58	2.48
抑郁状态	2.05	1.94	2.01	1.75
亚健康症状	2.68	2.01	2.22	1.90
复原力总分	117.61	134.64	135.76	139.31
生活满意度	16.76	18.84	22.22	24.18
自尊自信	3.16	3.50	3.60	3.76
社会支持总分	32.71	37.51	42.84	43.86
客观支持分	6.42	8.13	10.02	10.38
主观支持分	19.28	21.76	24.58	25.11
对支持的利用度	6.91	7.57	8.36	8.37
压力应对指数	3.35	3.54	3.57	3.59
生活事件刺激	37.90	24.43	33.32	27.12

三、复原力量表的信度和效度分析

（一）信度分析

复原力量表的信度指标采用内部一致性系数（Cronbach's alpha）。本研究中，25 个题目的复原力量表在 573 名被试中施测的内部一致性系数为 0.89。

（二）复原力指标与其他指标的相关分析

本研究采用抑郁、亚健康、自尊自信、生活满意度等关联效标，考察复原力量表的效标效度。复原力分数与各效标的皮尔逊（Pearson）相关分析结果表明，复原力量表的得分与所有效标的相关均达到显著水平，并且符合预期方向。如表 7 - 27 所示，复原力与整体健康状况（本表中简称为健康）、生活满意度、自尊自信、社会支持、压力应对均呈显著正相关（r 分别为 0.214、0.421、0.542、0.354、0.419，$p < 0.01$），与抑郁显著负相关（$r = -0.336$，$p < 0.01$），和亚健康显著负相关（$r = -0.248$，$p < 0.01$）。这些数据表明，本研究采用的复原力量表的效度达到满意水平，并提示我

们，探讨复原力的提升路径可以从相关方面着手。

表 7 - 27　复原力分值与各指标的相关（$N = 573$）

	年龄	教育	健康	抑郁	亚健康	生活满意度	自尊自信	社会支持	压力应对
复原力	0.203＊＊	0.416＊＊	0.214＊＊	−0.336＊＊	−0.248＊＊	0.421＊＊	0.542＊＊	0.354＊＊	0.419＊＊
压力	0.270＊＊	—	−0.210＊＊	0.174＊＊	0.136＊＊	—	—	0.104＊	—
健康	−0.285＊＊	0.194＊＊		−0.265＊＊	−0.330＊＊	0.099＊	0.253＊＊	—	0.143＊＊
抑郁	−0.206＊＊	−0.174＊＊			0.430＊＊	−0.275＊＊	−0.356＊＊	−0.238＊＊	−0.252＊＊
亚健康	−0.114＊＊	−0.199＊＊				−0.227＊＊	−0.304＊＊	−0.217＊＊	−0.188＊＊
生活满意度	0.310＊＊	0.326＊＊					0.491＊＊	0.396＊＊	0.180＊＊
自尊自信	0.152＊＊	0.364＊＊						0.345＊＊	0.259＊＊
社会支持	0.434＊＊	0.373＊＊							0.339＊＊
压力应对	0.096＊	0.326＊＊							

注：＊＊ $p < 0.01$

四、复原力量表的探索性因子分析结果

KMO 检验（0.898）和 Bartlett 球形检验（$p < 0.001$）表明数据适合做因子分析。通过探索性因子分析，因子提取采用主成分分析法提取特征值大于 1 的因子，因子旋转方法采用正交旋转法。共提取 7 个因子，累积方差解释率为 58.88%。具体因子分析结果见表 7 - 28。

表 7 - 28　复原力量表的因子分析结果（$N = 573$）

项目	因子负荷						
	$F1$	$F2$	$F3$	$F4$	$F5$	$F6$	$F7$
特征值	7.225	1.527	1.355	1.246	1.212	1.133	1.023
解释率	13.402	13.300	8.077	6.741	6.377	5.826	5.158
题 13	0.657						
题 21	0.648						
题 12	0.628						
题 17	0.609						

（续表）

项目	因子负荷						
	F1	F2	F3	F4	F5	F6	F7
题 11	0.556						
题 9		0.717					
题 7		0.663					
题 18		0.593					
题 2		0.566					
题 19		0.531					
题 23		0.503					
题 24		0.494					
题 10		0.486					
题 6		0.407					
题 15			0.789				
题 4			0.704				
题 16			0.633				
题 1				0.812			
题 14				0.499			
题 25					0.679		
题 8					0.598		
题 22					0.568		
题 3						0.762	
题 5						0.748	
题 20							0.840
内部一致性系数	0.754	0.842	0.650	0.558	0.475	0.455	

　　本研究结果与英文版量表的维度有较大差异。原英文版量表有 2 个维度，其内部一致性系数分别为：0.845（17 项）、0.738（8 项）。而本研究得出 7 个因子，有的因素对应的项目较少（如因素 6、7），可能跟样本的限制有关，这一结果只能作为参考，对此还需要进一步的研究。

第四节　复原力开发策略探析

本研究重在以数据说话，但研究者同时认为，比数据、分值更为重要的是探究各分值差异背后隐藏的问题，发现各组数据所隐含的丰富内涵。数据分析显示，当前不同群体的身心健康和复原力水平基本令人满意，但也存在着不少值得关注的问题。

一、本次问卷调研的主要发现

对573人的问卷调研结果显示，被试群体的平均工作生活压力处于中等水平，且总体健康状况较好；被试群体的平均复原力处于中等水平；被试群体的生活满意度一般，获得的社会支持尚可；被试群体面临的生活事件压力和应对压力的方式均处于正常水平。

（一）被试群体承担的工作生活压力中等

从工作生活压力看，大多数被试评价为压力一般（51.7%），认为其工作生活压力大或压力很大的占36.9%，压力小或很小的仅占11.5%。工作生活压力得分均值为3.29分，处于"压力一般"到"压力大"之间。

（二）被试群体总体健康状况较好

被试整体健康状况得分均值为2.88分，处于"中等"到"良好"之间。一半的被试自我评价为整体健康状况良好（50.1%），感觉健康状况中等的占24.2%，很好或极好的占19.8%，也有6%的人认为其健康不佳。从具体的亚健康症状分布看，有50%以上的被试感觉容易疲倦，20%以上的被试感觉心烦意乱、腰酸背痛、失眠。

从抑郁状态看，在过去的一个月里，有时"感到沮丧或无精打采"的人占71.3%，从来没有出现抑郁状态的占18.4%，经常或一直感觉抑郁的占10.3%。抑郁状态得分均值为1.94分，处于"从来没有"和"有时"之间。表明被试总体健康状况比较好。

（三）被试群体的平均复原力处于中等水平

被试的复原力平均得分为132.63分，标准差为20.115，表明被试之间差异较大。被试的平均复原力处于中等水平，既不高也不低。其中，被试群体表现韧性较强的方面为"通常我会想方设法应对问题",较弱的方面为"有时我强迫自己做一些不情愿的事情"。反映被试群体当遇到问题和困境时,能够坚持、采取迂回途径取得成功,但在逆境中还难以做到能屈能伸。

（四）被试群体的生活满意度一般

从生活满意度指标看,除了题1反映出对生活的满意度(均值4.97分)较高外,被试对目前的生活条件、生活方式总体评价一般。"家庭幸福""时间自由""结交朋友""个人成长""自我创业""帮助他人"和"额外收入"是被试群体对生活更满意的优先选择条件。

此外,结果显示,被试群体的自尊自信水平处在"一般"和"比较高"之间。

（五）被试群体获得的社会支持尚可

被试的社会支持分数等级处于"一般"到"比较多"之间。总的来说,受测者普遍在人际方面获得的支持中等;客观支持方面,在遇到困难时,受测者普遍能够得到一定的支持和帮助;主观支持方面,受测者普遍觉得自己在社会中得到支持、理解的程度较高;受测者普遍在寻求和利用人际支持方面处于中等水平。

在社会支持的来源上,在遇到困难时,受测者得到支持和帮助的主要来源依次为朋友、其他家人、亲戚、配偶和同事。从组织上得到的帮助较少。

（六）被试群体面临的生活事件压力处于中等水平

从精神负荷指数来看,被试的负性事件的刺激量高于正性事件。生活事件总分平均值为27.87分,反应个体承受的精神压力比较大。接近50%的被试遇到的日常生活事件为"恋爱或订婚",其次是"开始就业",这可能与样本群体的分布有关,学生和员工占多数。此外,30%以上被试遇到的事件有"工作学习中压力大",20%以上被试遇到的事件有"被人误会、错怪、诬告、议论""生活规律重大变动"。反映这类事件对大多数人的精神影响较大。

（七）被试群体应对压力的方式中等

从压力应对指数来看,被试的积极应对(平均得分1.99分)优于消极应对(平均得分1.21分),转换后的压力应对指数为3.52分,处于中等到良好之间,说明被试的压力应对方式仍然值得关注。需要指出的是,积极和消极是相对的。积极的应对方式并不一定有积极的后果,消极的应对方式也未必就产生消极的后果,如"接受现实"和"自己安慰自己"被归为消极应对,但其却有着缓解挫折打击的作用。但从一般意义来说,积极应对比消极应对更为科学、有效,是更值得提倡的压力应对方式。

（八）不同群体结果体现出较大差异

不同类型人群在健康状况、复原力、生活满意度等方面存在较大差异。具体为：

1. 不同类型群体之间差异明显

处级干部的工作生活压力最大，显著高于其他群体；其次是被试群体；少年犯、新进员工的压力最小。

整体健康状况方面，新进员工的整体健康状况最好，明显高于其他群体。成年犯的健康得分最低，这可能与他们的年龄较大及生活环境不佳有关；抑郁状态方面，得分最低的是处级干部，其次是新进员工，表明他们的精神状态最好，这与身体健康状况也是对应的。抑郁状态最严重的是大学生和少年犯，他们的共同点是年纪比较轻，精神状态却不好，这点值得关注；亚健康症状方面，症状最少的是新进员工和处级干部，亚健康症状最多的反而是大学生和少年犯。这些数据与抑郁状态得分刚好对应。

复原力方面，复原力得分最高的是新进员工，其次是处级干部；得分最低的为少年犯和成年犯。这一结果刚好印证了这一群体的特征，与复原力互为因果。尤其需要关注的是大学生和犯人群体，他们的抗挫折能力亟待提高。

生活满意度方面，生活满意度最高的为处级干部，显著高于其他群体，最低的为成年犯和少年犯；自尊自信方面，自尊自信得分最高的为处级干部和新进员工，最低的为成年犯和少年犯。

社会支持方面，获得社会支持最多的群体为处级干部，其次是在职员工。最少社会支持的群体为少年犯和成年犯，这一结果表明了社会支持和复原力之间的相关关系。具体在客观支持分上，表现为获得客观支持最多的为处级干部和被试群体，最少的为成年犯和少年犯，这意味着他们遇到困难能得到的帮助最少；主观支持分上稍有变化，获得主观支持最多的仍为处级干部和被试群体，最少的为少年犯和大学生，这一结果倒与抑郁状态体现了一定的相关，说明少年犯和大学生这两类群体在主观精神状态上感受到的支持最少。在对支持的利用度上，与压力应对的结果完全对应，最善于减压的是处级干部和新进员工，少年犯则是最不会减压的群体。

生活事件刺激方面,各种生活事件导致的精神负荷最大的是成年犯和少年犯,最少的为大学生和新进员工。

2. 性别影响明显

男性报告的工作生活压力显著高于女性,但精神状态好于女性;女性更多出现抑郁状态,且亚健康症状也更多,这可能与女性的敏感气质有关;但女性对生活的满意度高于男性,也比男性更善于利用社会支持,体现了女性亲和力高的特点。

3. 年龄主要影响压力和健康

随着年龄的增长,其工作生活压力逐步提升,即年龄越大,压力越大;整体健康状态也是如此,随着年龄的增长,健康则每况愈下,但精神状态反而越来越好,生活满意度逐步提高;表现在复原力上是年龄越大,复原力越强,接受的社会支持也越多。18岁以下群体最不善于应对压力,表明组织进行心理干预的重点应是青少年。

4. 婚姻状况的影响面广

离异个体的工作生活压力得分是四种婚姻状态人群中最高的,其次是丧偶个体,压力最低的为未婚人群;离异个体的整体健康状况也最差,抑郁状态最高,生活满意度和自尊自信得分最低,表明离异个体的健康状况最令人担忧。在复原力和社会支持得分上,均是离异个体的得分最低,其次是丧偶个体,得分最高的是已婚个体,这表明婚姻状况是一个人重要的复原资源和社会支持来源。

5. 受教育程度影响复原力

学历越高,整体健康状况越好,亚健康症状越少;高中以下群体抑郁状态最为突出,这可能与本研究的取样有关,研究生学历多为新进员工,而高中以下多为劳改犯人,他们的生活满意度和自尊自信最低。从复原力得分看,也呈现这样的趋势:学历越高,复原力越强。社会支持得分同样如此,学历越高,获得的社会支持越多。在压力应对指标维度,学历高的得分较高,表明学历越高,个体越懂得如何科学管理压力,排解压力;而低学历群体排解压力的方式相对比较落后,压力处理的方法和艺术还有待提高。

6. 职业的影响

公务员的工作生活压力显著高于其他群体;企事业单位职工的整体健康状况

表现最好；在校大学生的抑郁状态表现最为严重，亚健康症状也最多，值得关注；从复原力看，企事业单位职工的平均得分显著高于其他群体，其次是公务员，无职业者的复原力得分最低，表现在社会支持上也是如此，再次表明了复原力和社会支持之间的相关关系；公务员的生活满意度最高，其次是企事业单位职工，无职业最低，自尊自信的结果同样如此。压力应对上，企事业单位职工得分较高，压力应对最差的为无职业人员。

7. 工作时间的影响

工作生活压力最大的为工作 10 年以上者，压力最小的是工作 1～5 年的人；整体健康情况最好的是工作 1 年以下的人，其抑郁状态也相对较少。从复原力得分看，复原力最高的是工作 10 年以上的人，他们的工作满意度和自尊自信以及社会支持得分也最高；复原力最低的是工作 6～10 年的人，出现这一结果的原因可能是由于样本的分布数量极不均衡，工作年限和其所在职位有一定相关。生活满意度和自尊自信得分最低的都是工作 1～5 年的人，他们得到的社会支持也相对最少。

8. 职位的影响

有一定职务的人员的工作生活压力显著高于无职务的人员，其中副职的工作生活压力还略高于正职；从健康状况看，正职人员的健康状况最差，其次是副职人员；复原力得分显示，正职人员的复原力得分最高，其次是副职人员、一般人员，无职位人员的复原力得分显著要低，这可能是由于本研究样本中的无职位人员主要为大学生和劳改犯人；生活满意度和自尊自信得分由高到低依次为正职、副职、一般人员、无职位人员。社会支持得分表现出同样的趋势，体现了社会支持与复原力之间的高度相关性。从压力应对看，也是如此，正职和副职人员的压力应对最为积极，显著好于一般人员和无职位人员。

二、提升社会各类群体复原力的主要途径

不同的人面临压力时的反应会表现出很大的差别，这里个人心理韧性（复原力）水平的高低至关重要。个体的复原力越高，抵御外界风险的能力就越强，也越能有效地应对危机事件。研究表明，有三个重要因素影响人的复原力：一是工作和家庭环境。如果一个人家庭很幸福，工作环境很和谐，人际关系融洽，他/她的心理抗压度也肯定高；二是同伴和社会的支持。当人在外面遇到困难和挫折时，如果能

获得同伴和社会的支持,应对压力和挫折的能力会更强;三是信仰、理想以及价值观。生命的价值是什么?自己存在的意义又是什么?自己存在的价值是否得到了充分的实现和肯定,也会对人的复原力产生重要影响。

概言之,对个体或组织的复原力主要可从三个方面加以促进:发展个体的内部力量;提供外部的重要支持;学会人与人之间交流沟通的处理技巧。

（一）个体层面

复原力的提高归根结底在于个人的自我开发,个人可以根据对自己的认识和了解,合理开发自己的复原力。对于个人而言,要获得这种力量需要经历四个阶段:首先要下定决心往前走,坚信自己能够承受劫难,把关注点转移到自己可以掌控的事情上去;其次要调整心态,把关注点放在当前,多看看自己已经得到的一切,而不是总看到失去的东西;再次要重建自我认同感,在开始新生活时,最初的一项任务就是找回尊严和对自我的认同;最后要努力在原有基础上更上一层楼,努力构建充满意义和机会的第二次生命。

1. 对问题采取积极解决的态度

每个人都具备复原力,关键是要勇于去面对、解决问题,而非消极地逃避问题。可通过学习生活技巧以及某些有用的专门技术,学习寻求资源协助,提升问题解决能力以增进适应力。

2. 以正向的态度来看待生活

学习积极思考方法,发现生命的意义。复原力强调行为的改变是朝向积极、正向的目标。即使面对困难,我们若以正向态度来面对,内心会更舒适,生活会更自在。生命的意义可从很多方面去发现,如宗教信仰、接触大自然、聆听智慧之语、帮助他人等。

3. 增进个体的能力特质

培养乐观、幽默感、内控、坚毅、自我效能等积极心理特性,强化个人内在保护因子。一旦个体具备若干特性,便能显露出其复原力。复原力训练的一个主要方面就是坚毅品质的培养。坚韧性者多采取果断的行动来解决问题而不是逃避,从而使自己超脱于有可能导致健康崩溃的应激之外①。其次是幽默感。幽默乐观的生活态度有助于对未来目标保持希望。此外还有灵活性及自我认同感。那些能在困难和逆境中生存的公司往往把随机应变解决问题的能力视为核心技能。有了这种能力,不管现状如何都能设法将危难克服。挫折还会考验我们的自我认同感。如被解雇的人常会怀疑自己的专业能力,身体遭受重创的人则会失去一些基本的自理能力,因此开始新生活的首要任务就是找回尊严和对自我的认同。个人要抱持自尊、正面的自我看法,试着去发掘自己宝贵的优点与正面的特质。从最容易的事做起,不断制造成功的机会,增强自尊自信。

4. 积极应对压力和冲突

每个人都具备复原力,但具有这些"抗逆"和"复原"的力量,并不表示我们就不会感到压力和冲突,而是当问题发生时,能更清楚觉察到可以做些什么来加以应对。应对是个体对现实环境变化有意识、有目的和灵活的调节行为。应对的主要功能是调节应激事件的作用,包括改变对应激事件的评估,调节与事件有关的躯体或情感反应。比如,遇到压力时,我们可以调动心理防御机制,保持情绪活动的平衡,及时中止消极情绪带来的负面影响。

研究数据证实,个体的压力应对方式与复原力之间为正相关。很多情况下,虽然个体客观上面临的压力大小相同,但主观感受却截然不同。比如,同为领导干部,有的在压力面前挥洒自如,调节得当,工作游刃有余;有的则不堪压力,影响工作,甚至影响身心健康。其实这与个体的压力应对方式有关。一般来说,积极应对(如"尽量看到事物好的一面"和"找出几种不同的解决问题方法"等)比消极应对(如"通过吸烟喝酒来解除烦恼"和"幻想可能会发生某种奇迹改变现状"等)是更值得提倡的压力应对方式。

5. 不断增强身体素质以应对压力

体魄强健比身体虚弱的人无疑更能有效应对压力。数据分析表明,心理复原力与身体健康状况之间呈显著正相关,与抑郁和亚健康呈负相关。压力影响健康;相应地,健康不佳也会进一步导致复原力更差。因此,个体应该通过合理的饮食、适当的锻炼、适时的自我激励来增强自己的身体素质,以提升自己的抗压能力。

---

① 黎少游、李成锦、向敏:《坚韧性人格研究进展》,《北京航空航天大学学报(社会科学版)》2007 年第 4 期。

6.与他人建立良好的人际关系

复原力是个体与环境的交互作用下产生的,个体要学习人际关系技巧,积极参加有意义的活动,增进与人关联的能力。建立社会支持网络和归属感,能帮助人有效地处理紧张和压力较大的生活,适应各种挑战。

(二)组织层面

令员工不能全身心投入工作、提高效率的一个主要因素就是压力。灾难发生后,各地都可能出现被连累的员工,他们不得不承受巨大的压力。悲剧的发生使得人们开始探索生命的意义和未来的希望所在,很多员工对工作的热情消减,甚至陷入了懈怠、迷茫的境地。这个时候组织可以发挥自身的积极作用,通过实行人性化管理、应对危机培训等手段帮助员工恢复。

1.展现组织的同情

组织领导者可以通过自己职位的影响力带动组织表现出包容的同情心,从而快速协助个人或者团体治愈灾难带来的创伤。组织的同情在帮助个人恢复上有着巨大的作用:一是从个人感受以及其所依赖的生存网络表现同情,这种关怀之举同时也增强了人们自身从灾难中振作起来的能力以及对组织的感情;二是帮助受到灾难的人正视不幸,释放情感。陪伴往往能够让人们感觉到人与人之间建立起来的网络的力量;三是树立一种环境,让员工迅速感受正常生活的环境;四是领导者身体力行,树立典范,鼓励和支持自下而上的同情,使员工之间相互激发,而这将成为治愈创伤的主要力量。

2.推行员工援助计划

员工援助计划(Employee Assistance Program,EAP)指根据员工的工作、生活状况及存在的身心健康和情绪压力问题,从个体、群体和组织等角度,为管理者和员工提供组织诊断、团队工作、压力管理、人际交往、家庭和个人生活方面的诊断、咨询和发展建议。组织可以通过压力管理、应对挫折、保持积极情绪等培训,帮助个体增强对心理问题的抵抗力。

(三)社会层面

获得社会的认可和尊重,实现自我价值是一个人复原力开发的动力源泉。几乎所有关于创伤恢复的研究报告都得出同样的结论:社会支持在创伤受害者的恢复过程中扮演非常重要的角色,为创伤心理治疗起了很重要的作用。强大的社会力量会给创伤受害者带来最有效的支持。当一个人或组织觉得自己缺乏这些支持时，在挫折面前会很容易产生失败感。而可能减弱应激所造成的紧张和影响程度的主要改善因素是来自同伴和家人的支持。

在外在保护因子中，情感的联结是重要的保护因子，而关怀和支持是情感联结的重要因素。如家庭的和睦、亲人朋友之间的情感联结、支持、温暖和关怀等，这些保护因子有助于个体复原。研究表明，儿童的复原力与社会支持密切相关。与同伴建立和保持良好关系，对儿童复原力具有促进作用；亲戚支持对儿童心理复原力也会产生一定的作用。复原力水平低的儿童易出现缺乏自尊、不善于与外界交流等社会适应不良现象。而在良好的社会支持环境中，儿童通过同他人建立安全与友爱的关系，从外界获得解决问题的技能和经验，对他们的心理复原力产生积极的作用，能有效缓冲外界有害因素的影响[①]。

1. 重视家庭在复原力建构中的影响

家庭是让青少年最早体验到关怀和支持的地方，因此是影响个人面对困境复原的重要因素。许多研究都表明，家人对青少年的复原力有重要的影响，能增加个体与其相关的社会同伴之间的交流和联结，可以帮助个体分担痛苦、分享喜悦等感觉。通过人与人之间的交流与情感互动，也能增强个体心理复原力。家庭方面的保护因子有：婚姻和谐美满、父母民主的教养方式以及良好的亲子关系等。这些保护因子有助于个体复原。家庭在复原力建构中的角色主要体现在：持续性的温暖与积极关心；积极的家庭联结关系；合理的家庭相互期望；家庭责任的分担，包括家务的分工；家庭中的重要他人（如父母）示范复原力的行为；家庭的扩展支持网络，包括良好的亲友互动。强化家庭的力量，可增进对家庭成员的影响力。

2. 发挥社会同伴的支持作用

社会支持系统包括支持性的同辈群体、成功的学校经验、良好的师生关系、生活转折点、社会福利机构等。如在学校环境中提供成功或快乐的积极经验，发展良好的师生关系，与同学有良好的社会关系，这些都对个体具有保护作用。

社会支持从性质上可以分为两类，一类为客观的支持，这类支持是可见或实际的，包括物质上的直接援助、社会关系、人脉网络、团体关系的存在和参与等；另一

---

① 王坚杰、张洪波、许娟等：《合肥市小学生心理复原力与社会支持的关系》，《中国心理卫生杂志》2007 年第 3 期。

类是主观的支持,这类支持是个体体验到的情感上的支持,指的是个体在社会中受尊重、被支持和理解的情感体验和满意程度,与个体的主观感受密切相关。除实际的客观支持和对支持的主观体验外,社会支持还包括个体对支持的利用情况。个体对社会支持的利用存在着很大差异,有些人虽可获得支持,却拒绝别人的帮助;有的人可以通过渠道的拓宽、主动追求等途径获得更多支持,而有些人却消极等待社会支持。研究发现,在遇到困难时,受测者得到支持和帮助的主要来源依次为朋友、其他家人、亲戚、配偶和同事,从外部组织得到的帮助相对较少。因此,各级组织应注重营造和谐人际环境,为个体应对压力提供强有力的外部支持系统,帮助他们疏导消极情绪、增强正向情感,从工作事业中取得成就。

此外,社会支持网络中的"无条件接纳"是培养复原力最基本、也是最重要的因素。而扮演无条件接纳角色的,可能是一位朋友、家人、亲戚或周围的老师与社区的人士。社会同伴方面增进复原力的策略有:鼓励认同良好楷模,激发成功期望,以利正向行为的培养;主动接纳关怀团体中的边际成员,营造团体凝聚力,增加成员的向心力;断绝与不良友伴的联系,减低危机因子影响;提倡合作性活动,引导成员参与有意义的团体活动。

总之,个体发挥其积极的内在特质,并加强与外在环境系统的联结,主动寻求并充分利用社会支持,从外在环境中获取资源,进一步增加个人的内在特质,是复原力开发的有效之道。

第八章　不同群体的复原力分类研究报告

本研究调研了六类样本群体的复原力状况,具体包括:在校大学生、新进员工、少年犯人、成年犯人、在职员工和处级干部,力图在对问卷调研所获得数据的统计描述与推论分析的基础上,形成对六类群体复原力现状的概貌认识,较为真实客观地描绘各类群体复原力的心理图谱,探索不同群体复原力开发的要点和途径。

第一节　在校大学生的复原力状况研究

在校大学生群体在我国人数众多,并有着与其他社会群体不同的心理特点。一项专门针对"90后"大学生进行的调查报告显示,大多数"90后"大学生的心理素质较弱,尤其是抗压能力明显不足。72.3%的同学表示在遭遇挫折后,自己的心理会留下阴影;有5.1%的同学表示自己会因此一蹶不振;表示愿意"总结经验,从头再来"的只有9.4%。当今的国际经济和科技竞争,越来越围绕人才和知识竞争展开,而大学生群体是我国未来人才资源的主要支柱。因此,提升在校大学生群体的心理韧性和抗压能力具有十分重要的现实意义。

一、研究方法

(一)研究对象

本次问卷调查的对象共有82名,均为来自上海市高校的在读大学本科生。其中,男性31名(占37.8%),女性51名(占62.2%);年龄分布从16岁到23岁不等,平均年龄为21.1岁;学历均为大学本科。

(二)测量工具

本研究采用的问卷测量包括6个部分,内容涵盖了被试者的基本状况、复原力、生活满意度、生活事件、社会支持与应对方式等方面。

（三）数据统计分析

问卷数据的统计分析工作采用 SPSS for Windows19.0 统计软件处理。

二、研究结果

（一）各项指标的描述统计值分布情况

1. 压力和健康状况测试结果分析

82 名在校大学生的工作生活压力、整体健康状况、抑郁状态的频次分析结果见表 8-1。

表 8-1 大学生的压力和健康状况的频次分布（N=82）

指标	自我报告	人数（人）	有效百分比（%）
工作生活压力	小	5	6.8
	一般	53	71.6
	大	14	18.9
	很大	2	2.7
健康状况	健康不佳	2	2.4
	中等	24	29.3
	良好	42	51.2
	很好	14	17.1
抑郁状态	从来没有	2	2.4
	有时	64	78.0
	经常	14	17.1
	始终	2	2.4

从工作生活压力看，大多数大学生评价为压力一般（71.6%），认为其工作生活压力大或很大的占 21.6%，压力小的占 6.8%。工作生活压力得分均值为 3.18 分，处于"压力一般"水平。

从健康状况看，一半的大学生自我评价为整体健康状况良好（51.2%），感觉健康状况中等的占 29.3%，很好的占 17.1%，也有 2.4% 的人认为其健康不佳。整体健康状况得分均值为 2.83 分,处于"良好"水平。

从抑郁状态看,在过去的一个月里,有时"感到沮丧或无精打采"的人占 78.0%,从来没有出现抑郁状态的占 2.4%,经常感觉抑郁的占 17.1%。抑郁状态得分均值为 2.20 分,处于"有时"状态。

从亚健康指数看,多数人最近常有一个症状或体验,大学生平均常有的症状或体验数为 3.28 个(见表 8-2)。转换后的亚健康指数为 3.36 分,表明大学生总体健康状况一般。从具体的亚健康症状分布看,有 70% 以上的大学生感觉容易疲倦,50% 以上的大学生容易出现思想涣散和心烦意乱,只有 7.5% 的大学生没有出现任何亚健康症状(见表 8-3)。

表 8-2　大学生压力和健康状况的描述统计值

指标	N	最小值	最大值	众数	平均值	标准差
1.工作生活压力	74	2 分	5 分	3	3.18 分	0.582
2.健康状况	82	1 分	4 分	3	2.83 分	0.734
3.抑郁状态	82	1 分	4 分	2	2.20 分	0.508
4.亚健康症状数	82	0	9 个	1	3.28 个	2.300
5.亚健康指数	82	0.5 分	5.0 分	3.5	3.36 分	1.150

表 8-3　大学生亚健康症状频次分布(N=80)

题 1-11:您最近是否常有以下症状或体验?

选项	人次	比例(%)	排序
①浑身无力	24	30.0	4
②思想涣散	42	52.5	2
③心烦意乱	40	50.0	3
④容易疲倦	57	71.3	1
⑤手足麻木	5	6.3	11
⑥腰酸背痛	19	23.8	7
⑦头痛	19	23.8	7
⑧食欲不振	22	27.5	6

（续表）

⑨易怒	23	28.8	5
⑩失眠	15	18.8	9
⑪以上症状皆无	6	7.5	10

2.复原力量表测试结果分析

82 名大学生的复原力指标的均值和标准差如表 8-4 所示。从复原力的得分看,大学生的复原力总分介于 68 分到 151 分之间;平均得分为 121.93 分,标准差为 15.414,表明大学生的平均复原力处于偏低水平,但被试之间的个体差异较大。

表 8-4　大学生复原力指标的描述统计值

指标	N	最小值	最大值	众数	平均值	标准差
复原力总分	81	68	151	120	121.93	15.414

从复原力量表各项目的平均分看,各项目的平均分介于 4.22 分到 5.96 分之间,有一定的差异,但大多数项目得分介于 4～6 分之间(见表 8-5)。其中,得分最高的项目为第 4 题"对我来说,保持对各种事物的兴趣很重要"、其次为第 5 题"如果必须的话,我可以只靠我自己"、第 3 题"我能够更多地依靠自己而不是别人";得分最低的项目为第 22 题"对于自己无能为力的事情,我不会耿耿于怀",以及第 11 题"我很少怀疑生命的意义所在"。得分高的项目内容反映了当代大学生拥有广泛多样化的兴趣以及较强的独立自主意识;得分低的项目表明大学生对挫折的容忍度还有待提升,此外,大学生在精神信仰方面还缺乏有力支撑。

表 8-5　大学生复原力量表各项目的平均分

项目	题 1	题 2	题 3	题 4	题 5	题 6	题 7	题 8	题 9	题 10
平均值	4.65	5.32	5.39	5.96	5.56	4.87	4.45	5.11	4.36	4.35
标准差	1.494	1.185	1.340	1.242	1.432	1.593	1.500	1.406	1.218	1.328
项目	题 11	题 12	题 13	题 14	题 15	题 16	题 17	题 18	题 19	题 20

（续表）

平均值	4.23	4.44	4.77	4.55	5.13	5.27	4.61	4.57	4.94	4.84
标准差	1.841	1.432	1.317	1.398	1.322	1.296	1.322	1.540	1.180	1.527
项目	题21	题22	题23	题24	题25	题26				
平均值	5.35	4.22	4.82	4.90	5.35	4.80				
标准差	1.251	1.671	0.995	1.172	1.494	1.356				

3. 生活满意度问卷测试结果分析

从生活满意度指标（见表 8 - 6）看，该指标是由成熟量表中的 5 道题目组成。生活满意度总分的平均值为 19.10 分，表明大学生对自己目前生活的满意度一般。该组 5 道题目中，题 1（均值 4.96 分）和题 2（均值 4.59 分）反映大学生对目前的生活大体满意，"我对生活感到满意"，但对目前的生活追求、生活目标实现和生活现状的总体评价较低（题 3、题 4、题 5）。

对于使生活更令人满意的优先选择条件（表 8 - 6 中简称为满意选择），大学生平均选择数量为 4.17 个。从具体的选择项目看，有 80% 的大学生选择了"家庭幸福"，接近 70% 的大学生选择了"结交朋友"，超过 60% 的大学生选择了"时间自由"，50% 的大学生选择了"个人成长"，另有超过 40% 的大学生选择了"额外收入"和"帮助他人"。

表 8 - 6　大学生生活满意度各项目的描述统计值（$N = 82$）

统计指标	生活满意度总分	题 1	题 2	题 3	题 4	题 5	题 6（满意选择）
平均值	19.10 分	4.96 分	4.59 分	3.85 分	2.96 分	2.73 分	4.17 个
标准差	5.117	1.242	1.099	1.398	1.760	1.714	1.664
众数	20	6	4	3	1	1	3
最小值	10 分	1 分	2 分	1 分	1 分	1 分	1 个
最大值	34 分	7 分	7 分	7 分	7 分	7 分	9 个

表 8-7　大学生生活满意选择的频次分布（N＝80）

题 2-6：如果以下的条件可以让你对生活更满意，你的优先选择是什么？

选项	人次	比例（%）	排序
①额外收入	35	43.8	5
②财务自由	26	32.5	7
③时间自由	50	62.6	3
④自我创业	21	26.3	8
⑤个人成长	40	50.0	4
⑥家庭幸福	64	80.0	1
⑦结交朋友	55	68.8	2
⑧帮助他人	33	41.3	6
⑨退休保障	9	11.3	9
⑩留下遗产	2	2.5	10
⑪其他	1	1.3	11

从自尊自信看（见表 8-8），大学生在 3 个项目的自尊自信上的平均分为 3.39 分，处在"一般"和"比较高"之间。

表 8-8　大学生自尊自信指标的描述统计值

指标	N	最小值	最大值	众数	平均值	标准差
自尊自信总分	81	6	13	10	10.16	1.792
自尊自信平均分	81	2	4	3	3.39	0.597

4. 社会支持评定量表测试结果分析

从社会支持看，大学生的社会支持总分平均值为 35.60 分（见表 8-9），客观支持平均分为 7.99 分，主观支持平均分为 20.00 分，对支持的利用度平均分为 7.43 分。分数等级处于"一般"到"比较多"之间。总的来说，大学生普遍在人际方面有一定的社会支持，遇到困难能在一定程度上得到帮助。客观支持方面，大学生在物质和精神上获得的实际支持处于中等水平，在遇到困难时，能够得到一定的支持和帮助；主观支持方面，大学生感到身边的人对自己的支持较多，普遍觉得自己在社会中得到支持、理解的程度较高；大学生普遍在寻求和利用人际支持方面处于一般水平。

表 8-9　大学生社会支持指标的描述统计值

指标	N	最小值（分）	最大值（分）	众数	平均值（分）	标准差
社会支持总分	63	16	46	36	35.60	5.256
客观支持分	75	3	13	7	7.99	1.997
主观支持分	64	10	28	19	20.00	3.754
对支持的利用度	75	3	11	6	7.43	1.629

在社会支持的来源上，在遇到困难时，大学生得到支持和帮助的主要来源主要为朋友、其他家人和亲戚。从外部组织得到的帮助相对较少（见表 8-10）。

表 8-10　大学生社会支持来源的频次分布（$N=80$）

题 5-10：过去，您在遇到急难情况时，曾经得到的经济支持或解决实际问题的帮助的来源有：

题 5-11：过去，在您遇到困难或急难情况时，曾经得到的安慰和关心的来源有：

选项	人次（题 5-10）	比例（%）	人次（题 5-11）	比例（%）
A. 配偶	9	11.3	10	12.7
B. 其他家人	54	67.5	53	67.1
C. 朋友	58	72.5	67	84.8
D. 亲戚	39	48.8	38	48.1
E. 同事	6	7.5	10	12.7
F. 工作单位	1	1.3	1	1.3
G. 党团工会等官方或半官方组织	0	0	1	1.3
H. 宗教、社会团体等非官方组织	0	0	1	1.3
I. 其他	1	1.3	1	1.3
无任何来源	2	2.6	4	5.3

5. 精神负荷指数:生活事件量表测试结果分析

从精神负荷指数来看(见表 8‑11),大学生遇到的负性事件的平均刺激量高于正性事件。生活事件总分平均值为 14.91 分,反映大学生承受的精神压力处于正常水平,但是由于平均值容易受到极端数值的影响,标准差为 15.158,表明个体之间差异很大。

表 8‑11 大学生精神负荷指标的描述统计值

指标	N	最小值(分)	最大值(分)	众数	平均值(分)	标准差
生活事件总分	64	0	77	2	14.91	15.158
正性事件刺激量	64	0	32	0	5.00	6.676
负性事件刺激量	64	0	54	0	9.91	11.266

从具体生活事件发生的频次看(见表 8‑12),接近 60% 的大学生遇到的日常生活事件为"工作学习中压力大",其次是"恋爱或订婚"。30% 以上大学生遇到的事件有"被人误会、错怪、诬告、议论""生活规律重大变动"。表明这类事件对大多数大学生的精神影响较大。

表 8‑12 大学生生活事件的频次分布(N＝67)

项目	题 1	题 2	题 3	题 4	题 5	题 6	题 7	题 8	题 9	题 10
人次	33	11	0	0	0	2	1	0	0	0
比例(%)	49.3	16.4	0	0	0	3.0	3.0	0	0	0
项目	题 11	题 12	题 13	题 14	题 15	题 16	题 17	题 18	题 19	题 20
人次	3	0	0	0	0	0	0	0	0	0
比例(%)	4.5	0	0	0	0	0	0	0	0	0
项目	题 21	题 22	题 23	题 24	题 25	题 26	题 27	题 28	题 29	题 30
人次	4	6	4	7	5	8	3	2	6	2
比例(%)	6.1	9.1	6.1	10.6	7.6	12.1	4.5	3.0	9.1	3.0
项目	题 31	题 32	题 33	题 34	题 35	题 36	题 37	题 38	题 39	题 40
人次	0	5	2	5	39	0	6	10	21	1

（续表）

比例(%)	0	7.6	3.0	7.6	59.1	0	9.1	15.2	31.8	1.5
项目	题41	题42	题43	题44	题45	题46	题47			
人次	3	0	24	0	0	8	5			
比例(%)	4.5	0	36.4	0	0	12.1	7.6			

6. 压力应对方式问卷测试结果分析

从压力应对指数来看(见表8－13)，大学生的积极应对(平均得分1.89分)优于消极应对(平均得分1.21分)，转换后的压力应对指数为3.46分，处于中等到良好之间，说明大学生的压力应对方式较为积极，但仍值得关注。

表8－13　大学生压力应对指标的描述统计值

指标	N	最小值(分)	最大值(分)	众数	平均值(分)	标准差
压力应对指数	78	2.31	5.00	3.50	3.46	0.467
积极应对得分	79	1	3	2	1.89	0.378
消极应对得分	79	0	3	1	1.21	0.586

（二）各项指标的方差分析及均值差异解析

对调查数据进行方差分析，主要目的是确定性别、年龄等因素对问卷中的各项指标分数有无影响、影响程度如何。在这里，性别、年龄等人口统计学意义上的指标是自变量，复原力、生活满意度等指标分数是因变量。统计分析主要分两步进行：第一，进行方差分析，检测每个自变量对各个因变量的影响显著与否；第二，根据第一步的结果，单独把存在显著差异的指标提取出来，再做多重比较，目的是看统计学指标对复原力等指标的影响到底有何差异，差异有多大。比如性别对工作生活压力有显著影响，我们想了解的是不同性别对工作压力的影响到底有何差异，哪种性别工作压力更大，使得研究更加深入、透彻。

由于本样本群体均为在校大学生，他们具有较高的同质性，在年龄、学历、职业等方面没有什么差异，因此本次检验主要看性别对各指标的影响作用。

首先，方差分析结果显示：不同群体对除消极应对之外的所有指标均有显著影响。单就大学生这一群体而言,其性别差异仅对"对支持的利用度"有显著影响。详见表 8 – 14。

表 8 – 14　在校大学生的方差分析结果汇总

指标	组别(群体)	性别
工作生活压力	0.000	——
整体健康状况	0.000	——
抑郁状态	0.000	——
亚健康症状	0.000	——
复原力总分	0.000	——
生活满意度	0.000	——
自尊自信	0.000	——
社会支持总分	0.000	——
客观支持分	0.000	——
主观支持分	0.000	——
对支持的利用度	0.000	0.006
积极应对得分	0.000	——
消极应对得分	——	——
压力应对指数	0.000	——
生活事件刺激	0.000	——

注:表中只将显著性水平即 P 值小于 0.05 的数据标明,其余省略。P 小于 0.05 是差异显著,小于 0.01 是差异极其显著。所谓有显著影响,表明该自变量的变化,会引起因变量较大的变化,或者该自变量能够对某一因变量造成较大的影响,这种影响在统计意义上被称为"显著性"影响。

其次,在对指标显著差异进行分析的基础上,再把存在显著差异的指标与统计学指标提取出来,以均值为基础,比较不同性别大学生在"对支持的利用度"方面的具体差异。通过对指标得分的均值比较,结果显示如下。

1. 不同群体的影响

六类群体的各项指标得分情况详见表 8 – 15。

表 8－15　群体类型对各指标的影响

单位:分

	大学生	新进员工	少年犯	成年犯	在职员工	处级干部
工作生活压力	3.18	3.01	3.00	3.28	3.49	3.73
整体健康状况	2.83	3.42	2.94	2.43	2.61	2.55
抑郁状态	2.20	1.81	2.18	2.02	1.94	1.70
亚健康症状	3.28	1.39	2.66	2.56	2.25	1.62
复原力总分	121.93	144.07	117.02	119.75	133.22	140.64
生活满意度	19.10	19.46	16.12	14.00	21.70	24.74
自尊自信	3.39	3.73	3.11	2.99	3.51	3.79
社会支持总分	35.60	38.74	31.65	32.98	40.08	45.92
客观支持分	7.99	8.21	5.95	5.62	9.86	11.19
主观支持分	20.00	22.43	19.28	20.33	22.54	26.20
对支持的利用度	7.43	8.16	6.22	6.88	7.61	8.56
积极应对得分	1.89	2.18	1.64	1.79	1.95	2.14
压力应对指数	3.46	3.68	3.23	3.31	3.51	3.63
生活事件刺激	14.91	18.83	45.60	48.45	33.71	26.98

从得分的均值来看,不同群体类型对各项指标均有显著影响,这里着重比较大学生与其他群体的差异,具体表现为:

工作生活压力方面,大学生群体的工作生活压力在各群体中处于较低水平,反映大学生所承担的工作责任和工作压力较轻。

身体健康状况方面,大学生在各群体中处于中等水平(平均分为 2.83 分);抑郁状态方面,大学生得分最高,反映大学生出现情绪低落状态最多,值得关注;亚健康症状方面,大学生也相对较多。

复原力方面,大学生得分相对较低,反映该群体的心理韧性较弱,难以快速地从逆境和压力情境中恢复。其抗压能力有待增强。

生活满意度方面,大学生的生活满意度得分中等;自尊自信方面,大学生的得分在所有群体中也是处于中等水平。

社会支持方面,大学生获得的社会支持处于中等水平。不论是客观支持分还是主观支持分,大学生在所有群体中得分都在中间。需要注意的是,在对支持的利用度方面,大学生得分相对较低,说明大学生建立了一些可以支持的人际关系,但不是很多。总的来说,大学生在人际方面获得的支持中等,和大多数人的情况差不多。

压力应对指数方面,与其他群体相比,大学生的压力应对处于中等水平。

生活事件刺激方面,在所有群体中大学生最低,这可能与他们所处环境和经历较为单纯有关。

2.性别的影响

性别对"对支持的利用度"的影响具体为:男生对支持的利用度显著低于女生;反映其比起女生,在遇到烦恼时,男生倾向于自己解决,在他人向其提供帮助时,男生通常能够接受,但有时不太会利用这些帮助;而女生则多向别人倾诉、求助,比较善于利用身边的社会支持资源。具体可见表8-16和图8-1。

表 8-16　大学生的性别对"对支持的利用度"的影响

指标	男	女
对支持的利用度(分)	6.80	7.84
N	30	45

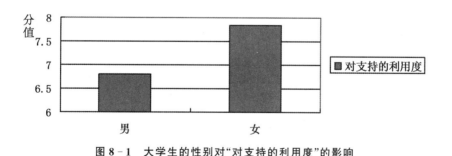

图 8-1　大学生的性别对"对支持的利用度"的影响

三、大学生心理复原力的状况分析

对82名在校大学生的问卷调研结果显示,大学生的工作生活压力一般,且总体健康状况良好;大学生的平均复原力处于偏低水平,值得关注;大学生的生活满意度、获得的社会支持都处于一般水平，应对压力的方式较为积极。总的来看，在校大学生在工作生活压力、健康状况、心理复原力、生活满意度和压力应对等方面均显示出和其他群体不同的特点。

（一）大学生承担的工作生活压力较低

从工作生活压力看，70%以上的大学生评价为压力一般，压力大或很大的占21.6%。和其他群体相比，大学生群体的工作生活压力处于较低水平。

（二）大学生总体健康状况良好，但精神状态堪忧

身体健康状况方面，大学生在各群体中处于中等水平，整体健康状况得分均值为2.83分，处于"良好"水平。有70%以上的大学生感觉容易疲倦，50%以上的大学生容易出现思想涣散和心烦意乱，只有7.5%的大学生没有出现任何亚健康症状。和其他群体相比，大学生亚健康症状相对较多，并且出现情绪低落状态最多，值得关注。

（三）大学生的平均复原力处于相对较低水平

复原力方面，大学生在各群体中得分相对较低，平均得分为121.93分，反映该群体的心理复原力较弱，较难从逆境和压力情境中恢复。研究表明，影响复原力的因素之一是信仰、理想以及价值观。而大学生得分最低的项目为第22题"对于自己无能为力的事情，我不会耿耿于怀"，以及第11题"我很少怀疑生命的意义所在"。表明大学生精神信仰方面还缺乏有力支撑，其抗压能力有待增强。

（四）大学生的生活满意度一般

生活满意度方面，大学生的生活满意度和自尊自信得分中等。具体选择项目上反映出大学生对目前生活的满意度一般，对目前的生活追求、生活目标实现和生活现状的总体评价较低。"家庭幸福""结交朋友""时间自由"和"个人成长"是大学生对生活更满意的优先选择条件。

（五）大学生获得的社会支持中等

社会支持方面，大学生获得的社会支持处于中等水平。不论是客观支持分、主观支持分、还是对支持的利用度得分，大学生在所有群体中得分都处于中间水平。需要注意的是，在对支持的利用度方面，大学生得分相对较低，说明大学生建立了一些可以提供支持的人际关系，但不是很多。本研究结果发现，在社会支持的来源上，在遇到困难时，大学生得到支持和帮助的主要来源依次为朋友、其他家人和亲戚。可见，大学生的人际交往网络比较简单。此外，大学生普遍不善于寻求和利用

人际支持。并且男生对支持的利用度显著低于女生;反映在遇到烦恼时,男生倾向于自己解决,在他人向其提供帮助时,男生通常能够接受,但有时不太会利用这些帮助;而女生则多向别人倾诉、求助,比较善于利用身边的社会支持资源。社会支持的薄弱也影响了大学生的复原力建设。

（六）大学生面临的生活事件压力相对最低

生活事件刺激方面,在所有群体中大学生最低。生活事件总分平均值为 14.91 分,反映大学生承受的精神压力处于正常水平。比较而言,大学生遇到的负性事件的平均刺激量高于正性事件。接近 60% 的大学生遇到的日常生活事件为"工作学习中压力大",其次是"恋爱或订婚"。30% 以上大学生遇到的事件有"被人误会、错怪、诬告、议论""生活规律重大变动"。表明这类事件对大多数大学生的精神影响较大。

（七）大学生应对压力的方式一般

从压力应对指数来看,与其他群体相比,大学生的压力应对处于中等水平。大学生的积极应对(指数得分 1.89 分)略优于消极应对(指数得分 1.21 分),但分值较低,说明大学生应对压力的方式仍然值得关注。

调查发现,当前大学生存在的普遍问题是抗压能力弱,又不善于自我心理调节。在不少高校,精神疾病已成为大学生辍学的主要原因。因此,大学生的心理健康和复原力问题值得关注。而是否具有正确的世界观和人生观、价值观,直接影响着每个大学生的心理复原力状况。这是因为世界观和人生观、价值观在人的心理活动中具有重要作用,它不仅影响着人的认识、情感、意志、动机、兴趣等心理活动,而且是个人行为的调节者。对大学生群体而言,只有在正确的世界观、人生观和价值观的指导下,才能以宽阔的胸怀和伟大的理想、信念,有效抵御各种心理压力因素的侵入。

第二节　新进员工的复原力状况研究

新入职员工经历着从学生到职业人的转变,其工作和生活方式也在发生变化,如何尽快融入全新的工作环境是他们目前面临的主要问题。因此,提升他们的心理韧性和适应能力具有十分重要的现实意义。

一、研究方法

（一）研究对象

本次问卷调查的对象共有 160 名,均为来自上海航天集团的新进员工。其中,男性 117 名(占 73.1%),女性 43 名(占 26.9%);年龄分布从 21 岁到 35 岁不等,平均年龄为 25 岁;学历分布为大专 1 人(占 0.6%),大学本科 49 人(占 30.6%),研究生 110 人(占 68.8%)。

（二）测量工具

本研究采用的问卷测量包括 6 个部分,内容涵盖了被试者的基本状况、复原力、生活满意度、生活事件、社会支持与应对方式等方面。

（三）数据统计分析

问卷数据的统计分析工作采用 SPSS for Windows19.0 统计软件处理。

二、研究结果

（一）各项指标的描述统计值分布情况

1. 压力和健康状况测试结果分析

160 名新进员工的工作生活压力、整体健康状况、抑郁状态的频次分析结果如表 8 - 17 所示。

表 8 - 17　新进员工压力和健康状况的频次分布(N = 160)

指标	自我报告	人数(人)	有效百分比(%)
工作生活压力	很小	12	7.5
	小	15	9.4
	一般	100	62.5
	大	25	15.6
	很大	8	5.0

（续表）

指标	自我报告	人数（人）	有效百分比（%）
健康状况	健康不佳	0	0
	中等	12	7.5
	良好	83	51.9
	很好	51	31.9
	极好	14	8.8
抑郁状态	从来没有	35	21.9
	有时	120	75.0
	经常	5	3.1

从工作生活压力看，大多数新进员工评价为压力一般（62.5%），认为其工作生活压力大或很大的占20.6%，压力小或很小的占16.9%。工作生活压力得分均值为3.01分，刚好处于"压力一般"水平。

从健康状况看，一半的新进员工自我评价为整体健康状况良好（51.9%），感觉健康状况很好或极好的占40.7%，中等的占7.5%，没有健康不佳的状况。整体健康状况得分均值为3.42分，处于"良好"到"很好"之间。说明新进员工整体健康状况比较理想。

从抑郁状态看，在过去的一个月里，有时"感到沮丧或无精打采"的人占75.0%，从来没有出现抑郁状态的占21.9%，经常感觉抑郁的占3.1%。抑郁状态得分均值为1.81分，处于"从来没有"和"有时"之间。说明新进员工的整体精神状态也比较好。

从亚健康指数看，多数人最近没有出现亚健康症状或体验，新进员工平均常有的症状或体验数为1.39个（见表8-18）。转换后的亚健康指数为4.30分，表明新进员工总体健康状况良好。从具体的亚健康症状分布看，有45.1%的新进员工感觉容易疲倦，约20%的新进员工经常心烦意乱，此外，34.6%的新进员工没有出现任何亚健康症状（见表8-19）。

表 8 - 18　新进员工压力和健康状况的描述统计值

指标	N	最小值	最大值	众数	平均值	标准差
1.工作生活压力	160	1分	5分	3	3.01分	0.869
2.健康状况	160	2分	5分	3	3.42分	0.756
3.抑郁状态	160	1分	3分	2	1.81分	0.465
4.亚健康症状数	160	0	5个	0	1.39个	1.369
5.亚健康指数	160	2.5分	5.0分	5.0	4.30分	0.685

表 8 - 19　新进员工亚健康症状频次分布($N=153$)

题 1 - 11:您最近是否常有以下症状或体验?

选项	人次	比例(%)	排序
①浑身无力	20	13.1	5
②思想涣散	18	11.8	7
③心烦意乱	32	20.9	3
④容易疲倦	69	45.1	1
⑤手足麻木	1	0.7	11
⑥腰酸背痛	24	15.7	4
⑦头痛	11	7.2	9
⑧食欲不振	13	8.5	8
⑨易怒	8	5.2	10
⑩失眠	20	13.1	5
⑪以上症状皆无	53	34.6	2

2.复原力量表测试结果分析

148名新进员工的复原力指标的均值和标准差如表 8 - 20 所示。

表 8 - 20　新进员工复原力指标的描述统计值

指标	N	最小值	最大值	众数	平均值	标准差
复原力总分	148	98	174	142	144.07	14.976

从复原力的得分看,新进员工的复原力总分介于 98 分到 174 分之间;平均得分为 144.07 分,标准差为 14.976,表明新进员工的平均复原力处于相对较高水平,但被试之间的个体差异较大。

从复原力量表各项目的平均分看,各项目的平均分介于到 4.88 分到 6.42 分之间,有一定的差异,但大多数项目得分介于 5~6 分之间,差异不显著(见表 8-21)。其中,得分最高的项目为第 2 题"通常我会想方设法应对问题",其次是第 21 题"我的人生是有意义的",第 4 题"对我来说保持对各种事物的兴趣很重要";得分最低、也是唯一在 5 分以下的项目为第 20 题"有时我强迫自己做一些不情愿的事情",次之的是第 22 题"对于自己无能为力的事情,我不会耿耿于怀"。说明新进员工整体精神面貌比较积极向上,思维敏锐,但面对挫折时还难以做到能屈能伸。

表 8-21　新进员工复原力量表各项目的平均分

项目	题 1	题 2	题 3	题 4	题 5	题 6	题 7	题 8	题 9	题 10
平均值	5.85	6.42	5.94	6.14	5.75	5.91	5.26	5.92	5.16	5.90
标准差	1.296	0.895	1.308	1.166	1.488	1.199	1.386	1.082	1.448	1.112
项目	题 11	题 12	题 13	题 14	题 15	题 16	题 17	题 18	题 19	题 20
平均值	5.56	5.85	5.95	5.96	5.96	5.99	5.79	5.44	5.88	4.88
标准差	1.651	1.178	1.314	1.135	1.246	1.189	1.284	1.354	1.089	1.677
项目	题 21	题 22	题 23	题 24	题 25	题 26				
平均值	6.16	5.03	5.82	5.99	5.63	5.98				
标准差	1.013	1.723	1.125	1.136	1.442	1.074				

3. 生活满意度问卷测试结果分析

从生活满意度指标看(见表 8-22),该指标是由成熟量表中的 5 道题目组成。生活满意度总分的平均值为 19.46 分,表明新进员工对自己目前的生活满意度一般。该组 5 道题目中,题 1(均值 5.23 分)得分较高,反映新进员工对目前生活的满意度相对较高,但对目前的生活条件、生活方式总体评价一般(题 2、题 3)。题 4(均值 3.32 分)和题 5(均值 2.85 分)得分比较低,表明新进员工还没有达到自己的生活目标,还有很多不满意的地方,如果生活可以重新来过,想有重大改变。

表 8-22 新进员工生活满意度各项目的描述统计值(N=157)

统计指标	生活满意度总分	题 1	题 2	题 3	题 4	题 5	题 6(满意选择)
平均值	19.46 分	5.23 分	4.05 分	4.04 分	3.32 分	2.85 分	3.97 个
标准差	5.492	1.296	1.306	1.471	1.862	1.839	1.596
众数	20	6	4	4	1	1	4
最小值	5 分	1 分	1 分	1 分	1 分	1 分	1 个
最大值	35 分	7 分	7 分	7 分	7 分	7 分	9 个

对于使生活令人更满意的优先选择条件(表 8-22 中简称为满意选择),新进员工平均选择数量为 3.97 个。从具体的选择项目看,超过 80% 的新进员工选择了"家庭幸福",接近 60% 的新进员工选择了"结交朋友"和"个人成长",接近 50% 的新进员工选择了"时间自由"和"额外收入",另有 30% 以上的新进员工选择了"帮助他人"和"自我创业"。

表 8-23 新进员工生活满意选择的频次分布(N=153)

题 2-6:如果以下的条件可以让你对生活更满意,你的优先选择是什么?

选项	人次	比例(%)	排序
①额外收入	70	45.8	5
②财务自由	37	24.2	8
③时间自由	73	47.7	4
④自我创业	46	30.1	7
⑤个人成长	86	56.2	3
⑥家庭幸福	127	83.0	1
⑦结交朋友	91	59.5	2
⑧帮助他人	55	35.9	6
⑨退休保障	16	10.5	9

（续表）

⑩留下遗产	3	2.0	10
⑪其他	1	0.7	11

从自尊自信看（见表8－24），新进员工在3个项目的自尊自信上的平均分为3.73分，处在"一般"和"比较高"之间。

表8－24 新进员工自尊自信指标的描述统计值

指标	N	最小值	最大值	众数	平均值	标准差
自尊自信总分	158	6	15	11	11.18	1.661
自尊自信平均分	158	2	5	4	3.73	0.554

4. 社会支持评定量表测试结果分析

从社会支持看，新进员工的社会支持总分平均值为38.74分（见表8－25），客观支持平均分为8.21分，主观支持平均分为22.43分，对支持的利用度平均分为8.16分。分数等级处于"一般"到"比较多"之间，接近于"比较多"。总的来说，新进员工普遍在人际方面获得的支持比较多；客观支持方面，新进员工在物质和精神上获得的实际支持处于中等水平，在遇到困难时，能够得到一定的支持和帮助；主观支持方面，新进员工感到身边的人对自己的支持较多，普遍觉得自己在社会中得到支持、理解的程度较高；新进员工普遍在寻求和利用人际支持方面处于较高水平。

表8－25 新进员工社会支持指标的描述统计值

指标	N	最小值（分）	最大值（分）	众数	平均值（分）	标准差
社会支持总分	152	21	54	36	38.74	6.522
客观支持分	154	1	17	9	8.21	2.589
主观支持分	154	12	32	24	22.43	4.193
对支持的利用度	152	4	12	8	8.16	1.884

在社会支持的来源上，在遇到困难时，新进员工得到支持和帮助的主要来源依

次为朋友、其他家人、亲戚、同事和配偶。从外部组织得到的帮助相对较少。详见表 8－26。

表 8－26　新进员工社会支持来源的频次分布($N＝153$)

题 5－10:过去,您在遇到急难情况时,曾经得到的经济支持或解决实际问题的帮助的来源有:

题 5－11:过去,在您遇到困难或急难情况时,曾经得到的安慰和关心的来源有:

选项	人次 (题 5－10)	比例(%)	人次 (题 5－11)	比例(%)
A. 配偶	30	19.6	41	26.8
B. 其他家人	98	64.1	101	66.0
C. 朋友	110	71.9	136	88.9
D. 亲戚	79	51.6	85	55.6
E. 同事	32	20.9	55	35.9
F. 工作单位	19	12.4	18	11.8
G. 党团工会等官方或半官方组织	3	2.0	4	2.6
H. 宗教、社会团体等非官方组织	0	0	0	0
I. 其他	0	0	1	0.7
无任何来源	10	6.5	4	2.6

5. 精神负荷指数:生活事件量表测试结果分析

从精神负荷指数来看(见表 8－27),新进员工遇到的正性事件(均值 10.12 分)的平均刺激量高于负性事件(均值 8.71 分)。生活事件总分平均值为 18.83 分,反映新进员工承受的精神压力处于正常水平;此外,标准差为 18.970,表明个体之间差异较大。

表 8－27　新进员工精神负荷指标的描述统计值

指标	N	最小值(分)	最大值(分)	众数	平均值(分)	标准差
生活事件总分	147	0	120	0	18.83	18.970
正性事件刺激量	147	0	73	0	10.12	11.593
负性事件刺激量	147	0	72	0	8.71	11.862

从具体生活事件发生的频次看(见表 8-28),98%的新进员工遇到的日常生活事件为"开始就业",其次是"恋爱或订婚"(63.5%)。20%以上新进员工遇到的事件有"住房紧张""恋爱失败、破裂"和"工作学习中压力大"。表明这类事件对大多数新进员工的精神影响较大。

表 8-28 新进员工生活事件的频次分布(N=148)

项目	题 1	题 2	题 3	题 4	题 5	题 6	题 7	题 8	题 9	题 10
人次	94	36	15	4	0	10	4	0	0	10
比例(%)	63.5	24.3	10.1	2.7	0	6.8	2.7	0	0	6.8
项目	题 11	题 12	题 13	题 14	题 15	题 16	题 17	题 18	题 19	题 20
人次	18	0	1	0	0	0	0	0	0	0
比例(%)	12.2	0	0.7	0	0	0	0	0	0	0
项目	题 21	题 22	题 23	题 24	题 25	题 26	题 27	题 28	题 29	题 30
人次	9	24	15	18	10	10	5	40	8	144
比例(%)	6.1	16.3	10.2	12.2	6.8	6.8	3.4	27.2	5.4	98.0
项目	题 31	题 32	题 33	题 34	题 35	题 36	题 37	题 38	题 39	题 40
人次	0	16	1	13	32	6	2	17	29	0
比例(%)	0	10.9	0.7	8.8	21.8	4.1	1.4	11.6	19.7	0
项目	题 41	题 42	题 43	题 44	题 45	题 46	题 47			
人次	4	5	13	1	0	9	4			
比例(%)	2.7	3.4	8.8	0.7	0	6.1	2.7			

6. 压力应对方式问卷测试结果分析

从压力应对指数来看(见表 8-29),新进员工的积极应对(平均得分 2.18 分)优于消极应对(平均得分 1.17 分),转换后的压力应对指数为 3.68 分,处于中等到良好之间,说明新进员工的压力应对方式相对比较积极,但仍然值得关注。

表8-29 新进员工压力应对指标的描述统计值

指标	N	最小值(分)	最大值(分)	众数	平均值(分)	标准差
压力应对指数	151	2.72	4.61	3.58	3.68	0.390
积极应对得分	152	1	3	2	2.18	0.386
消极应对得分	153	0	3	1	1.17	0.571

（二）各项指标的方差分析及均值差异解析

对调查数据进行方差分析,主要目的是确定性别、婚姻状况、受教育程度等因素对问卷中的各项指标分数有无影响、影响程度如何。在这里,性别、婚姻状况、受教育程度等4个人口统计学意义上的指标是自变量,复原力、生活满意度等指标分数是因变量。统计分析主要分两步进行:第一,将4个统计学指标作为自变量,复原力等15项指标作为因变量来进行方差分析,检测每个自变量对各个因变量的影响显著与否;第二,根据第一步的结果,单独把存在显著差异的指标提取出来,再做多重比较,目的是看统计学指标对复原力等指标的影响到底有何差异,差异有多大。比如群体对工作生活压力有显著影响,我们想了解的是不同群体对工作压力的影响到底有何差异,哪种群体工作压力更大,使得研究更加深入、透彻。

由于本研究群体同质性较高,年龄层次相当,且都为来自同一企业的新入职员工,因此这里未考察年龄及职位等因素对各指标的影响。

首先,方差分析结果显示:不同群体对除消极应对之外的所有指标均有显著影响。单就新进员工这一群体而言,其性别差异对复原力、生活满意度和对支持的利用度有显著影响;婚姻状况对社会支持、主观支持和生活事件刺激有显著影响;学历的差异对整体健康状况和生活事件刺激有显著影响。详见表8-30。

表8-30 新进员工的方差分析结果汇总

指标	组别(群体)	性别	婚姻状况	受教育程度
工作生活压力	0.000	—	—	—
整体健康状况	0.000	—	—	0.016
抑郁状态	0.000	—	—	—
亚健康症状	0.000	—	—	—

（续表）

指标	组别（群体）	性别	婚姻状况	受教育程度
复原力总分	0.000	0.045	—	—
生活满意度	0.000	0.039	—	—
自尊自信	0.000	—	—	—
社会支持总分	0.000	—	0.012	—
客观支持分	0.000	—	—	—
主观支持分	0.000	—	0.001	—
对支持的利用度	0.000	0.003	—	—
积极应对得分	0.000	—	—	—
消极应对得分	—	—	—	—
压力应对指数	0.000	—	—	—
生活事件刺激	0.000	—	0.014	0.028

注：表中只将显著性水平即 P 值小于 0.05 的数据标明，其余省略。P 小于 0.05 是差异显著，小于 0.01 是差异极其显著。所谓有显著影响，表明该自变量的变化，会引起因变量较大的变化，或者该自变量能够对某一因变量造成较大的影响，这种影响在统计意义上被称为"显著性"影响。

其次，在对指标显著差异进行分析的基础上，再把存在显著差异的指标与统计学指标提取出来，以均值为基础，比较不同类型新进员工在健康状况、复原力、生活满意度等方面的具体差异。通过对指标得分的均值比较，结果显示如下。

1. 不同群体的影响

六类群体各项指标得分情况详见表 8-31。

表 8-31　群体类型对各指标的影响

单位：分

	大学生	新进员工	少年犯	成年犯	在职员工	处级干部
工作生活压力	3.18	3.01	3.00	3.28	3.49	3.73
整体健康状况	2.83	3.42	2.94	2.43	2.61	2.55
抑郁状态	2.20	1.81	2.18	2.02	1.94	1.70
亚健康症状	3.28	1.39	2.66	2.56	2.25	1.62

（续表）

	大学生	新进员工	少年犯	成年犯	在职员工	处级干部
复原力总分	121.93	144.07	117.02	119.75	133.22	140.64
生活满意度	19.10	19.46	16.12	14.00	21.70	24.74
自尊自信	3.39	3.73	3.11	2.99	3.51	3.79
社会支持总分	35.60	38.74	31.65	32.98	40.08	45.92
客观支持分	7.99	8.21	5.95	5.62	9.86	11.19
主观支持分	20.00	22.43	19.28	20.33	22.54	26.20
对支持的利用度	7.43	8.16	6.22	6.88	7.61	8.56
积极应对得分	1.89	2.18	1.64	1.79	1.95	2.14
压力应对指数	3.46	3.68	3.23	3.31	3.51	3.63
生活事件刺激	14.91	18.83	45.60	48.45	33.71	26.98

从得分的均值来看,不同群体类型对各项指标均有显著影响,这里着重比较新进员工与其他群体的差异,具体表现为:

工作生活压力方面,新进员工群体的工作生活压力显著低于其他群体,反映新进员工所承担的工作责任和工作压力较轻;身体健康状况方面,新进员工在各群体中处于最高水平(平均分为 3.42 分),说明其健康状况很好;抑郁状态方面,新进员工得分较低,反映新进员工最少出现情绪低落状态;亚健康症状方面,新进员工也最少。总的来看,新进员工的健康状况令人满意。

复原力方面,新进员工得分相对最高,反映该群体的心理韧性较强,能较快地从逆境和压力情境中恢复。

生活满意度方面,新进员工的生活满意度得分处于中等水平;自尊自信方面,新进员工的得分在所有群体中则相对较高。

社会支持方面,新进员工获得的社会支持处于中间水平。不论是客观支持分、主观支持分,还是对支持的利用度得分,新进员工在所有群体中得分都居中。

压力应对指数方面,与其他群体相比,新进员工的压力应对最好。这与复原力分数刚好对应,说明新进员工这一群体比较善于应对压力,且应对压力的方式较为积极。

生活事件刺激方面,在所有群体中新进员工处于较低水平。

2. 性别的影响

新进员工的性别对复原力和生活满意度等指标的影响具体为：男性的复原力显著高于女性；而女性的生活满意度总体高于男性；且女性比男性更善于利用社会支持。反映男性较女性容易走出压力和挫折的影响，但在对支持的利用度上还有待提高（见表 8－32 和图 8－2）。

表 8－32　新进员工的性别对复原力和生活满意度等指标的影响

单位：分

指标	男（N＝117）	女（N＝43）
复原力总分	145.62	140.17
生活满意度	18.92	20.98
对支持的利用度	7.88	8.90

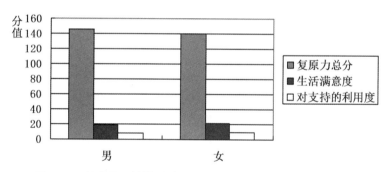

图 8－2　新进员工的性别对复原力和生活满意度等指标的影响

3. 婚姻状况的影响

从得分的均值来看，婚姻状况对新进员工社会支持等指标的影响具体为：已婚员工的社会支持总分和主观支持分均显著高于未婚员工。但其生活事件刺激量也显著高于未婚员工，反映婚姻关系是一个很重要的社会支持来源，同时，也会伴随更多的生活压力事件。详见表 8－33 和图 8－3。

表 8 - 33   新进员工的婚姻状况对社会支持等指标的影响

单位:分

指标	未婚($N=150$)	已婚($N=10$)
社会支持总分	38.41	44.00
主观支持分	22.13	26.70
生活事件刺激	17.80	33.00

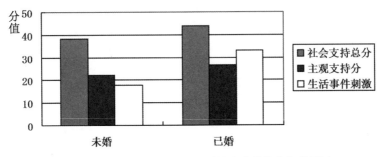

图 8 - 3   新进员工的婚姻状况对社会支持等指标的影响

4. 受教育程度的影响

新进员工的学历差异对整体健康状况和生活事件刺激指标有显著影响。具体为:本科学历新进员工的整体健康状况最好,显著高于大专和研究生学历的新进员工。研究生学历的新进员工的生活事件刺激量最高。这可能是因为学历状况与年龄及婚姻状况有一定相关。由于大专学历仅1人,其数据缺乏代表性,这里仅作为一个参考。具体见表 8 - 34 和图 8 - 4。

表 8 - 34   新进员工的受教育程度对整体健康状况和生活事件刺激的影响

单位:分

指标	大专($N=1$)	本科($N=49$)	研究生($N=110$)
整体健康状况	3.00	3.67	3.31
生活事件刺激	0	12.76	21.38

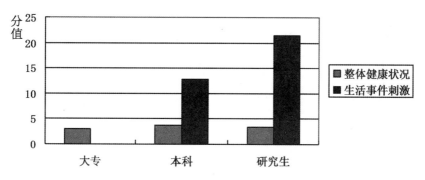

图 8 - 4　新进员工的受教育程度对整体健康状况和生活事件刺激的影响

三、新进员工心理复原力的状况分析

对 160 名新进员工的问卷调研结果显示,新员工的工作生活压力显著低于其他群体;总体健康状况良好;新进员工的平均复原力处于相对较高水平,应对压力的方式也较为积极;新进员工的生活满意度一般,获得的社会支持中等。总的来看,当前新进员工的心理复原力水平基本令人满意,但也存在一些值得关注的问题。

（一）新进员工的工作生活压力较小

从工作生活压力看,60% 以上的新进员工评价为压力一般,压力大或很大的占 20%。和其他群体相比,新进员工群体的工作生活压力显著要低,反映新进员工群体压力较轻。

（二）新进员工总体健康状况良好

身体健康状况方面,新进员工在各群体中处于最高水平,整体健康状况得分均值为 3.42 分,处于"良好"到"很好"之间。和其他群体相比,新进员工亚健康症状相对最少,并且最少出现情绪低落状态,34.6% 的新进员工没有出现任何亚健康症状,表明新进员工总体健康状况良好。其中,本科学历新进员工的整体健康状况最好,这可能和年龄有一定相关。

（三）新进员工的平均复原力处于相对较高水平

复原力方面,新进员工在各群体中得分最高,平均得分为 144.07 分,反映该群体的心理韧性较强,能较快地从逆境和压力情境中恢复。其中,男性的复原力显著高于女性,反映男性比女性更容易走出压力和挫折的影响。

(四)新进员工的生活满意度一般

生活满意度方面,新进员工的生活满意度得分中等。其中,女性新进员工的生活满意度总体高于男性。"家庭幸福""结交朋友""个人成长"和"时间自由"是新进员工对生活更满意的优先选择条件。此外,新进员工的自尊自信得分在所有群体中相对较高。

(五)新进员工获得的社会支持中等

社会支持方面,新进员工获得的社会支持处于中间水平。客观支持方面,新进员工在遇到困难时,能够得到一定的支持和帮助;主观支持方面,新进员工感到身边的人对自己的支持较多,普遍觉得自己在社会中得到支持、理解的程度较高;新进员工普遍在寻求和利用人际支持方面处于较高水平。数据同时显示,女性比男性更善于利用社会支持。这也许是因为男性觉得向人求助是自己能力不足或者软弱的表现。但是心理学家认为,求助本身也是一种能力。善于寻求支持的人往往生活得更加健康。求助首先意味着受测者有面对困难并努力解决的勇气,所以它也是一种值得培养的能力。

此外,数据表明,已婚员工的社会支持总分和主观支持分均显著高于未婚员工,反映婚姻关系是一个很重要的社会支持来源。

(六)新进员工面临的生活事件压力较低

生活事件刺激方面,在所有群体中新进员工处于较低水平。生活事件总分平均值为 18.83 分,反映新进员工承受的精神压力处于正常水平。比较而言,新进员工遇到的正性事件的平均刺激量高于负性事件。几乎所有新进员工遇到的日常生活事件为"开始就业",其次是"恋爱或订婚"。20% 以上新进员工遇到的事件有"住房紧张""恋爱失败、破裂"和"工作学习中压力大"。表明这类事件对大多数新进员工的精神影响较大。其中,已婚员工的生活事件刺激量显著高于未婚员工;研究生学历的新进员工的生活事件刺激量最高。这可能是因为学历状况与年龄及婚姻状况有一定相关。

(七)新进员工应对压力的方式较为积极

从压力应对指数来看,与其他群体相比,新进员工的压力应对相对最好。新进员工的积极应对(指数得分 2.18 分)优于消极应对(指数得分 1.17 分),说明新进员工应对压力的方式较为积极。

总的来看,新进员工的心理复原力状况还是比较好的。

第三节　少年犯人的复原力状况研究

复原力是当今犯罪心理学研究领域的一个热点。近年来,未成年人违法犯罪人数呈上升趋势,这一现实成为摆在家长、学校和社会面前的严峻课题。多项研究表明,逆境复原力的强弱与青少年是否犯罪密切相关。如何预防青少年犯罪,关系到国家和民族的未来。因此,提升逆境中成长的青少年的良好适应性和抗压能力,具有十分重要的现实意义。

一、研究方法

（一）研究对象

本次问卷调查的对象共有 64 名,均为来自湖北省未成年犯管教所的少年犯人。其中,男性 47 名(占 73.4%),女性 17 名(占 26.6%);年龄分布从 14 到 18 岁不等,平均年龄为 16.86 岁;均为未婚;学历分布均为高中以下。

（二）测量工具

本研究采用的问卷测量包括 6 个部分,内容涵盖了被试者的基本状况、复原力、生活满意度、生活事件、社会支持与应对方式等方面。

（三）数据统计分析

问卷数据的统计分析工作采用 SPSS for Windows19.0 统计软件处理。

二、研究结果

（一）各项指标的描述统计值分布情况

1. 压力和健康状况测试结果分析

64 名少年犯人的工作生活压力、整体健康状况、抑郁状态的频次分析结果如表 8-35 所示。

表 8 - 35 少年犯人压力和健康状况的频次分布(N=64)

指标	自我报告	人数(人)	有效百分比(%)
工作生活压力	很小	3	6.8
	小	5	11.4
	一般	27	61.4
	大	5	11.4
	很大	4	9.1
健康状况	健康不佳	4	6.3
	中等	14	21.9
	良好	32	50.0
	很好	11	17.2
	极好	3	4.7
抑郁状态	从来没有	4	6.3
	有时	46	71.9
	经常	11	17.2
	一直始终	3	4.7

从工作生活压力看,大多数少年犯人评价为压力一般(61.4%),认为其工作生活压力大或很大的占 20.5%,压力小或很小的占 18.2%。工作生活压力得分均值为 3.05 分,处于"压力一般"水平。

从健康状况看,一半的少年犯人自我评价为整体健康状况良好(50.0%),感觉健康状况中等的占 21.9%,很好和极好的占 21.9%,也有 6.3% 的人认为其健康不佳。整体健康状况得分均值为 2.92 分,处于"良好"水平。

从抑郁状态看,在过去的一个月里,有时"感到沮丧或无精打采"的人占71.9%,从来没有出现抑郁状态的占 6.3%,时常感觉抑郁的占 21.9%。抑郁状态得分均值为 2.20 分,处于"有时"和"经常"之间。

从亚健康指数看,多数人最近常有一个症状或体验,少年犯人平均常有的症状或体验数为 2.69 个(见表 8 - 36)。转换后的亚健康指数为 3.66 分,表明少年犯人总体健康状况良好。从具体的亚健康症状分布看,有 60% 以上的少年犯人常感觉心烦意乱,30% 以上的少年犯人经常浑身无力、容易疲倦和失眠,20% 以上的少年犯人有思想涣散症状,也有 10% 的少年犯人没有出现任何亚健康症状(见表 8 - 37)。

表 8 - 36　少年犯人压力和健康状况的描述统计值

指标	N	最小值	最大值	众数	平均值	标准差
1.工作生活压力	44	1 分	5 分	3	3.05 分	0.939
2.健康状况	64	1 分	5 分	3	2.92 分	0.914
3.抑郁状态	64	1 分	4 分	2	2.20 分	0.622
4.亚健康症状数	64	0	7 个	1	2.69 个	1.859
5.亚健康指数	64	1.5 分	5.0 分	4.5	3.66 分	0.930

表 8 - 37　少年犯人亚健康症状频次分布(N＝64)

题 1 - 11:您最近是否常有以下症状或体验?

选项	人次	比例(%)	排序
①浑身无力	23	35.9	2
②思想涣散	17	26.6	5
③心烦意乱	40	62.5	1
④容易疲倦	22	34.4	3
⑤手足麻木	7	10.9	10
⑥腰酸背痛	10	15.6	8
⑦头痛	11	17.2	7
⑧食欲不振	10	15.6	8
⑨易怒	12	18.8	6
⑩失眠	20	31.3	4
⑪以上症状皆无	7	10.9	10

2. 复原力量表测试结果分析

57 名少年犯人的复原力指标的均值和标准差如表 8 - 38 所示。

表 8-38　少年犯人复原力指标的描述统计值

指标	N	最小值	最大值	众数	平均值	标准差
复原力总分	57	64	162	115	117.37	18.508

　　从复原力的得分看,少年犯人的复原力总分介于 64 分到 162 分之间;平均得分为 117.37 分,标准差为 18.508,表明少年犯人的平均复原力处于偏低水平,且被试之间的个体差异较大。

　　从复原力量表各项目的平均分看,各项目的平均分介于到 3.55 分到 5.92 分之间,有一定的差异,但大多数项目得分在 4~5 分之间(见表 8-39)。其中,得分最高的项目为第 5 题"如果必须的话,我可以只靠我自己",其次是第 3 题"我能够更多地依靠自己而不是别人";得分最低的项目为第 11 题"我很少怀疑生命的意义所在",其次是第 9 题"我觉得自己可以同时处理很多事情"、第 6 题"在我的人生里完成了很多事情,我为此感到自豪"。反映少年犯人更多的是依靠自己解决问题,而很少求助于别人;此外,对于生命的价值和意义的认识还很迷茫,对于目前自身所处的状态也存在诸多遗憾。

表 8-39　少年犯人复原力量表各项目的平均分

项目	题 1	题 2	题 3	题 4	题 5	题 6	题 7	题 8	题 9	题 10
平均值	4.49	4.81	5.87	4.95	5.92	3.73	4.13	5.41	3.71	4.41
标准差	1.722	1.865	1.487	1.641	1.626	2.142	1.727	1.729	1.896	1.747
项目	题 11	题 12	题 13	题 14	题 15	题 16	题 17	题 18	题 19	题 20
平均值	3.55	5.30	5.03	4.02	5.07	5.40	4.61	3.90	4.26	3.84
标准差	2.163	1.964	1.942	1.561	2.112	1.854	1.945	1.855	1.975	2.329
项目	题 21	题 22	题 23	题 24	题 25	题 26				
平均值	5.37	4.41	4.97	4.98	4.29	4.14				
标准差	1.659	2.068	1.741	1.773	2.203	1.950				

3. 生活满意度问卷测试结果分析

　　从生活满意度指标看(见表 8-40),该指标是由成熟量表中的 5 道题目组成。

生活满意度总分的平均值为 16.11 分,表明少年犯人对自己目前的生活满意度较低。该组 5 道题目中,题 1(均值 4.44 分)反映少年犯人对目前生活的满意度一般,特别是对目前的生活状态、生活目标实现总体评价较低(题 5、题 3、题 4)。

表 8-40 少年犯人生活满意度各项目的描述统计值($N=64$)

统计指标	生活满意度总分	题 1	题 2	题 3	题 4	题 5	题 6(满意选择)
平均值	16.11 分	4.44 分	3.34 分	2.94 分	3.05 分	2.34 分	3.67 个
标准差	5.521	1.511	1.461	1.851	2.149	1.994	1.512
众数	14	4	4	1	1	1	4
最小值	7 分	1 分	1 分	1 分	1 分	1 分	1 个
最大值	32 分	7 分	7 分	7 分	7 分	7 分	7 个

对于使生活更令人满意的优先选择条件(表 8-40 中简称为满意选择),少年犯人平均选择数量为 3.67 个。从具体的选择项目看,超过 70% 的少年犯人选择了"家庭幸福",50% 以上的少年犯人选择了"时间自由"和"结交朋友",接近 40% 的少年犯人选择了"个人成长",另有 30% 以上的少年犯人选择了"帮助他人"。详见表 8-41。

表 8-41 少年犯人生活满意选择的频次分布($N=64$)

题 2-6:如果以下的条件可以让你对生活更满意,你的优先选择是什么?

选项	人次	比例(%)	排序
①额外收入	16	25.0	6
②财务自由	4	6.3	8
③时间自由	35	54.7	2
④自我创业	48	7.0	7
⑤个人成长	25	39.1	4
⑥家庭幸福	46	71.9	1
⑦结交朋友	34	53.1	3

（续表）

⑧帮助他人	22	34.4	5
⑨退休保障	1	1.6	10
⑩留下遗产	0	0	11
⑪其他	4	6.3	8

从自尊自信看(见表8-42),少年犯人在3个项目的自尊自信上的平均分为3.11分,处在"一般"水平。

表8-42　少年犯人自尊自信指标的描述统计值

指标	N	最小值	最大值	众数	平均值	标准差
自尊自信总分	62	5	13	10	9.32	1.790
自尊自信平均分	62	2	4	3	3.11	0.597

4. 社会支持评定量表测试结果分析

从社会支持看,少年犯人的社会支持总分平均值为31.79分(见表8-43),客观支持平均分为6.00分,主观支持平均分为19.41分,对支持的利用度平均分为6.17分。分数等级处于"一般"水平。总的来说,少年犯人普遍在人际方面获得的支持一般;客观支持方面,少年犯人在物质和精神上获得的实际支持处于较低水平,在遇到困难时,得到的支持和帮助较少;主观支持方面,少年犯人感到身边的人对自己的支持较多,普遍觉得自己在社会中得到支持、理解的程度较高;少年犯人普遍在寻求和利用人际支持方面处于中等水平,与多数人的情况差不多。在遇到烦恼时,他们有时向别人倾诉、求助,有时则坚持自己解决。在他人向其提供帮助时,他们通常能够接受,但有时不太会利用这些帮助。

表8-43　少年犯人社会支持指标的描述统计值

指标	N	最小值(分)	最大值(分)	众数	平均值(分)	标准差
社会支持总分	56	14	43	32	31.79	5.996

（续表）

指标	N	最小值（分）	最大值（分）	众数	平均值（分）	标准差
客观支持分	62	1	11	5	6.00	2.232
主观支持分	56	10	29	20	19.41	3.990
对支持的利用度	63	3	11	6	6.17	1.819

　　在社会支持的来源上，在遇到困难时，少年犯人得到支持和帮助的主要来源依次为朋友、亲戚和其他家人。从外部组织得到的帮助相对较少。值得注意的是，有超过10%的少年犯人在遇到急难情况时，没有得到过任何经济支持或解决实际问题的帮助。见表8－44。

表8－44　少年犯人社会支持来源的频次分布（N＝64）

题5－10：过去，您在遇到急难情况时，曾经得到的经济支持或解决实际问题的帮助的来源有：

题5－11：过去，在您遇到困难或急难情况时，曾经得到的安慰和关心的来源有：

选项	人次（题5－10）	比例（%）	人次（题5－11）	比例（%）
A．配偶	12	18.8	18	28.1
B．其他家人	22	34.4	25	39.1
C．朋友	37	57.8	46	71.9
D．亲戚	30	46.9	36	56.3
E．同事	6	9.4	8	12.5
F．工作单位	1	1.6	0	0
G．党团工会等官方或半官方组织	0	0	0	0
H．宗教、社会团体等非官方组织	1	1.6	1	1.6
I．其他	5	7.8	3	4.7
无任何来源	7	11.1	4	6.3

　　5．精神负荷指数：生活事件量表测试结果分析

　　从精神负荷指数来看，少年犯人遇到的负性事件的平均刺激量远远高于正性

事件。生活事件总分平均值为 45.25 分,反映少年犯人承受的精神压力比较大,但是由于平均值容易受到极端数值的影响(标准差为 43.211,表明个体之间差异很大),这里的得分不能说明普遍情况。详见表 8 - 45。

表 8 - 45　少年犯人精神负荷指标的描述统计值

指标	N	最小值(分)	最大值(分)	众数	平均值(分)	标准差
生活事件总分	61	2	200	19	45.25	43.211
正性事件刺激量	61	0	32	0	4.52	6.177
负性事件刺激量	61	0	200	27	40.72	42.297

从具体生活事件发生的频次看,90%以上的少年犯人遇到的主要生活事件为"被拘留、受审",其次是"待业、无业"。50%以上少年犯人遇到的事件有"被人误会、错怪、诬告、议论"。40%以上少年犯人遇到的事件有"恋爱或订婚""家庭经济困难"。值得关注的是,有超过 30%的少年犯人"父母不和"。这类事件对大多数少年犯人的精神影响较大,是其主要的精神压力来源。详见表 8 - 46。

表 8 - 46　少年犯人生活事件的频次分布(N = 64)

项目	题 1	题 2	题 3	题 4	题 5	题 6	题 7	题 8	题 9	题 10
人次	30	23	0	4	3	11	12	0	1	0
比例(%)	46.9	35.9	0	6.3	4.7	17.2	18.8	0	1.6	0
项目	题 11	题 12	题 13	题 14	题 15	题 16	题 17	题 18	题 19	题 20
人次	8	3	0	0	0	0	0	1	0	0
比例(%)	12.5	4.7	0	0	0	0	0	1.6	0	0
项目	题 21	题 22	题 23	题 24	题 25	题 26	题 27	题 28	题 29	题 30
人次	20	27	10	15	12	14	7	6	52	12
比例(%)	31.3	42.2	15.6	23.4	18.8	21.9	10.9	9.4	81.3	18.8
项目	题 31	题 32	题 33	题 34	题 35	题 36	题 37	题 38	题 39	题 40
人次	3	5	5	11	23	2	8	16	22	5
比例(%)	4.7	7.8	7.8	17.2	35.9	3.1	12.5	25.0	34.4	7.8

（续表）

项目	题41	题42	题43	题44	题45	题46	题47			
人次	12	5	36	20	60	8	6			
比例（%）	18.8	7.8	56.3	31.3	93.8	12.5	9.4			

6. 压力应对方式问卷测试结果分析

从压力应对指数来看（见表8-47），少年犯人的积极应对（平均得分1.64分）优于消极应对（平均得分1.32分），转换后的压力应对指数为3.23分，处于中等水平，说明少年犯人的压力应对方式相对积极，但仍然值得关注。

表8-47　少年犯人压力应对指标的描述统计值

指标	N	最小值（分）	最大值（分）	众数	平均值（分）	标准差
压力应对指数	58	2.03	4.50	2.92	3.23	0.480
积极应对得分	58	1	3	2	1.64	0.457
消极应对得分	63	0	2	1	1.32	0.523

（二）各项指标的方差分析及均值差异解析

对调查数据进行方差分析，主要目的是确定性别、年龄、受教育程度等因素对问卷中的各项指标分数有无影响、影响程度如何。在这里，性别、年龄等人口统计学意义上的指标是自变量，复原力、生活满意度等指标分数是因变量。统计分析主要分两步进行：第一，进行方差分析，检测每个自变量对各个因变量的影响显著与否；第二，根据第一步的结果，单独把存在显著差异的指标提取出来，再做多重比较，目的是看统计学指标对复原力等指标的影响到底有何差异，差异有多大。比如群体对工作生活压力有显著影响，我们想了解的是不同群体对工作压力的影响到底有何差异，哪种群体工作压力更大，使得研究更加深入、透彻。

由于本样本群体均为未成年犯，他们具有较高的同质性，在年龄、学历、职业等方面没有什么差异，因此本次检验主要看性别对各指标的影响作用。

首先，方差分析结果显示：不同群体对除消极应对之外的所有指标均有显著影响。单就少年犯人这一群体而言，其性别差异对"对支持的利用度"和生活事件刺激有显著影响。详见表 8-48。

表 8-48　少年犯人的方差分析结果汇总

指标	组别(群体)	性别
工作生活压力	0.000	—
整体健康状况	0.000	—
抑郁状态	0.000	—
亚健康症状	0.000	—
复原力总分	0.000	—
生活满意度	0.000	—
自尊自信	0.000	—
社会支持总分	0.000	—
客观支持分	0.000	—
主观支持分	0.000	—
对支持的利用度	0.000	0.027
积极应对得分	0.000	—
消极应对得分	—	—
压力应对指数	0.000	—
生活事件刺激	0.000	0.003

注:表中只将显著性水平即 P 值小于 0.05 的数据标明,其余省略。P 小于 0.05 是差异显著,小于 0.01 是差异极其显著。所谓有显著影响,表明该自变量的变化,会引起因变量较大的变化,或者该自变量能够对某一因变量造成较大的影响,这种影响在统计意义上被称为"显著性"影响。

其次,在对指标显著差异进行分析的基础上,再把存在显著差异的指标与统计学指标提取出来,以均值为基础,比较不同类型少年犯人在工作生活压力、健康状况、生活满意度等方面的具体差异。通过对指标得分的均值比较,结果显示如下。

1. 不同群体的影响

六类群体的各项指标得分情况详见表 8-49。

表 8 - 49　群体类型对各指标的影响

单位:分

	大学生	新进员工	少年犯	成年犯	在职员工	处级干部
工作生活压力	3.18	3.01	3.00	3.28	3.49	3.73
整体健康状况	2.83	3.42	2.94	2.43	2.61	2.55
抑郁状态	2.20	1.81	2.18	2.02	1.94	1.70
亚健康症状	3.28	1.39	2.66	2.56	2.25	1.62
复原力总分	121.93	144.07	117.02	119.75	133.22	140.64
生活满意度	19.10	19.46	16.12	14.00	21.70	24.74
自尊自信	3.39	3.73	3.11	2.99	3.51	3.79
社会支持总分	35.60	38.74	31.65	32.98	40.08	45.92
客观支持分	7.99	8.21	5.95	5.62	9.86	11.19
主观支持分	20.00	22.43	19.28	20.33	22.54	26.20
对支持的利用度	7.43	8.16	6.22	6.88	7.61	8.56
积极应对得分	1.89	2.18	1.64	1.79	1.95	2.14
压力应对指数	3.46	3.68	3.23	3.31	3.51	3.63
生活事件刺激	14.91	18.83	45.60	48.45	33.71	26.98

从得分的均值来看,不同群体类型对各项指标均有显著影响,这里着重比较少年犯人与其他群体的差异,具体表现为:

工作生活压力方面,少年犯人群体的工作生活压力最低,显著低于其他群体,反映少年犯人所承担的工作责任和工作压力较小。

身体健康状况方面,少年犯人在各群体中处于较高水平(平均分为 2.94 分),说明该群体身体状况较好;但在抑郁状态方面,少年犯人得分也较高,反映少年犯人出现情绪低落状态情况比较多;亚健康症状方面,少年犯人也相对较多。反映少年犯人身体较好,但精神状态不佳。

复原力方面,少年犯人得分在所有群体中是最低的,反映该群体的心理韧性较差,较难从逆境和压力情境中恢复。其适应能力和抗压能力亟待提升。

生活满意度方面,少年犯人的生活满意度得分较低,仅高于成年犯人;自尊自信方面,少年犯人的得分在所有群体中也是比较低的。

社会支持方面,少年犯人获得的社会支持在所有群体中是最低的,且显著低于其他群体。不论是客观支持分、主观支持分,还是对支持的利用度得分,少年犯人在所有群体中得分都是最低的。反映少年犯人在社会支持方面比较欠缺。

压力应对指数方面,与其他群体相比,少年犯人的压力应对是最差的。

生活事件刺激方面,在所有群体中少年犯人处于较高水平。

以上指标都清楚地表明了少年犯人这一群体的特性,总体情况不容乐观。

2. 性别的影响

少年犯人的性别对"对支持的利用度"和生活事件刺激的影响具体为:男性对支持的利用度显著低于女性;女性的生活事件刺激量总体高于男性。参见表 8-50 和图 8-5。

表 8-50   少年犯人的性别对"对支持的利用度"和生活事件刺激的影响

单位:分

指标	男($N=46$)	女($N=17$)
对支持的利用度	5.87	7.00
生活事件刺激	35.20	71.24

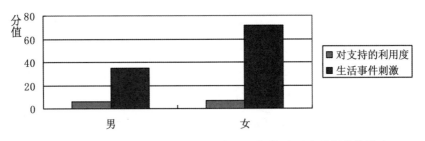

图 8-5   少年犯人的性别对"对支持的利用度"和生活事件刺激的影响

三、少年犯人心理复原力的状况分析

本研究重在以数据说话,具体勾勒并说明少年犯人心理复原力方面的真实情况和具体表现。但研究者同时认为,比数据、分值更为重要的是探究各分值差异背后隐藏的问题,发现各组数据所隐含的丰富内涵。

对 64 名少年犯人的问卷调研结果显示,少年犯人的工作生活压力显著低于其他群体;他们的总体身体健康状况良好,但精神状态堪忧;少年犯人的平均复原力处于较低水平;其生活满意度和自尊自信水平都不高;获得的社会支持也显著低于其他群体,应对压力的方式较差。总的来看,当前少年犯人的心理复原力状况令人担忧。少年犯人在工作生活压力、健康状况、心理复原力、生活满意度和压力应对等方面的主要表现如下。

（一）少年犯人承担的工作生活压力较低

从工作生活压力看,60%以上的少年犯人评价为压力一般,压力小或很小的占 18.2%。和其他群体相比,少年犯人群体的工作生活压力显著要低,反映少年犯人群体压力较轻。

（二）少年犯人身体状况良好,但精神状态堪忧

身体健康状况方面,少年犯人在各群体中处于较高水平。但和其他群体相比,少年犯人亚健康症状相对较多,并且出现情绪低落状态也较多。表明少年犯人总体身体健康状况良好,但精神状态不佳。

（三）少年犯人的平均复原力处于相对较低水平

复原力方面,少年犯人在各群体中得分相对最低,平均得分为 117 分,属于低分水平。反映该群体的心理韧性较差,较难从逆境和压力情境中恢复。从具体项目选择看,得分最高的项目为"如果必须的话,我可以只靠我自己""我能够更多地依靠自己而不是别人";得分最低的项目为"我很少怀疑生命的意义所在""我觉得自己可以同时处理很多事情""在我的人生里完成了很多事情,我为此感到自豪"。反映少年犯人更多的是依靠自己解决问题,而很少求助于别人;此外,对于生命的价值和意义还没有明确的认识。

（四）少年犯人的生活满意度较低

生活满意度方面,少年犯人的生活满意度得分较低,且显著低于其他群体。少年犯人的自尊自信得分在所有群体中也是比较低的,仅高于成年犯人。"家庭幸福""时间自由""结交朋友"和"个人成长"是少年犯人使生活更满意的优先选择条件。

（五）少年犯人获得的社会支持较少

社会支持方面,少年犯人获得的社会支持显著低于其他群体。不论是客观支持分、主观支持分,还是对支持的利用度得分,少年犯人在所有群体中得分都是最

低的。总的来说，少年犯人普遍在人际方面获得的支持比较少；客观支持方面，少年犯人在物质和精神上获得的实际支持处于较低水平，在遇到困难时，得到的支持和帮助较少；少年犯人普遍在寻求和利用人际支持方面处于中等水平。在遇到烦恼时，他们有时向别人倾诉、求助，有时则坚持自己解决。在他人向其提供帮助时，他们通常能够接受，但有时不太会利用这些帮助。特别是男性少年犯人，他们尤其不善于利用社会支持。

值得注意的是，在社会支持的来源上，在遇到困难时，少年犯人得到支持和帮助的主要来源依次为朋友、亲戚和其他家人。特别是，有超过10%的少年犯人在遇到急难情况时，没有得到过任何经济支持或解决实际问题的帮助。这些数据反映了在少年犯人的生活中社会资源（如家庭）的缺位。

（六）少年犯人面临的生活事件压力相对较高

生活事件刺激方面，在所有群体中少年犯人处于较高水平。生活事件总分平均值为45.25分，反映少年犯人承受的精神压力比较大。比较而言，女性的生活事件刺激量总体高于男性，并且少年犯人遇到的负性事件的平均刺激量远高于正性事件。对大多数少年犯人的精神影响较大的事件有"被拘留、受审""待业、无业""被人误会、错怪、诬告、议论""恋爱或订婚""家庭经济困难"。值得关注的是，有超过30%的少年犯人"父母不和"。这些事件是其主要的精神压力来源。

（七）少年犯人应对压力的方式一般

从压力应对指数来看，与其他群体相比，少年犯人的压力应对相对最差。这和复原力得分也是相对应的。少年犯人的复原力越低，抵御外界风险的能力就越弱，也越不能有效地应对危机事件。

逐渐凸显的未成年人犯罪现象，究其原因有个人心理、家庭、学校、社会四方面因素影响。青少年是人的一生中生理与心理变化最剧烈的时期。未成年人心态不稳，自我控制能力不强，遇到一些事情易生妒恨，继而进行报复，使自己的行为超越了法律和道德的范畴。除未成年人自身因素外，不理想的家庭环境，如家庭的破裂、父母的不良恶习或贫困等，往往是引发青少年犯罪的直接原因。据调查，在未成年犯家庭中，家庭成员文化素质普遍较低，有23%的家庭成员曾被拘留、劳教或判刑过。北京海淀区法院少年法庭与北京市未成年犯管教所随机对100名在押未成年犯的调查显示，这些孩子的家庭成长环境普遍较差。其中，父母离异的有29%，单亲家庭7%，合计占36%。此外，失和型家庭也严重影响孩子的健康成长。

研究表明,有三个重要因素影响人的复原力:一是工作和家庭环境;二是同伴和社会的支持;三是信仰、理想以及价值观。一个良好的外部环境是未成年人社会化过程中形成健全人格的基础。未成年人大多处于生长期,可塑性强,因而外界影响的好坏对他们至关重要,为他们营造良好的家庭、学校、社会环境,是避免未成年人出现反社会人格倾向的重要因素。因此,需要注重对青少年实行正确价值观、人生观、良好品德、意志、亲社会情感和健康人格的培养。对未成年犯而言,教会他们合理地调节负性情绪;设置适度逆境,有利于培养他们实现正确目标的决心、信心、恒心,提高其对挫折的正向心理承受力。

第四节　成年犯人的复原力状况研究

在复原力研究中,经典的以被试为中心的范式是通过比较在相同危险环境中适应良好与适应不良的被试组来进行的。劳改犯人可作为社会适应不良的代表群体。决定个体是否适应社会的一个主要因素就是自我调控。人不可能总是一帆风顺,免不了会遇到一些困难、麻烦、危险、挫折,甚至失败,很多个体正是由于认知、社会智力、价值观和品德的自我调控不当,从而导致犯罪性社会适应不良。全国一些监狱对罪犯心理健康状况的调查资料表明,大多数罪犯都程度不同地存在心理健康问题,其中有严重的不良情绪、心理障碍、心理疾病者达 30% 以上。因此,提升犯人的心理韧性和抗压能力具有十分重要的现实意义。

一、研究方法

(一)研究对象

本次问卷调查的对象共有 61 名,均为来自湖北省未成年犯管教所的在押犯人。所有犯人全部为男性;年龄分布从 18 岁到 61 岁不等,平均年龄为 33.3 岁;婚姻情况为未婚 37 人(占 60.7%),已婚 17 人(占 27.9%),离异 3 人(占 4.9%),丧偶 4 人(占 6.6%);学历分布为高中以下 59 人(占 96.7%),大专 1 人(占 1.6%),大学本科 1 人(占 1.6%)。

(二)测量工具

本研究采用的问卷测量包括 6 个部分,内容涵盖了被试者的基本状况、复原力、生活满意度、生活事件、社会支持与应对方式等方面。

（三）数据统计分析

问卷数据的统计分析工作采用 SPSS for Windows19.0 统计软件处理。

二、研究结果

（一）各项指标的描述统计值分布情况

1. 压力和健康状况测试结果分析

61 名成年犯人的工作生活压力、整体健康状况、抑郁状态的频次分析结果如表 8-51 所示。

表 8-51   成年犯人压力和健康状况的频次分布（N=61）

指标	自我报告	人数（人）	有效百分比（%）
工作生活压力	很小	5	10.0
	小	4	8.0
	一般	23	46.0
	大	8	16.0
	很大	10	20.0
健康状况	健康不佳	16	26.2
	中等	16	26.2
	良好	21	34.4
	很好	3	4.9
	极好	5	8.2
抑郁状态	从来没有	11	18.0
	有时	40	65.6
	经常	8	13.1
	一直始终	2	3.3

从工作生活压力看，大多数成年犯人评价为压力一般（46.0%），认为其工作生活压力大或很大的占 36.0%，压力小或很小的占 18.0%。工作生活压力得分均值为 3.28 分，处于"压力一般"水平。

从健康状况看,34.4%的成年犯人自我评价为整体健康状况良好,很好或极好的占 13.1%,感觉健康状况中等的占 26.2%,还有 26.2%的人认为其健康不佳。整体健康状况得分均值为 2.43 分,处于"中等"到"良好"之间。

从抑郁状态看,在过去的一个月里,有时"感到沮丧或无精打采"的人占 65.6%,从来没有出现抑郁状态的占 18.0%,经常感觉抑郁的占 16.4%。抑郁状态得分均值为 2.02 分,处于"有时"状态。

从亚健康指数看,多数人最近常有一个症状或体验,成年犯人平均常有的症状或体验数为 2.56 个(见表 8－52)。转换后的亚健康指数为 3.72 分,表明成年犯人总体健康状况一般。从具体的亚健康症状分布看,有 50%以上的成年犯人平时容易失眠,40%以上的成年犯人经常心烦意乱,还有 30%以上的成年犯人容易疲倦和浑身无力,20%以上的成年犯人食欲不振、腰酸背痛(见表 8－53)。

表 8－52　成年犯人压力和健康状况的描述统计值

指标	N	最小值	最大值	众数	平均值	标准差
1.工作生活压力	50	1 分	5 分	3	3.28 分	1.179
2.健康状况	61	1 分	5 分	3	2.43 分	1.176
3.抑郁状态	61	1 分	4 分	2	2.02 分	0.671
4.亚健康症状数	61	0	7 个	1	2.56 个	1.867
5.亚健康指数	61	1.5 分	5.0 分	4.5	3.72 分	0.933

表 8－53　成年犯人亚健康症状频次分布($N=59$)

题 1－11:您最近是否常有以下症状或体验?

选项	人次	比例(%)	排序
①浑身无力	18	30.5	3
②思想涣散	6	10.2	10
③心烦意乱	26	44.1	2
④容易疲倦	18	30.5	3
⑤手足麻木	9	15.3	8
⑥腰酸背痛	12	20.3	6

（续表）

⑦头痛	10	16.9	7
⑧食欲不振	14	23.7	5
⑨易怒	7	11.9	9
⑩失眠	32	54.2	1
⑪以上症状皆无	4	6.8	11

2. 复原力量表测试结果分析

53 名成年犯人的复原力指标的均值和标准差如表 8 - 54 所示。

表 8 - 54　成年犯人复原力指标的描述统计值

指标	N	最小值	最大值	众数	平均值	标准差
复原力总分	53	70	160	91	119.75	21.451

从复原力的得分看,成年犯人的复原力总分介于 70 分到 160 分之间;平均得分为 119.75 分,标准差为 21.451,表明成年犯人的平均复原力处于较低水平,但被试之间的个体差异较大。

从复原力量表各项目的平均分看,各项目的平均分介于到 3.80 分到 5.68 分之间,有一定的差异,但大多数项目得分介于 4～5 分之间。其中,得分最高的项目为第 8 题"我能够善待自己",其次是第 5 题"如果必须的话,我可以只靠我自己"、第 3 题"我能够更多地依靠自己而不是别人";得分最低的项目为第 6 题"在我的人生里完成了很多事情,我为此感到自豪",其次是第 11 题"我很少怀疑生命的意义所在"。详见表 8 - 55。

表 8 - 55　成年犯人复原力量表各项目的平均分

项目	题 1	题 2	题 3	题 4	题 5	题 6	题 7	题 8	题 9	题 10
平均值	5.30	5.27	5.49	4.57	5.57	3.80	4.54	5.68	4.25	4.97
标准差	1.952	1.812	1.859	1.750	1.986	2.192	1.728	1.732	1.955	1.879

（续表）

项目	题 11	题 12	题 13	题 14	题 15	题 16	题 17	题 18	题 19	题 20
平均值	4.05	5.30	5.44	4.15	4.44	4.77	5.13	4.10	5.11	4.48
标准差	2.101	1.909	2.029	1.855	2.125	2.124	1.875	2.022	1.854	2.180
项目	题 21	题 22	题 23	题 24	题 25	题 26				
平均值	4.15	4.46	4.74	4.66	5.30	5.20				
标准差	2.032	2.070	1.966	1.999	1.918	1.922				

3. 生活满意度问卷测试结果分析

从生活满意度指标看，该指标是由成熟量表中的 5 道题目组成。生活满意度总分的平均值为 14.00 分，表明成年犯人对自己目前的生活满意度较低。该组 5 道题目中，题 1（均值 3.28 分）反映成年犯人对目前生活的满意度一般，特别是对目前的生活条件、生活目标总体评价较低（题 2、题 4、题 5）。详见表 8 - 56。

表 8 - 56 成年犯人生活满意度各项目的描述统计值（N = 60）

统计指标	生活满意度总分	题 1	题 2	题 3	题 4	题 5	题 6（满意选择）
平均值	14.00 分	3.28 分	2.68 分	3.10 分	2.30 分	2.69 分	2.90 个
标准差	5.443	1.451	1.444	1.848	1.640	1.988	1.729
众数	15	4	1	1	1	1	1
最小值	5 分	1 分	1 分	1 分	1 分	1 分	1 个
最大值	32 分	7 分	7 分	7 分	7 分	7 分	8 个

对于使生活更令人满意的优先选择条件（表 8 - 56 中简称为满意选择），成年犯人平均选择数量为 2.90 个。从具体的选择项目看，超过 60% 的成年犯人选择了"时间自由""自我创业"和"家庭幸福"，约 30% 的成年犯人选择了"结交朋友"，另有超过 20% 的成年犯人选择了"帮助他人"和"个人成长"。详见表 8 - 57。

表 8－57　成年犯人生活满意选择的频次分布（$N＝59$）

题 2－6:如果以下的条件可以让你对生活更满意,你的优先选择是什么?

选项	人次	比例（%）	排序
①额外收入	4	6.8	8
②财务自由	5	8.5	7
③时间自由	39	66.1	1
④自我创业	37	62.7	2
⑤个人成长	14	23.7	6
⑥家庭幸福	36	61.0	3
⑦结交朋友	18	30.5	4
⑧帮助他人	16	27.1	5
⑨退休保障	2	3.4	10
⑩留下遗产	3	5.1	9
⑪其他	1	1.7	11

从自尊自信看,成年犯人在 3 个项目的自尊自信上的平均分为 2.99 分,处在"一般"水平。详见表 8－58。

表 8－58　成年犯人自尊自信指标的描述统计值

指标	N	最小值	最大值	众数	平均值	标准差
自尊自信总分	59	3	13	8	8.98	2.177
自尊自信平均分	59	1	4	3	2.99	0.726

4. 社会支持评定量表测试结果分析

从社会支持看,成年犯人的社会支持总分平均值为 32.98 分(见表 8－59),客观支持平均分为 5.62 分,主观支持平均分为 20.33 分,对支持的利用度平均分为6.88分。分数等级处于"一般"水平。总的来说,成年犯人普遍在人际方面获得的支持不多;客观支持方面,成年犯人在物质和精神上获得的实际支持处于较低水平,在遇到困难时,能够得到的支持和帮助较少;主观支持方面,成年犯人普遍觉得自己在社会中得到支持、理解的程度一般；成年犯人普遍在寻求和利用人际支持方面处于中等水平。

表 8 - 59　成年犯人社会支持指标的描述统计值

指标	N	最小值（分）	最大值（分）	众数	平均值（分）	标准差
社会支持总分	54	12	49	32	32.98	8.169
客观支持分	58	1	14	6	5.62	3.048
主观支持分	54	8	31	18	20.33	4.786
对支持的利用度	58	3	12	6	6.88	2.185

在社会支持的来源上，在遇到困难时，成年犯人得到支持和帮助的主要来源依次为朋友、其他家人、亲戚和配偶。从外部组织得到的帮助相对较少。值得注意的是，有高达 23.3% 的成年犯人在遇到急难情况时，没有任何实际的帮助来源。详见表 8 - 60。

表 8 - 60　成年犯人社会支持来源的频次分布（N＝59）

题 5 - 10：过去，您在遇到急难情况时，曾经得到的经济支持或解决实际问题的帮助的来源有：

题 5 - 11：过去，在您遇到困难或急难情况时，曾经得到的安慰和关心的来源有：

选项	人次（题 5 - 10）	比例（%）	人次（题 5 - 11）	比例（%）
A. 配偶	13	22.0	17	28.8
B. 其他家人	27	45.8	26	44.1
C. 朋友	28	47.5	29	49.2
D. 亲戚	21	35.6	26	44.1
E. 同事	9	15.3	12	20.3
F. 工作单位	3	5.1	2	3.4
G. 党团工会等组织	0	0	0	0
H. 宗教、社会团体等非官方组织	1	1.7	1	1.7
I. 其他	0	0	2	3.4
无任何来源	14	23.3	8	13.3

5. 精神负荷指数：生活事件量表测试结果分析

从精神负荷指数来看（见表 8-61），成年犯人遇到的负性事件的平均刺激量远远高于正性事件。生活事件总分平均值为 48.45 分，反映成年犯人承受的精神压力比较大，但是由于平均值容易受到极端数值的影响（标准差为 48.885，表明个体之间差异极大），这里的得分不能说明普遍情况。

表 8-61　成年犯人精神负荷指标的描述统计值

指标	N	最小值（分）	最大值（分）	众数	平均值（分）	标准差
生活事件总分	31	1	166	16	48.45	48.885
正性事件刺激量	31	0	12	0	1.71	3.408
负性事件刺激量	31	1	164	32	46.74	48.591

从具体生活事件发生的频次看，接近 70% 的成年犯人遇到的日常生活事件为"被拘留、受审"，其次是"家庭经济困难"。40% 以上成年犯人遇到的事件有"待业、无业""生活规律重大变动"，以及"被人误会、错怪、诬告、议论"。这类事件对大多数成年犯人的精神影响较大。详见表 8-62。

表 8-62　成年犯人生活事件的频次分布（N=34）

项目	题1	题2	题3	题4	题5	题6	题7	题8	题9	题10
人次	11	7	12	5	2	10	5	3	5	7
比例（%）	32.4	20.6	35.3	14.7	5.9	29.4	14.7	8.8	14.7	20.6
项目	题11	题12	题13	题14	题15	题16	题17	题18	题19	题20
人次	6	4	3	1	1	0	1	3	3	0
比例（%）	17.6	11.8	8.8	2.9	2.9	0	2.9	8.8	8.8	0
项目	题21	题22	题23	题24	题25	题26	题27	题28	题29	题30
人次	2	16	10	10	6	3	11	4	15	4
比例（%）	5.9	47.1	29.4	29.4	17.6	8.8	32.4	11.8	44.1	11.8
项目	题31	题32	题33	题34	题35	题36	题37	题38	题39	题40

（续表）

人次	0	2	3	14	10	5	5	9	15	2
比例（%）	0	5.9	8.8	41.2	29.4	14.7	14.7	26.5	44.1	5.9
项目	题41	题42	题43	题44	题45	题46	题47			
人次	2	1	13	8	23	5	3			
比例（%）	5.9	2.9	38.2	23.5	67.6	14.7	8.8			

6.压力应对方式问卷测试结果分析

从压力应对指数来看（见表8-63），成年犯人的积极应对（平均得分1.79分）略优于消极应对（平均得分1.31分），转换后的压力应对指数为3.31分，处于中等水平，说明成年犯人的压力应对方式仍然值得关注。

表8-63　成年犯人压力应对指标的描述统计值

指标	N	最小值（分）	最大值（分）	众数	平均值（分）	标准差
压力应对指数	49	2.33	4.00	3.22	3.31	0.445
积极应对得分	50	0	3	2	1.79	0.518
消极应对得分	56	0	3	1	1.31	0.502

（二）各项指标的方差分析及均值差异解析

对调查数据进行方差分析，主要目的是确定性别、年龄、婚姻情况等因素对问卷中的各项指标分数有无影响、影响程度如何。在这里，性别、年龄等人口统计学意义上的指标是自变量，复原力、生活满意度等指标分数是因变量。统计分析主要分两步进行：①进行方差分析，检测每个自变量对各个因变量的影响显著与否；②根据第一步的结果，单独把存在显著差异的指标提取出来，再做多重比较，目的是看统计学指标对复原力等指标的影响到底有何差异，差异有多大。比如群体对工作生活压力有显著影响，我们想了解的是不同群体对工作压力的影响到底有何差异，哪种群体工作压力更大，使得研究更加深入、透彻。

由于本样本群体均为男性成年犯人，他们具有较高的同质性，在学历、职业等方面没有太大差异，因此本次检验主要看年龄和婚姻情况对各指标的影响作用。

首先,方差分析结果显示:不同群体对除消极应对之外的所有指标均有显著影响。单就成年犯人这一群体而言,其年龄差异对主观支持分有显著影响;婚姻情况的差异对社会支持三项指标有显著影响。详见表 8-64。

表 8-64　成年犯人的方差分析结果汇总

指标	组别(群体)	年龄	婚姻情况
工作生活压力	0.000	—	—
整体健康状况	0.000	—	—
抑郁状态	0.000	—	—
亚健康症状	0.000	—	—
复原力总分	0.000	—	—
生活满意度	0.000	—	—
自尊自信	0.000	—	—
社会支持总分	0.000	—	0.023
客观支持分	0.000	—	0.010
主观支持分	0.000	0.036	0.035
对支持的利用度	0.000	—	—
积极应对得分	0.000	—	—
消极应对得分	—	—	—
压力应对指数	0.000	—	—
生活事件刺激	0.000	—	—

注:表中只将显著性水平即 P 值小于 0.05 的数据标明,其余省略。P 小于 0.05 是差异显著,小于 0.01 是差异极其显著。所谓有显著影响,表明该自变量的变化,会引起因变量较大的变化,或者该自变量能够对某一因变量造成较大的影响,这种影响在统计意义上被称为"显著性"影响。

其次,在对指标显著差异进行分析的基础上,再把存在显著差异的指标与统计学指标提取出来,以均值为基础,比较不同类型成年犯人在工作生活压力、健康状况、生活满意度等方面的具体差异。通过对指标得分的均值比较,结果显示如下。

1. 不同群体的影响

六类群体的各项指标得分情况详见表 8-65。

表 8-65 群体类型对各指标的影响

单位:分

	大学生	新进员工	少年犯	成年犯	在职员工	处级干部
工作生活压力	3.18	3.01	3.00	3.28	3.49	3.73
整体健康状况	2.83	3.42	2.94	2.43	2.61	2.55
抑郁状态	2.20	1.81	2.18	2.02	1.94	1.70
亚健康症状	3.28	1.39	2.66	2.56	2.25	1.62
复原力总分	121.93	144.07	117.02	119.75	133.22	140.64
生活满意度	19.10	19.46	16.12	14.00	21.70	24.74
自尊自信	3.39	3.73	3.11	2.99	3.51	3.79
社会支持总分	35.60	38.74	31.65	32.98	40.08	45.92
客观支持分	7.99	8.21	5.95	5.62	9.86	11.19
主观支持分	20.00	22.43	19.28	20.33	22.54	26.20
对支持的利用度	7.43	8.16	6.22	6.88	7.61	8.56
积极应对得分	1.89	2.18	1.64	1.79	1.95	2.14
压力应对指数	3.46	3.68	3.23	3.31	3.51	3.63
生活事件刺激	14.91	18.83	45.60	48.45	33.71	26.98

从得分的均值来看,不同群体类型对各项指标均有显著影响,这里着重比较成年犯人与其他群体的差异,具体表现为:

工作生活压力方面,在各群体中,成年犯人的工作生活压力居中,反映成年犯人所承担的工作责任和工作压力一般。

身体健康状况方面,成年犯人在各群体中处于最低水平(平均分为 2.43 分),亚健康症状方面,成年犯人也相对较多,值得关注;抑郁状态方面,成年犯人得分居中。

复原力方面,成年犯人得分相对较低,仅稍高于少年犯人群体,反映该群体的心理韧性较差,较难从逆境和压力情境中恢复。

生活满意度方面,成年犯人的生活满意度得分最低,且显著低于其他群体;自尊自信方面,成年犯人的得分在所有群体中也是最低的。

社会支持方面，成年犯人获得的社会支持显著低于其他群体，只略高于少年犯人群体。不论是客观支持分、主观支持分，还是对支持的利用度得分，成年犯人在所有群体中得分都是较低的。

压力应对指数方面，与其他群体相比，成年犯人的压力应对较差。

生活事件刺激方面，在所有群体中成年犯人处于最高水平。

2. 年龄的影响

从得分的均值来看，年龄对成年犯人主观支持的影响具体为：36～50岁的成年犯人的主观支持相对最高，其次是18～35岁的成年犯人，50岁以上成年犯人主观支持最差，应引起重点关注。这可能是因为年龄和婚姻状况有一定相关。详见表8-66和图8-6。

表 8 - 66   成年犯人的年龄对主观支持的影响

指标	18～35 岁	36～50 岁	50 岁以上
主观支持分	19.33	23.00	19.17

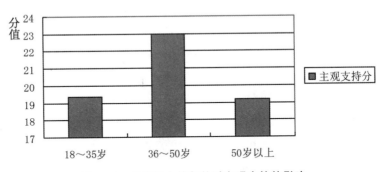

图 8 - 6   成年犯人的年龄对主观支持的影响

3. 婚姻状况的影响

成年犯人的婚姻状况差异对社会支持的3项指标有显著影响。具体为：已婚成年犯人得分最高，且显著高于其他犯人；其中，丧偶犯人的社会支持得分最低。这表明，婚姻状况是犯人的一个重要的社会支持来源。详见表8-67和图8-7。

表 8‐67　成年犯人的婚姻状况对社会支持的影响

指标	未婚 （N＝37）	已婚 （N＝17）	离异 （N＝3）	丧偶 （N＝4）
社会支持总分	31.18	38.20	31.67	26.50
客观支持分	4.97	7.69	4.00	4.00
主观支持分	19.09	23.27	21.00	18.50

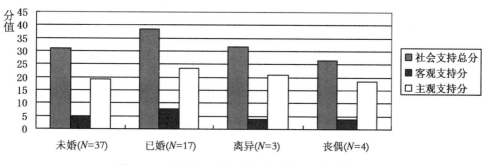

图 8‐7　成年犯人的婚姻状况对社会支持的影响

三、成年犯人心理复原力的状况分析

本研究重在以数据说话,具体勾勒并说明成年犯人心理复原力方面的真实情况和具体表现。但研究者同时认为,比数据、分值更为重要的是探究各分值差异背后隐藏的问题,发现各组数据所隐含的丰富内涵。

对 61 名成年犯人的问卷调研结果显示,成年犯人的工作生活压力一般,且总体健康状况也一般;成年犯人的平均复原力处于较低水平;成年犯人的生活满意度、自尊自信都显著低于其他群体;获得的社会支持较少,应对压力的方式也较差。总的来看,成年犯人在工作生活压力、健康状况、心理复原力、生活满意度和压力应对等方面均显示出和其他群体不同的特点。

（一）成年犯人承担的工作生活压力一般

从工作生活压力看,大多数成年犯人评价为压力一般（46%）,36% 的成年犯人评价为压力大或很大,压力小或很小的占 18%。和其他群体相比,成年犯人群体的工作生活压力居中,反映成年犯人群体压力一般。

（二）成年犯人总体健康状况一般

身体健康状况方面,成年犯人在各群体中处于较低水平,整体健康状况得分均值为 2.43 分,处于"中等"到"良好"之间。有 50% 以上的成年犯人平时容易失眠,40% 以上的成年犯人经常心烦意乱,还有 30% 以上的成年犯人容易疲倦和浑身无力。和其他群体相比,成年犯人出现情绪低落状态相对较多。

（三）成年犯人的平均复原力处于较低水平

复原力方面,成年犯人在各群体中得分相对较低,平均得分为 119.75 分,仅稍高于少年犯人群体。反映该群体的心理韧性较差,不能很快从逆境和压力情境中恢复。其中,得分最高的项目为"我能够善待自己""如果必须的话,我可以只靠我自己""我能够更多地依靠自己而不是别人";得分最低的项目为"在我的人生里完成了很多事情,我为此感到自豪""我很少怀疑生命的意义所在"。反映成年犯人更多的是依靠自己解决问题,而很少求助于别人;此外,对于生命的价值和意义还没有明确的认识,对于自身的状况也有诸多不满意的地方。

（四）成年犯人的生活满意度较低

生活满意度方面,成年犯人的生活满意度得分最低,且显著低于其他群体。具体选择项目上反映出成年犯人对目前生活的满意度一般,特别是对目前的生活条件、生活目标总体评价较低。"时间自由""自我创业""家庭幸福"和"结交朋友"是成年犯人使生活更令人满意的优先选择条件。

成年犯人的自尊自信得分在所有群体中也是最低的。成年犯人除了需要有生活的物质保障外,更需要别人的尊重。自尊心是个体对自己的生活环境的意义感和价值感的体会,当社会评价满足个人的自尊需要时,即当个人感到自己有意义和有价值时,便会产生肯定的自尊感。犯罪人员不是没有自尊心,而是由于他们的行为较多地受到他人的负强化,而使他们的自尊心转化成了自卑感。

（五）成年犯人获得的社会支持水平较低

社会支持方面,成年犯人获得的社会支持显著低于其他群体,只略高于少年犯人群体。不论是客观支持分、主观支持分,还是对支持的利用度得分,成年犯人在所有群体中得分都是比较低的。总的来说,成年犯人普遍在人际方面获得的支持比较少;客观支持方面,成年犯人在物质和精神上获得的实际支持处于较低水平,在遇到困难时,能够得到的支持和帮助较少;主观支持方面,成年犯人普遍觉得自己在社会中得到支持、理解的程度一般；成年犯人普遍在寻求和利用人际支持方面处于中等水平。值得注意的是，有高达23.3%的成年犯人在遇到急难情况时，没有任何实际的帮助来源。这也从另一方面说明了其复原力较低的原因。

数据显示，年龄和婚姻状况均对成年犯人的社会支持有影响。具体表现为：已婚成年犯人社会支持得分最高，且显著高于其他犯人；其中，丧偶犯人的社会支持得分最低。这表明，婚姻状况是犯人的一个重要的社会支持来源。从年龄看，36～50岁的成年犯人的主观支持相对最高，其次是18～35岁的成年犯人，50岁以上成年犯人主观支持最差。这可能是因为年龄和婚姻状况有一定相关。

（六）成年犯人面临的生活事件压力处于高水平

生活事件刺激方面，在所有群体中成年犯人处于最高水平。生活事件总分平均值为48.45分，反映成年犯人承受的精神压力比较大。比较而言，成年犯人遇到的负性事件的平均刺激量远远高于正性事件。接近70%的成年犯人遇到的日常生活事件为"被拘留、受审"，其次是"家庭经济困难"。40%以上成年犯人遇到的事件有"待业、无业""生活规律重大变动"，以及"被人误会、错怪、诬告、议论"。这类事件对大多数成年犯人的精神影响较大。

（七）成年犯人应对压力的方式一般

从压力应对指数来看，与其他群体相比，成年犯人的压力应对相对较差。成年犯人的积极应对（指数得分1.79）略优于消极应对（指数得分1.31），说明成年犯人应对压力的方式中等。

不同的人面临压力时的反应会表现出很大的差别，这里个人心理韧性（复原力）水平的高低至关重要。对犯人适应社会的良好心理品质——对挫折的正向心理承受力的培养，能帮助犯人提高心理抗压能力，理智地容忍、调适、战胜挫折，使其增强重返社会后的免疫能力，重新犯罪的可能性就相对小了。由以上调研结果可知，改善男性成年犯人的心理复原力，其重点应该放在支持力上，具体落脚于人际协助和家庭支持这两方面。改善家庭、监狱和社会的人际和舆论环境，给予他们心灵上的支持，使他们感受到社会的温暖，从而帮助他们鼓起重新做人的勇气，融归社会。

第五节　在职员工的复原力状况研究

随着企事业单位用工环境的不断变化，员工的职场压力已成为值得关注的一个社会现象。当今社会快节奏、高压力、迅速变化的工作环境也对在职员工的压力承受能力提出了更高的要求，因此，提升在职员工的心理韧性和抗压能力具有十分重要的现实意义。

一、研究方法

（一）研究对象

本次问卷调查的对象共有 108 名，均为来自上海行政学院不同班次的在职学员。其中，男性 61 名（占 56.5%），女性 47 名（占 43.5%）；年龄分布从 22 到 68 岁，平均年龄为 39.8 岁；学历分布为大专及以下 38 人（占 36.2%），大学本科 39 人（占 37.1%），研究生 28 人（占 26.7%）；职业分布为公务员 41 人（占 44.6%），事业单位 29 人（占 31.5%），企业职工 18 人（占 19.6%）；职位分布为正职 27 人（占 25.0%），副职 25 人（占 23.1%），一般人员 56 人（占 51.9%）。

（二）测量工具

本研究采用的问卷测量包括 6 个部分，内容涵盖了被试者的基本状况、复原力、生活满意度、生活事件、社会支持与应对方式等方面。

（三）数据统计分析

问卷数据的统计分析工作采用 SPSS for Windows19.0 统计软件处理。

二、研究结果

（一）各项指标的描述统计值分布情况

1. 压力和健康状况测试结果分析

108 名在职员工的工作生活压力、整体健康状况、抑郁状态的频次分析结果如表 8-68 所示。

表 8-68　在职员工压力和健康状况的频次分布（$N = 108$）

指标	自我报告	人数（人）	有效百分比（%）
工作生活压力	很小	5	4.7
	小	2	1.9
	一般	47	44.3
	大	40	37.7
	很大	12	11.3
健康状况	健康不佳	8	7.5
	中等	33	30.8
	良好	59	55.1
	很好	7	6.5
抑郁状态	从来没有	20	18.5
	有时	77	71.3
	经常	9	8.3
	一直始终	2	1.9

从工作生活压力看,大多数在职员工评价为压力大或很大(49.0%),认为其工作生活压力一般的占 44.3%,压力小或很小的仅占 6.6%。工作生活压力得分均值为 3.49 分,处于"压力一般"到"压力大"之间。

从健康状况看,一半以上的在职员工自我评价为整体健康状况良好(55.1%),感觉健康状况中等的占 30.8%,很好的占 6.5%,也有 7.5% 的人认为其健康不佳。整体健康状况得分均值为 2.61 分,处于"中等"到"良好"之间。

从抑郁状态看,在过去的一个月里,有时"感到沮丧或无精打采"的人占 71.3%,从来没有出现抑郁状态的占 18.5%,经常感觉抑郁的占 10.2%。抑郁状态得分均值为 1.94 分,处于"有时"状态。

从亚健康指数看,多数人最近常有 2 个症状或体验,在职员工平均常有的症状或体验数为 2.25 个(见表 8-69)。转换后的亚健康指数为 3.88 分,表明在职员工总体健康状况一般。从具体的亚健康症状分布看,有 60% 以上的在职员工感觉容易疲倦,30% 以上的在职员工经常腰酸背痛,20% 以上的在职员工经常心烦意乱和易怒(见表 8-70)。

表 8 - 69　在职员工压力和健康状况的描述统计值

指标	N	最小值	最大值	众数	平均值	标准差
1.工作生活压力	106	1分	5分	3	3.49分	0.897
2.健康状况	107	1分	4分	3	2.61分	0.724
3.抑郁状态	108	1分	4分	2	1.94分	0.584
4.亚健康症状数	108	0	7个	2	2.25个	1.511
5.亚健康指数	108	1.5分	5.0分	3.5	3.88分	0.755

表 8 - 70　在职员工亚健康症状频次分布（N＝101）

题 1 - 11:您最近是否常有以下症状或体验?

选项	人次	比例(%)	排序
①浑身无力	13	12.9	7
②思想涣散	19	18.8	5
③心烦意乱	28	27.7	3
④容易疲倦	65	64.4	1
⑤手足麻木	10	9.9	10
⑥腰酸背痛	32	31.7	2
⑦头痛	12	11.9	8
⑧食欲不振	8	7.9	11
⑨易怒	26	25.7	4
⑩失眠	18	17.8	6
⑪以上症状皆无	12	11.9	8

2.复原力量表测试结果分析

100 名在职员工的复原力指标的均值和标准差如表 8 - 71 所示。

表 8-71　在职员工复原力指标的描述统计值

指标	N	最小值	最大值	众数	平均值	标准差
复原力总分	100	85	169	123	133.22	17.387

从复原力的得分看,在职员工的复原力总分介于 85 分到 169 分之间;平均得分为 133.22 分,标准差为 17.387,表明在职员工的平均复原力处于中等水平,既不高也不低,但被试之间的个体差异较大。

从复原力量表各项目的平均分来看,各项目的平均分介于到 4.54 分到 5.85 分之间,有一定的差异,但大多数项目得分介于 5~6 分之间,差异不大。其中,得分最高的项目为第 2 题"通常我会想方设法应对问题",其次是第 1 题"一旦制定了计划,我就会按计划行事",第 14 题"我是个自律的人";得分最低的项目为第 20 题"有时我强迫自己做一些不情愿的事情",其次是第 9 题"我觉得自己可以同时处理很多事情",第 18 题"在紧急情况下,我是人们通常可以依赖的那个人"。详见表 8-72。

表 8-72　在职员工复原力量表各项目的平均分

项目	题 1	题 2	题 3	题 4	题 5	题 6	题 7	题 8	题 9	题 10
平均值	5.79	5.85	5.31	5.57	5.52	5.35	5.20	5.61	4.82	5.11
标准差	1.296	1.085	1.450	1.435	1.449	1.354	1.298	1.358	1.413	1.254

项目	题 11	题 12	题 13	题 14	题 15	题 16	题 17	题 18	题 19	题 20
平均值	5.25	5.50	5.44	5.64	5.31	5.13	5.26	4.82	5.59	4.54
标准差	1.554	1.410	1.409	1.223	1.283	1.318	1.213	1.345	1.233	1.568

项目	题 21	题 22	题 23	题 24	题 25	题 26
平均值	5.50	5.20	5.26	5.27	5.59	5.34
标准差	1.299	1.495	1.184	1.300	1.523	1.236

3. 生活满意度问卷测试结果分析

从生活满意度指标看,该指标是由成熟量表中的 5 道题目组成。生活满意度总分的平均值为 21.70 分,表明在职员工对自己目前的生活大体满意。该组 5 道题目中,题1(均值5.15分)反映在职员工对目前生活的满意度较高,但对目前的生活条件、生活方式总体评价一般(题2、题3、题4、题5)。详见表8-73。

表8-73　在职员工生活满意度各项目的描述统计值(N=105)

统计指标	生活满意度总分	题1	题2	题3	题4	题5	题6(满意选择)
平均值	21.70分	5.15分	4.37分	4.46分	4.45分	3.23分	3.64个
标准差	5.380	1.058	1.124	1.415	1.575	1.629	1.646
众数	21	4	4	4	4	3	3
最小值	11分	3分	1分	1分	1分	1分	1个
最大值	35分	7分	7分	7分	7分	7分	9个

　　对于使生活更令人满意的优先选择条件(表8-73中简称为满意选择),在职员工平均选择数量为3.64个。从具体的选择项目看,超过75%的在职员工选择了"家庭幸福",接近70%的在职员工选择了"时间自由",超过40%的在职员工选择了"结交朋友",另有30%以上的在职员工选择了"个人成长""自我创业"和"额外收入"。详见表8-74。

表8-74　在职员工生活满意选择的频次分布(N=101)

题2-6:如果以下的条件可以让你对生活更满意,你的优先选择是什么?

选项	人次	比例(%)	排序
①额外收入	32	31.7	5
②财务自由	28	27.7	7
③时间自由	69	68.3	2
④自我创业	32	31.7	5
⑤个人成长	37	36.6	4
⑥家庭幸福	77	76.2	1
⑦结交朋友	44	43.6	3
⑧帮助他人	28	27.7	7

（续表）

⑨退休保障	25	24.8	9
⑩留下遗产	3	3.0	10
⑪其他	1	1.0	11

从自尊自信看,在职员工在 3 个项目的自尊自信上的平均分为 3.51,处在"一般"和"比较高"之间。详见表 8 - 75。

表 8 - 75　在职员工自尊自信指标的描述统计值

指标	N	最小值	最大值	众数	平均值	标准差
自尊自信总分	106	7	15	10	10.52	1.617
自尊自信平均分	106	2	5	3	3.51	0.539

4. 社会支持评定量表测试结果分析

从社会支持看,在职员工的社会支持总分平均值为 40.08 分(见表 8 - 76),客观支持平均分为 9.86 分,主观支持平均分为 22.54 分,对支持的利用度平均分为 7.61分。分数等级处于"一般"到"比较多"之间。

表 8 - 76　在职员工社会支持指标的描述统计值

指标	N	最小值(分)	最大值(分)	众数	平均值(分)	标准差
社会支持总分	72	18	53	36	40.08	7.150
客观支持分	74	2	16	12	9.86	2.981
主观支持分	74	12	30	22	22.54	4.317
对支持的利用度	74	3	12	7	7.61	1.742

总的来说,在职员工普遍在人际方面获得的支持比较多;客观支持方面,在职员工在物质和精神上获得的实际支持处于中等水平,在遇到困难时,能够得到一定的支持和帮助;主观支持方面,在职员工感到身边的人对自己的支持较多,普遍觉得自己在社会中得到支持、理解的程度较高;在职员工普遍在寻求和利用人际支持

方面处于中等水平。

在社会支持的来源上，在遇到困难时，在职员工得到支持和帮助的主要来源依次为其他家人、配偶、朋友、亲戚、同事和工作单位。从外部组织得到的帮助相对较少。详见表 8-77。

表 8-77　在职员工社会支持来源的频次分布（N＝72）

题 5-10：过去，您在遇到急难情况时，曾经得到的经济支持或解决实际问题的帮助的来源有：

题 5-11：过去，在您遇到困难或急难情况时，曾经得到的安慰和关心的来源有：

选项	人次（题 5-10）	比例（%）	人次（题 5-11）	比例（%）
A. 配偶	47	49.0	55	57.3
B. 其他家人	49	51.0	53	55.2
C. 朋友	42	43.8	56	58.3
D. 亲戚	30	31.3	24	25.0
E. 同事	27	28.1	34	35.4
F. 工作单位	14	14.6	16	16.7
G. 党团工会等官方或半官方组织	0	0	2	2.1
H. 宗教、社会团体等非官方组织	0	0	0	0
I. 其他	0	0	0	0
无任何来源	3	4.0	0	0

5. 精神负荷指数：生活事件量表测试结果分析

从精神负荷指数来看（见表 8-78），在职员工遇到的正性事件的平均刺激量高于负性事件。生活事件总分平均值为 33.71 分，反映在职员工承受的精神压力比较大，但是由于平均值容易受到极端数值的影响（标准差为 33.226，表明个体之间差异很大），这里的得分不能说明普遍情况。

表 8 - 78　在职员工精神负荷指标的描述统计值

指标	N	最小值（分）	最大值（分）	众数	平均值（分）	标准差
生活事件总分	82	0	182	0	33.71	33.226
正性事件刺激量	82	0	88	0	18.60	21.089
负性事件刺激量	82	0	158	0	15.11	22.591

　　从具体生活事件发生的频次看（见表 8 - 79），超过 40% 的在职员工遇到的日常生活事件为"晋升、提级"，其次是"工作压力大"。20% 以上在职员工遇到的事件有"经济情况显著改善""被人误会、错怪、诬告、议论"。这类事件对大多数在职员工的精神影响较大。需要说明的是，虽然有些事件（如恋爱、结婚生子）的选择频次较高，考虑到在职员工的年龄状况，这些事件应属于过去事件，而不是最近发生的有影响的事件，因此没有把它们考虑在内。

表 8 - 79　在职员工生活事件的频次分布（N＝84）

项目	题 1	题 2	题 3	题 4	题 5	题 6	题 7	题 8	题 9	题 10
人次	47	10	50	33	17	36	7	9	1	6
比例（%）	56.0	11.9	59.5	39.3	20.2	42.9	8.3	10.7	1.2	7.1
项目	题 11	题 12	题 13	题 14	题 15	题 16	题 17	题 18	题 19	题 20
人次	4	2	3	0	4	0	1	3	14	1
比例（%）	4.8	2.4	3.6	0	4.8	0	1.2	3.6	16.7	1.2
项目	题 21	题 22	题 23	题 24	题 25	题 26	题 27	题 28	题 29	题 30
人次	4	5	12	21	11	10	2	12	1	37
比例（%）	4.8	6.0	14.3	25.0	13.1	11.9	2.4	14.3	1.2	44.0
项目	题 31	题 32	题 33	题 34	题 35	题 36	题 37	题 38	题 39	题 40
人次	7	19	35	27	31	10	0	8	11	0
比例（%）	8.3	22.6	41.7	32.1	36.9	11.9	0	9.5	13.1	0
项目	题 41	题 42	题 43	题 44	题 45	题 46	题 47			
人次	8	5	21	3	0	7	2			
比例（%）	9.5	6.0	25.0	3.6	0	8.3	2.4			

6. 压力应对方式问卷测试结果分析

从压力应对指数来看（见表 8-80），在职员工的积极应对（平均得分 1.95 分）优于消极应对（平均得分 1.20 分），转换后的压力应对指数为 3.51 分，处于中等到良好之间，说明在职员工的压力应对方式较为积极，但仍然值得关注。

表 8-80　在职员工压力应对指标的描述统计值

指标	N	最小值（分）	最大值（分）	众数	平均值（分）	标准差
压力应对指数	99	2.47	4.33	3.31	3.51	0.353
积极应对得分	102	1	3	2	1.95	0.431
消极应对得分	100	0	3	1	1.20	0.478

（二）各项指标的方差分析及均值差异解析

对调查数据进行方差分析，主要目的是确定性别、年龄、受教育程度、职位等因素对问卷中的各项指标分数有无影响、影响程度如何。在这里，性别、年龄、受教育程度等 6 个人口统计学意义上的指标是自变量，复原力、生活满意度等指标分数是因变量。统计分析主要分两步进行：第一，将 6 个统计学指标作为自变量，复原力等 15 项指标作为因变量来进行方差分析，检测每个自变量对各个因变量的影响显著与否；第二，根据第一步的结果，单独把存在显著差异的指标提取出来，再做多重比较，目的是看统计学指标对复原力等指标的影响到底有何差异，差异有多大。比如群体对工作生活压力有显著影响，我们想了解的是不同群体对工作压力的影响到底有何差异，哪种群体工作压力更大，使得研究更加深入、透彻。

首先，方差分析结果显示：不同群体对除消极应对之外的所有指标均有显著影响。单就在职员工这一群体而言，其性别差异对工作生活压力和社会支持有显著影响；年龄差异对生活满意度有显著影响；婚姻状况的差异对社会支持有显著影响；学历的差异对复原力总分有显著影响；职位的差异对工作生活压力、自尊自信和对支持的利用度等 3 个指标有显著影响。详见表 8-81。

表 8 - 81　在职员工的方差分析结果汇总

指标	组别（群体）	性别	年龄	婚姻情况	受教育程度	职位
工作生活压力	0.000	0.005	—	—	—	0.000
整体健康状况	0.000	—	—	—	—	—
抑郁状态	0.000	—	—	—	—	—
亚健康症状	0.000	—	—	—	—	—
复原力总分	0.000	—	—	—	0.009	—
生活满意度	0.000	—	0.014	—	—	—
自尊自信	0.000	—	—	—	—	0.019
社会支持总分	0.000	0.024	—	0.001	—	—
客观支持分	0.000	—	—	0.027	—	—
主观支持分	0.000	0.030	—	0.001	—	—
对支持的利用度	0.000	—	—	—	—	0.003
积极应对得分	0.000	—	—	—	—	—
消极应对得分	—	—	—	—	—	—
压力应对指数	0.000	—	—	—	—	—
生活事件刺激	0.000	—	—	—	—	—

注：表中只将显著性水平即 P 值小于 0.05 的数据标明，其余省略。P 小于 0.05 是差异显著，小于 0.01 是差异极其显著。所谓有显著影响，表明该自变量的变化，会引起因变量较大的变化，或者该自变量能够对某一因变量造成较大的影响，这种影响在统计意义上被称为"显著性"影响。

　　其次，在对指标显著差异进行分析的基础上，再把存在显著差异的指标与统计学指标提取出来，以均值为基础，比较不同类型在职员工在工作生活压力、生活满意度等方面的具体差异。通过对指标得分的均值比较，结果显示如下。

　　1. 不同群体的影响

　　六类群体的各项指标得分情况详见表 8 - 82。

表 8-82　群体类型对各指标的影响

单位:分

	大学生	新进员工	少年犯	成年犯	在职员工	处级干部
工作生活压力	3.18	3.01	3.00	3.28	3.49	3.73
整体健康状况	2.83	3.42	2.94	2.43	2.61	2.55
抑郁状态	2.20	1.81	2.18	2.02	1.94	1.70
亚健康症状	3.28	1.39	2.66	2.56	2.25	1.62
复原力总分	121.93	144.07	117.02	119.75	133.22	140.64
生活满意度	19.10	19.46	16.12	14.00	21.70	24.74
自尊自信	3.39	3.73	3.11	2.99	3.51	3.79
社会支持总分	35.60	38.74	31.65	32.98	40.08	45.92
客观支持分	7.99	8.21	5.95	5.62	9.86	11.19
主观支持分	20.00	22.43	19.28	20.33	22.54	26.20
对支持的利用度	7.43	8.16	6.22	6.88	7.61	8.56
积极应对得分	1.89	2.18	1.64	1.79	1.95	2.14
压力应对指数	3.46	3.68	3.23	3.31	3.51	3.63
生活事件刺激	14.91	18.83	45.60	48.45	33.71	26.98

　　从得分的均值来看,不同群体类型对各项指标均有显著影响,这里着重比较在职员工与其他群体的差异,具体表现为:

　　工作生活压力方面,在职员工群体的工作生活压力仅低于处级干部群体,但显著高于其他群体,反映在职员工所承担的工作责任和工作压力较重。

　　身体健康状况方面,在职员工在各群体中处于较低水平(平均分为 2.61 分),值得关注;抑郁状态方面,在职员工得分处于中等水平;亚健康症状方面,在职员工也相对居中。

　　复原力方面,在职员工得分居中,反映该群体的心理韧性一般,能从逆境和压力情境中恢复,但需要一定的时间。

　　生活满意度方面,在职员工的生活满意度得分仅低于处级干部群体,且显著高于其他群体;自尊自信方面,在职员工的得分在所有群体中处于中等水平。

社会支持方面,在职员工获得的社会支持仅低于处级干部群体,且显著高于其他群体。不论是客观支持分、主观支持分,还是对支持的利用度得分,在职员工在所有群体中得分都是较高的。

压力应对指数方面,与其他群体相比,在职员工的压力应对处于中等水平。

生活事件刺激方面,在所有群体中在职员工处于中等水平。

2. 性别的影响

在职员工的性别对工作生活压力和社会支持的影响具体为:男性感受到的工作生活压力显著高于女性,且男性的社会支持总分和主观支持分也总体高于女性。反映男性所承受的工作压力更大,但在人际方面获得的支持也较高,感到身边的人对自己的支持较多。详见表 8‐83 和图 8‐8。

表 8‐83　在职员工的性别对工作生活压力和社会支持的影响

单位:分

指标	男(N=60)	女(N=46)
工作生活压力	3.70	3.22
社会支持总分	41.92	38.14
主观支持分	23.62	21.46

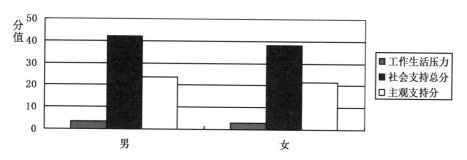

图 8‐8　在职员工的性别对工作生活压力和社会支持的影响

3. 年龄的影响

从得分的均值来看,年龄对在职员工生活满意度的影响具体为:50 岁以上在职员工的生活满意度最高,其次是18～35岁在职员工,36～50岁的在职员工的生活满意度相对最低,应引起重点关注。详见表8－84和图8－9。

表 8－84 在职员工的年龄对生活满意度的影响

单位:分

指标	18～35 岁（$N=37$）	36～50 岁（$N=55$）	50 岁以上（$N=12$）
生活满意度	21.14	21.08	25.77

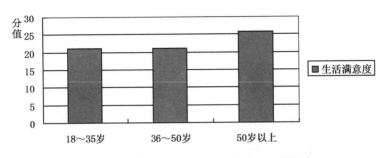

图 8－9 在职员工的年龄对生活满意度的影响

4. 婚姻状况的影响

在职员工的婚姻状况对社会支持 3 项指标有显著影响。具体为:已婚员工的社会支持最高,显著高于未婚和离异个体(由于丧偶只有 1 人,这里的分数不能代表普遍情况)。这反映婚姻关系是个体的一个十分重要的社会支持来源。详见表 8－85和图 8－10。

表 8－85 在职员工的婚姻情况对社会支持的影响

指标	未婚（$N=11$）	已婚（$N=92$）	离异（$N=2$）	丧偶（$N=1$）
社会支持总分	34.63	41.30	25.50	39.00
客观支持分	9.12	10.16	4.00	9.00
主观支持分	18.37	23.30	15.00	22.54

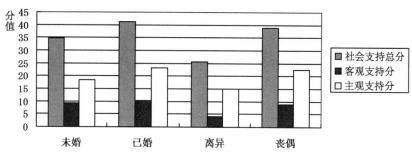

图 8-10　在职员工的婚姻情况对社会支持的影响

5.受教育程度的影响

在职员工的学历差异仅对复原力指标有显著影响。具体为:高中以下学历员工的复原力得分最高,其次是研究生学历员工,这两类员工的复原力总分显著高于大专和本科学历的在职员工。这可能是与学历和个人经历有一定相关,学历低的群体属于年纪比较大的,经过的人生历练比较多,因而具有较强的心理韧性。详见表 8-86 和图 8-11。

表 8-86　在职员工的受教育程度对复原力的影响

指标	高中以下(N=3)	大专(N=33)	本科(N=39)	研究生(N=28)
复原力总分	144.00	129.77	129.71	142.54

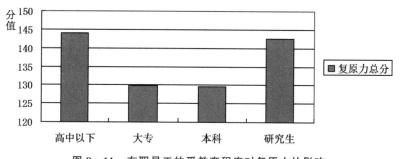

图 8-11　在职员工的受教育程度对复原力的影响

6.职位的影响

职位(负责情况)的不同,对工作生活压力、自尊自信和对支持的利用度等 3 个指标均有显著影响。影响具体为:担任一定职务(副职或正职)员工的工作生活压力显著高于一般人员(无领导职务)。在自尊自信方面,正职员工的自尊自信最高,其次是副职员工,一般人员自尊自信最低,反映是否承担领导职务对员工的自尊自信作用明显。在寻求和利用人际支持方面,正职人员最高,其次是副职员工,他们对支持的利用度显著高于一般人员。反映职位因素有利于建立一些可以支持个体的人际关系。详见表 8-87 和图 8-12。

表 8-87　在职员工的职位对各指标的影响

单位:分

指标	一般人员($N=55$)	副职($N=24$)	正职($N=27$)
工作生活压力	3.13	3.96	3.81
自尊自信	10.09	10.88	11.04
对支持的利用度	7.05	8.27	8.50

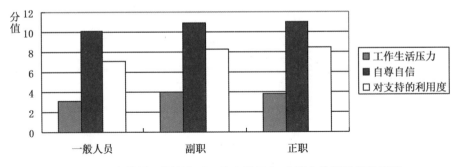

图 8-12　在职员工的职位对工作生活压力、自尊自信等指标的影响

三、在职员工心理复原力的状况分析

本研究重在以数据说话,具体勾勒并说明在职员工心理复原力方面的真实情况和具体表现。但研究者同时认为,比数据、分值更为重要的是探究各分值差异背后隐藏的问题,发现各组数据所隐含的丰富内涵。

对 108 名在职员工的问卷调研结果显示,在职员工的工作生活压力在各群体中处于较高水平,且总体健康状况一般;在职员工的平均复原力处于相对较高水平;在职员工的生活满意度、获得的社会支持都仅低于处级干部群体,且显著高于其他群体;在职员工面临的生活事件压力和应对压力的方式均处于中等水平。总的来看,在职员工在工作生活压力、健康状况、心理复原力、生活满意度和压力应对等方面均显示出和其他群体不同的特点。

（一）在职员工承担的工作生活压力较大

从工作生活压力看,近 50% 的在职员工评价为压力大或很大,压力小或很小的仅占 6.6%。和其他群体相比,在职员工群体的工作生活压力显著要高,仅低于处级干部群体,反映在职员工群体压力较重。其中,男性在职员工感受到的工作生活压力显著高于女性,同时发现,担任一定职务（副职或正职）员工的工作生活压力显著高于一般人员（无领导职务）。这可能是由于男性多处于领导岗位,所承担的工作责任和工作压力较重。

（二）在职员工总体健康状况一般

身体健康状况方面,在职员工在各群体中处于较低水平,整体健康状况得分均值为 2.61 分,处于"中等"到"良好"之间。有 60% 以上的在职员工感觉容易疲倦,30% 以上的在职员工经常腰酸背痛,20% 以上的在职员工经常心烦意乱和易怒。和其他群体相比,在职员工亚健康症状居中,并且精神状态也处于中等水平,表明在职员工总体健康状况一般。

（三）在职员工的平均复原力处于相对较高水平

复原力方面,在职员工得分居中,平均得分为 133.22 分,反映该群体的心理韧性一般,能从逆境和压力情境中恢复,但需要一定的时间。其中,在职员工表现韧性较强的方面为"通常会想方设法应对问题"和"一旦制定了计划,就会按计划行事";较弱的方面为"强迫自己做一些不情愿的事情"和"同时处理很多事情"。复原力高的员工,当遇到问题和困境时,能够坚持、很快恢复和采取迂回途径来取得成功。

影响复原力指标的变量只有在职员工的学历差异。具体为:高中以下学历员工的复原力得分最高,其次是研究生学历员工,这两类员工的复原力总分显著高于大专和本科学历的在职员工。这可能是因为学历和个人经历有一定相关,学历低的群体属于年纪比较大的,经过的人生历练比较多,因而具有较强的心理韧性。

（四）在职员工的生活满意度较高

生活满意度方面,在职员工的生活满意度得分仅低于处级干部群体,且显著高于其他群体。其中，50 岁以上在职员工的生活满意度最高。自尊自信方面，在职员工的得分在所有群体中处于中等水平。具体选择项目上反映出在职员工对自己目前的生活大体满意，但对目前的生活条件、生活方式总体评价一般。"家庭幸福""时间自由""结交朋友"和"个人成长"是在职员工对生活更满意的优先选择条件。

（五）在职员工获得的社会支持水平较高

社会支持方面，在职员工获得的社会支持仅低于处级干部群体，且显著高于其他群体。不论是客观支持分、主观支持分、还是对支持的利用度得分，在职员工在所有群体中得分都是比较高的。总的来说，在职员工普遍在人际方面获得的支持比较多；客观支持方面，在职员工在物质和精神上获得的实际支持处于中等水平，在遇到困难时，能够得到一定的支持和帮助；主观支持方面，在职员工感到身边的人对自己的支持较多，普遍觉得自己在社会中得到支持、理解的程度较高；在职员工普遍在寻求和利用人际支持方面处于中等水平。

此外，社会支持得分体现了一定的差异性。具体表现为：男性的社会支持总分和主观支持分总体高于女性，反映男性在人际方面获得的支持较高，感到身边的人对自己的支持较多；已婚员工的社会支持最高，显著高于未婚和离异个体，这表明婚姻关系是个体的一个十分重要的社会支持来源；在寻求和利用人际支持方面，正职人员最高，其次是副职员工，他们对支持的利用度显著高于一般人员，说明职位因素有利于帮助个体建立一些可以支持的社会关系。

（六）在职员工面临的生活事件压力处于中等水平

生活事件刺激方面，在所有群体中在职员工处于中等水平。生活事件总分平均值为 33.71 分，反映在职员工承受的精神压力比较大。比较而言，在职员工遇到的正性事件的平均刺激量高于负性事件。超过 40% 的在职员工遇到的日常生活事件为"晋升、提级"，其次是"工作压力大"。20% 以上在职员工遇到的事件有"经济情况显著改善""被人误会、错怪、诬告、议论"。这类事件对大多数在职员工的精神影响较大。

（七）在职员工应对压力的方式一般

从压力应对指数来看，与其他群体相比，在职员工的压力应对处于中等水平。在职员工的积极应对（指数得分 1.95 分）优于消极应对（指数得分 1.20 分），说明在职员工应对压力的方式较为积极，但总分不高，转换后的压力应对指数为 3.51，处于中等到良好之间，说明在职员工的压力应对方式仍然值得关注。

当前的组织管理者都过分强调工作,事实上,工作、生活和健康的平衡才是关键。只有满怀希望、对工作乐观、具有韧性的员工才能在工作中得到激励,才能表现出更强的环境适应能力。一方面,员工需要更多的人文关怀类"精神薪酬",以弥补和缓解工作压力;另一方面,员工的抗压能力和心理韧性并非与生俱来,企业应该像开发其他能力一样,给予重视。如果组织能够在心理复原力开发过程中,有针对性地对员工进行培训干预,就能起到良好的作用。让员工在压力情境下较少体验到焦虑,这也是现代企业需要努力的重要方向。

第六节　处级领导干部的复原力状况研究

我国对复原力的相关应用研究方面主要涉及地震和灾后的复原力与学校心理辅导,对于领导干部的复原力及其开发的研究还比较少。2011 年底,中共中央纪委、中共中央组织部、监察部联合下发了《关于关心干部心理健康 提高干部心理素质的意见》,提出"把心理调适能力作为衡量干部综合能力的重要方面"。处级领导干部在我国行政管理体系中处于中坚力量,人数众多、职能广泛、责任重大、地位重要。实践中,处级干部处在各种矛盾的交汇点,要经常面对各类突发性危急事件的考验,因此,提升他们的心理韧性和抗压能力具有十分重要的现实意义。为了更好地了解领导干部的心理复原力状况,本研究对上海市处级领导干部进行了问卷调研和数据分析,以期能更加深入地探讨领导干部的心理复原力问题,在促成心理弹性,避免逆境或不利因素对领导干部心理的消极影响方面能有所助益。

一、研究方法

(一)研究对象

本次问卷调查的对象共有 97 名,均为来自上海市委党校不同班次的处级干部。其中,男性 73 名(占 76.0%),女性 23 名(占 24.0%);年龄分布从 32 到 59 岁不等,平均年龄为 46.2 岁;学历分布为大专 5 人(占 5.2%),大学本科 60 人(占61.9%),研究生 32 人(占 33.0%);职位分布为处级正职 55 人(占 56.7%),处级副职 37 人(占 38.1%),其他处级干部 5 人(占 5.2%)。

（二）测量工具

本研究采用的问卷测量包括 6 个部分,内容涵盖了被试者的基本状况、复原力、生活满意度、生活事件、社会支持与应对方式等方面。

（三）数据统计分析

问卷数据的统计分析工作采用 SPSS for Windows18.0 统计软件处理。

二、研究结果

（一）各项指标的描述统计值分布情况

1. 压力和健康状况测试结果分析

97 名处级干部的工作生活压力、整体健康状况、抑郁状态的频次分析结果如表 8－88 所示:

表 8－88　处级干部压力和健康状况的频次分布（N＝97）

指标	自我报告	人数（人）	有效百分比（%）
工作生活压力	很小	1	1.0
	小	3	3.1
	一般	25	25.8
	大	60	61.9
	很大	8	8.2
健康状况	健康不佳	4	4.2
	中等	39	40.6
	良好	49	51.0
	很好	4	4.2
抑郁状态	从来没有	32	33.3
	有时	61	63.5
	经常	3	3.1

从工作生活压力看,大多数处级干部评价为压力大或很大（70.1%）,认为其工作生活压力一般的占 25.8%,压力小或很小的仅占 4.1%。工作生活压力得分均值为 3.73 分,处于"压力一般"到"压力大"之间,接近于压力大。

从健康状况看,一半的处级干部自我评价为整体健康状况良好(51.0%),感觉健康状况中等的占 40.6%,很好的占 4.2%,也有 4.2%的人认为其健康不佳。整体健康状况得分均值为 2.55 分,处于"中等"到"良好"之间。

从抑郁状态看,在过去的一个月里,有时"感到沮丧或无精打采"的人占 63.5%,从来没有出现抑郁状态的占 33.3%,经常感觉抑郁的占 3.1%。抑郁状态得分均值为 1.70 分,处于"从来没有"和"有时"之间。

从亚健康指数看,多数人最近常有一个症状或体验,处级干部平均常有的症状或体验数为 1.62 个(见表 8-89)。转换后的亚健康指数为 4.19 分,表明处级干部总体健康状况良好。从具体的亚健康症状分布看,有 60%以上的处级干部感觉容易疲倦,30%以上的处级干部经常腰酸背痛,20%以上的处级干部没有出现任何亚健康症状(见表 8-90)。

表 8-89　处级干部压力和健康状况的描述统计值

指标	N	最小值(分)	最大值(分)	众数	平均值(分)	标准差
1.工作生活压力	97	1	5	4	3.73	0.700
2.健康状况	96	1	4	3	2.55	0.647
3.抑郁状态	96	1	3	2	1.70	0.526
4.亚健康症状数	97	0	5	1	1.62	1.425
5.亚健康指数	97	2.5	5.0	4.5	4.19	0.712

表 8-90　处级干部亚健康症状频次分布(N=93)

题 1-11:您最近是否常有以下症状或体验?

选项	人次	比例(%)	排序
①浑身无力	4	4.3	8
②思想涣散	4	4.3	8
③心烦意乱	14	15.1	5
④容易疲倦	60	64.5	1
⑤手足麻木	4	4.3	8
⑥腰酸背痛	31	33.3	2

（续表）

⑦头痛	8	8.6	7
⑧食欲不振	4	4.3	8
⑨易怒	15	16.1	4
⑩失眠	11	11.8	6
⑪以上症状皆无	20	21.5	3

2. 复原力量表测试结果分析

88名处级干部的复原力指标的均值和标准差如表8-91所示。

表8-91　处级干部复原力指标的描述统计值

指标	N	最小值	最大值	众数	平均值	标准差
复原力总分	88	101	174	135	140.64	18.735

从复原力的得分看，处级干部的复原力总分介于101分到174分之间；平均得分为140.64分，标准差为18.735，表明处级干部的平均复原力处于较高水平，但被试之间的个体差异较大。

从复原力量表各项目的平均分看，各项目的平均分介于到4.65分到6.19分之间，有一定的差异，但大多数项目得分介于5～6分之间，差异不大。其中，得分最高的项目为第2题"通常我会想方设法应对问题"，其次是第1题"一旦制定了计划，我就会按计划行事"，第14题"我是个自律的人"；得分最低的项目为第20题"有时我强迫自己做一些不情愿的事情"，其次是第3题"我能够更多地依靠自己而不是别人"。详见表8-92。

表8-92　处级干部复原力量表各项目的平均分

项目	题1	题2	题3	题4	题5	题6	题7	题8	题9	题10
平均值	6.13	6.19	4.80	5.82	4.87	5.70	5.48	5.68	5.25	5.63
标准差	0.992	1.190	1.610	1.346	1.797	1.354	1.330	1.289	1.436	1.225

（续表）

项目	题 11	题 12	题 13	题 14	题 15	题 16	题 17	题 18	题 19	题 20
平均值	5.67	5.94	5.57	6.11	5.57	5.73	5.81	5.69	5.94	4.65
标准差	1.359	1.040	1.527	1.065	1.279	1.156	1.089	1.145	1.141	1.576
项目	题 21	题 22	题 23	题 24	题 25	题 26				
平均值	6.02	5.31	5.61	5.28	5.49	5.64				
标准差	1.046	1.453	40251	1.382	1.569	1.282				

3. 生活满意度问卷测试结果分析

从生活满意度指标看，该指标是由成熟量表中的 5 道题目组成。生活满意度总分的平均值为 24.74 分，表明处级干部对自己目前的生活大体满意。该组 5 道题目中，题 1（均值 5.74 分）和题 4（均值 5.34 分）反映处级干部对目前生活的满意度较高，"已经得到生活中想得到的最重要的东西"，但对目前的生活条件、生活方式总体评价一般（题 2、题 3、题 5）。详见表 8-93。

表 8-93　处级干部生活满意度各项目的描述统计值（$N=97$）

统计指标	生活满意度总分	题 1	题 2	题 3	题 4	题 5	题 6（满意选择）
平均值	24.74 分	5.74 分	4.69 分	4.89 分	5.34 分	4.08 分	3.18 个
标准差	5.312	1.083	1.064	1.376	1.428	1.760	1.429
众数	24	6	4	4	6	4	3
最小值	12 分	3 分	2 分	1 分	1 分	1 分	1 个
最大值	35 分	7 分	7 分	7 分	7 分	7 分	9 个

对于使生活更令人满意的优先选择条件（表 8-93 中简称为满意选择），处级干部平均选择数量为 3.18 个。从具体的选择项目看，超过 70% 的处级干部选择了"家庭幸福"，接近 60% 的处级干部选择了"时间自由"，接近 50% 的处级干部选择了"结交朋友"和"帮助他人"，另有 20% 以上的处级干部选择了"个人成长""退休保障"和"自我创业"。详见表 8-94。

表 8 - 94　处级干部生活满意选择的频次分布（N＝93）

题 2 - 6：如果以下的条件可以让你对生活更满意，你的优先选择是什么？

选项	人次	比例（%）	排序
①额外收入	9	9.7	8
②财务自由	8	8.6	9
③时间自由	55	59.1	2
④自我创业	19	20.4	7
⑤个人成长	27	29.0	5
⑥家庭幸福	67	72.0	1
⑦结交朋友	46	49.5	3
⑧帮助他人	44	47.3	4
⑨退休保障	23	24.7	6
⑩留下遗产	2	2.2	10
⑪其他	1	1.1	11

从自尊自信看，处级干部在 3 个项目的自尊自信上的平均分为 3.79 分，处在"一般"和"比较高"之间。详见表 8 - 95。

表 8 - 95　处级干部自尊自信指标的描述统计值

指标	N	最小值	最大值	众数	平均值	标准差
自尊自信总分	97	8	15	12	11.37	1.417
自尊自信平均分	97	3	5	4	3.79	0.472

4. 社会支持评定量表测试结果分析

从社会支持看，处级干部的社会支持总分平均值为 45.92 分（见表 8 - 96），客观支持平均分为 11.19 分，主观支持平均分为 26.20 分，对支持的利用度平均分为 8.56 分。分数等级处于"一般"到"比较多"之间。总的来说，处级干部普遍在人际方面获得的支持比较多；客观支持方面，处级干部在物质和精神上获得的实际支持处于中等水平，在遇到困难时，能够得到一定的支持和帮助；主观支持方面，处级干部感到身边的人对自己的支持较多,普遍觉得自己在社会中得到支持、理解的程度较高;处级干部普遍在寻求和利用人际支持方面处于较高水平。

表 8-96　处级干部社会支持指标的描述统计值

指标	N	最小值(分)	最大值(分)	众数	平均值(分)	标准差
社会支持总分	95	30	62	43	45.92	6.755
客观支持分	95	4	18	12	11.19	3.601
主观支持分	97	16	32	28	26.20	3.622
对支持的利用度	96	5	12	7	8.56	1.946

在社会支持的来源上,在遇到困难时,处级干部得到支持和帮助的主要来源依次为配偶、朋友、其他家人、同事、亲戚和工作单位。从外部组织得到的帮助相对较少。详见表 8-97。

表 8-97　处级干部社会支持来源的频次分布(N=93)

题 5-10:过去,您在遇到急难情况时,曾经得到的经济支持或解决实际问题的帮助的来源有:

题 5-11:过去,在您遇到困难或急难情况时,曾经得到的安慰和关心的来源有:

选项	人次(题 5-10)	比例(%)	人次(题 5-11)	比例(%)
A. 配偶	66	71.0	76	81.7
B. 其他家人	60	64.5	64	68.8
C. 朋友	63	67.7	75	80.6
D. 亲戚	39	41.9	39	41.9
E. 同事	41	44.1	62	66.7
F. 工作单位	29	31.2	38	40.9
G. 党团工会等组织	10	10.8	17	18.3
H. 宗教、社会团体等非官方组织	1	1.1	2	2.2
I. 其他	1	1.1	1	1.1
无任何来源	4	4.2	3	3.1

5.精神负荷指数:生活事件量表测试结果分析

从精神负荷指数来看(见表8-98),处级干部遇到的正性事件的平均刺激量高于负性事件。生活事件总分平均值为26.98分,反映处级干部承受的精神压力比较大,但是由于平均值容易受到极端数值的影响(标准差为30.863,表明个体之间差异很大),这里的得分不能说明普遍情况。

表8-98 处级干部精神负荷指标的描述统计值

指标	N	最小值(分)	最大值(分)	众数	平均值(分)	标准差
生活事件总分	66	0	124	0	26.98	30.863
正性事件刺激量	66	0	98	0	15.65	23.393
负性事件刺激量	66	0	124	0	11.33	17.480

从具体生活事件发生的频次看,接近70%的处级干部遇到的日常生活事件为"晋升、提级",其次是"工作压力大"。20%以上处级干部遇到的事件有"经济情况显著改善""被人误会、错怪、诬告、议论"。这类事件对大多数处级干部的精神影响较大。详见表8-99。

表8-99 处级干部生活事件的频次分布(N=68)

项目	题1	题2	题3	题4	题5	题6	题7	题8	题9	题10
人次	14	3	23	14	5	14	1	2	1	3
比例(%)	20.6	4.4	33.8	20.6	7.4	20.6	1.5	2.9	1.5	4.4
项目	题11	题12	题13	题14	题15	题16	题17	题18	题19	题20
人次	4	0	0	0	3	0	2	2	13	3
比例(%)	5.9	0	0	0	4.4	0	2.9	2.9	19.1	4.4
项目	题21	题22	题23	题24	题25	题26	题27	题28	题29	题30
人次	1	2	3	16	9	6	2	7	1	10
比例(%)	1.5	2.9	4.4	23.5	13.2	8.8	2.9	10.3	1.5	14.7
项目	题31	题32	题33	题34	题35	题36	题37	题38	题39	题40
人次	3	13	46	4	21	3	2	10	5	1

（续表）

比例（%）	4.4	19.1	67.6	5.9	30.9	4.4	2.9	14.7	7.4	1.5
项目	题 41	题 42	题 43	题 44	题 45	题 46	题 47			
人次	4	9	14	1	0	2	3			
比例（%）	5.9	13.2	20.6	1.5	0	2.9	4.4			

6. 压力应对方式问卷测试结果分析

从压力应对指数来看（见表 8－100），处级干部的积极应对（平均得分 2.14 分）优于消极应对（平均得分 1.17 分），转换后的压力应对指数为 3.63 分，处于中等到良好之间，说明处级干部的压力应对方式较为积极，但仍然值得关注。

表 8－100　处级干部压力应对指标的描述统计值

指标	N	最小值（分）	最大值（分）	众数	平均值（分）	标准差
压力应对指数	83	2.75	4.53	3.39	3.63	0.357
积极应对得分	85	1	3	2	2.14	0.359
消极应对得分	88	0	2	1	1.17	0.511

（二）各项指标的方差分析及均值差异解析

对调查数据进行方差分析，主要目的是确定性别、年龄、受教育程度、职位（负责情况）等因素对问卷中的各项指标分数有无影响、影响程度如何。在这里，性别、年龄、受教育程度等 5 个人口统计学意义上的指标是自变量，复原力、生活满意度等指标分数是因变量。统计分析主要分两步进行：第一，将 5 个统计学指标作为自变量，复原力等 15 项指标作为因变量来进行方差分析，检测每个自变量对各个因变量的影响显著与否；第二，根据第一步的结果，单独把存在显著差异的指标提取出来，再做多重比较，目的是看统计学指标对复原力等指标的影响到底有何差异，差异有多大。比如群体对工作生活压力有显著影响，我们想了解的是不同群体对工作压力的影响到底有何差异，哪种群体工作压力更大，使得研究更加深入、透彻。

首先，方差分析结果显示：不同群体对除消极应对之外的所有指标均有显著影响。单就处级干部这一群体而言，其性别差异对工作生活压力和生活满意度有显著影响;年龄差异对整体健康状况有显著影响;学历的差异对积极应对得分有显著影响;职位的差异对整体健康状况、抑郁状态和生活满意度等3个指标有显著影响。详见表8-101。

表8-101　处级干部的方差分析结果汇总

指标	组别(群体)	性别	年龄	受教育程度	职位
工作生活压力	0.000	0.008	—	—	—
整体健康状况	0.000	—	0.044	—	0.025
抑郁状态	0.000	—	—	—	0.013
亚健康症状	0.000	—	—	—	—
复原力总分	0.000	—	—	—	—
生活满意度	0.000	0.006	—	—	0.014
自尊自信	0.000	—	—	—	—
社会支持总分	0.000	—	—	—	—
客观支持分	0.000	—	—	—	—
主观支持分	0.000	—	—	—	—
对支持的利用度	0.000	—	—	—	—
积极应对得分	0.000	—	—	0.011	—
消极应对得分	—	—	—	—	—
压力应对指数	0.000	—	—	—	—
生活事件刺激	0.000	—	—	—	—

注:表中只将显著性水平即P值小于0.05的数据标明,其余省略。P小于0.05是差异显著,小于0.01是差异极其显著。所谓有显著影响,表明该自变量的变化,会引起因变量较大的变化,或者该自变量能够对某一因变量造成较大的影响,这种影响在统计意义上被称为"显著性"影响。

　　其次,在对指标显著差异进行分析的基础上,再把存在显著差异的指标与统计学指标提取出来,以均值为基础,比较不同类型处级干部在工作生活压力、健康状况、生活满意度等方面的具体差异。通过对指标得分的均值比较,结果显示如下。

　　1. 不同群体的影响

　　六类群体的各项指标得分情况详见表8-102。

表 8－102　群体类型对各指标的影响

单位：分

	大学生	新进员工	少年犯	成年犯	在职员工	处级干部
工作生活压力	3.18	3.01	3.00	3.28	3.49	3.73
整体健康状况	2.83	3.42	2.94	2.43	2.61	2.55
抑郁状态	2.20	1.81	2.18	2.02	1.94	1.70
亚健康症状	3.28	1.39	2.66	2.56	2.25	1.62
复原力总分	121.93	144.07	117.02	119.75	133.22	140.64
生活满意度	19.10	19.46	16.12	14.00	21.70	24.74
自尊自信	3.39	3.73	3.11	2.99	3.51	3.79
社会支持总分	35.60	38.74	31.65	32.98	40.08	45.92
客观支持分	7.99	8.21	5.95	5.62	9.86	11.19
主观支持分	20.00	22.43	19.28	20.33	22.54	26.20
对支持的利用度	7.43	8.16	6.22	6.88	7.61	8.56
积极应对得分	1.89	2.18	1.64	1.79	1.95	2.14
压力应对指数	3.46	3.68	3.23	3.31	3.51	3.63
生活事件刺激	14.91	18.83	45.60	48.45	33.71	26.98

从得分的均值来看，不同群体类型对各项指标均有显著影响，这里着重比较处级干部与其他群体的差异，具体表现为：

工作生活压力方面，处级干部群体的工作生活压力显著高于其他群体，反映处级干部所承担的工作责任和工作压力较重；身体健康状况方面，处级干部在各群体中处于较低水平（平均分为 2.55 分），值得关注；抑郁状态方面，处级干部得分最低，反映处级干部最少出现情绪低落状态；亚健康症状方面，处级干部也相对较少。

复原力方面，处级干部得分相对较高，反映该群体的心理韧性较强，能较快地从逆境和压力情境中恢复。

生活满意度方面，处级干部的生活满意度得分最高，且显著高于其他群体；自尊自信方面，处级干部的得分在所有群体中也是最高的。

社会支持方面，处级干部获得的社会支持显著高于其他群体。不论是客观支持分、主观支持分，还是对支持的利用度得分，处级干部在所有群体中得分都是最高的。

压力应对指数方面，与其他群体相比，处级干部的压力应对相对较好。

生活事件刺激方面，在所有群体中处级干部处于中等水平。

2. 性别的影响

性别对处级干部的工作生活压力和生活满意度的影响具体为：男性感受到的工作生活压力显著高于女性；女性的生活满意度总体高于男性。反映男性所承受的工作压力更大（见表 8 - 103）。

表 8 - 103　处级干部的性别对工作生活压力和生活满意度的影响

单位：分

指标	男	女
工作生活压力	3.82	3.39
生活满意度	23.99	27.43

3. 年龄的影响

从得分的均值来看（见表 8 - 104），年龄对处级干部整体健康状况的影响具体为：随着年龄的增长，健康状况逐渐下降。18～35 岁处级干部健康状态相对最好，其次是 36～50 岁的处级干部，50 岁以上处级干部健康状况最差，应引起重点关注。

表 8 - 104　处级干部的年龄对健康状况的影响

单位：分

指标	18～35 岁	36～50 岁	50 岁以上
整体健康状况	2.80	2.66	2.29

4. 受教育程度的影响

处级干部的学历差异仅对积极应对指标有显著影响。具体为：研究生学历处级干部得分最高，且显著高于大专和本科学历的处级干部。这表明，学历越高，处级干部越懂得如何科学管理压力，排解压力。详见表 8 - 105。

表 8－105　处级干部的受教育程度对应对方式的影响

指标	大专	本科	研究生
积极应对得分	2.08	2.05	2.30

5. 职位的影响

职位(负责情况)的不同,对健康状况、抑郁状态和生活满意度等 3 个指标均有显著影响。影响具体为:正职处级干部的健康状况好于副职干部,显著高于一般人员(无领导职务),其抑郁状态也是最少的;副职处级干部的抑郁状态最高,这可能是因为职位还没有达到期望所致。在生活满意度方面,正职处级干部的生活满意度最高,其次是副职处级干部,一般人员生活满意度最低,反映是否承担领导职务对于处级干部的生活满意度作用明显。详见表 8－106。

表 8－106　处级干部的职位对各指标的影响

单位:分

指标	一般人员	副职	正职
整体健康状况	1.80	2.62	2.57
抑郁状态	1.80	1.89	1.56
生活满意度	19.00	24.05	25.73

三、处级干部心理复原力的状况分析

处级干部处于社会矛盾和压力的夹心层,对其心理、情绪等复原力状况的揭示十分重要。通过对 97 名处级干部的问卷调查结果显示,处级干部在生活满意度、社会支持、应对压力的方式等方面呈现出相对积极的状态,但在工作生活压力、身体健康状况等方面情况不容乐观。总的来说,处级干部的心理复原力处于中等偏上水平。

(一)处级干部的生活满意度相对较高

处级干部的生活满意度得分显著高于其他群体(见表 8－102)。差异分析显示,女性处级干部的生活满意度总体高于男性(见图 8-13),反映女性干部比较容易知足常乐;正职处级干部的生活满意度最高,其次是副职干部,一般人员生活满意度最低。表明承担领导职务对于提升处级干部的生活满意度有着显著作用。与此同时,处级干部的自尊自信得分在所有群体中也是最高的。很多人反映,"已经得到生活中想得到的最重要的东西",但对目前的生活条件、生活方式总体评价一般。此外,在"让自己对生活更满意"的优先选择项目中,超过 70% 的处级干部选择了"家庭幸福",接近 60% 的处级干部选择了"时间自由",接近 50% 的处级干部选择了"结交朋友"和"帮助他人",另有 20% 以上的处级干部选择了"个人成长""退休保障"和"自我创业"。

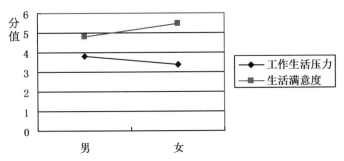

注:为图示清晰,图中的生活满意度数据取的是生活满意度问卷 5 道题目的平均值,下同。

图 8-13　处级干部的性别对工作生活压力和生活满意度的影响

(二)处级干部获得的社会支持相对较好

处级干部获得的社会支持显著好于其他群体。不论是客观支持、主观支持,还是对支持的利用度,处级干部在所有群体中得分都是最高的。总的来说,处级干部普遍在人际方面获得的支持比较多;客观支持方面,处级干部在遇到困难时,物质和精神上能够得到一定的社会支持和帮助;主观支持方面,处级干部普遍觉得自己在社会中得到了较高程度的支持和理解。与此同时,处级干部还普遍主动地寻求和利用人际支持。在遇到困难时,处级干部得到支持和帮助的主要社会支持来源依次为:配偶、朋友、其他家人、同事、亲戚和工作单位。从外部组织得到的帮助相对较少。

(三)处级干部应对压力的方式相对积极

与其他群体相比,处级干部的压力应对相对较好,且积极应对(平均得分 2.14

分)优于消极应对(平均得分1.17分),这说明处级干部应对压力的方式较为积极。而且呈现出这样的特点:研究生学历处级干部得分最高,且显著高于大专和本科学历的处级干部(见图8-14)。这表明学历越高的处级干部越懂得科学管理压力,积极排解压力。

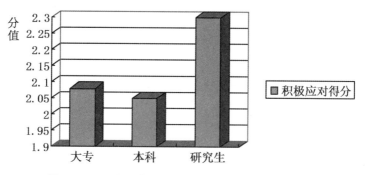

图8-14　处级干部的受教育程度对应对方式的影响

(四)处级干部的工作生活压力相对较大

70%以上的处级干部自我评价为压力大或很大,认为其工作生活压力小或很小的仅占4.1%。比较分析也发现,处级干部的工作生活压力显著高于其他人群。其中,男性处级干部感受到的工作生活压力显著高于女性,这可能是缘于男性多处于领导岗位,所承担的工作责任和工作压力相对较大所致。相关分析结果还表明,工作生活压力与健康状况呈负相关,压力越大,干部的健康状况越差。

从生活事件压力来看,在所有群体中处级干部处于中等水平。比较而言,处级干部遇到的正性事件的平均刺激量高于负性事件。接近70%的处级干部遇到的日常生活事件为"晋升、提级",其次是"工作压力大"。20%以上处级干部遇到的事件有"经济情况显著改善""被人误会、错怪、诬告、议论"。这类事件对大多数处级干部的精神影响较大。

(五)处级干部的身体健康状况总体一般

处级干部整体健康状况处于"中等"到"良好"之间,在各群体中处于较低水平。有60%以上的处级干部感觉容易疲倦,30%以上的处级干部经常腰酸背痛,也有20%的处级干部没有出现任何亚健康症状。随着年龄的增长,干部健康状况逐渐下降(见图8-15)。18~35岁处级干部健康状态相对最好,其次是36~50岁的处级干部,50 岁以上的处级干部的身体健康状况最差,应引起重点关注。但与其他群体相比,处级干部较少出现情绪低落的情况,精神状态总体较好。

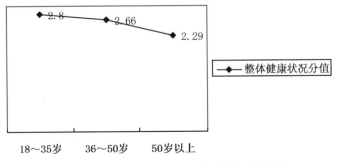

图 8 - 15　处级干部的年龄对健康状况的影响

此外,处级干部职位的不同,对健康状况和抑郁状态均有显著影响。具体表现为:正职处级干部的健康状况好于副职干部,显著高于一般人员(无领导职务),其抑郁状态也相对最少;副职处级干部的抑郁状态相对最高,这可能是因为职位还没有达到期望所致。具体如图 8 - 16 所示。

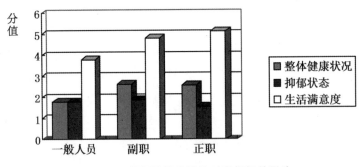

图 8 - 16　处级干部的职位对各指标的影响

（六）处级干部的复原力总体处于中等偏上水平

在各群体中处级干部的复原力得分平均值处于中等偏上水平,反映处级干部群体的心理韧性较强,能较快地从逆境和压力情境中恢复。但被试之间的个体差异较大。低分组人数(占 15.9%)略多于高分组人数(占 14.8%),这说明处级干部的心理复原力还有待进一步提升。各项目中,得分最高的为"通常我会想方设法应对问题",得分最低的为"有时我强迫自己做一些不情愿的事情",这说明处级干部大多会采取各种方式来解决问题而不是逃避问题,但在两难情境中还是难以做到能屈能伸。

处级领导干部属于领导体系的中坚力量,处于各种矛盾和压力的中心,不可避免地给心理和情绪带来负面影响。不同的人面临压力时的反应会表现出很大的差别,这里个人心理韧性(复原力)水平的高低至关重要。处级干部的复原力越高,抵御外界风险的能力就越强,也越能有效地应对危机事件。对处级领导者自身而言,可以通过自己职位的影响力带动组织表现出包容的同情心,从而快速协助个人或者团体治愈灾难带来的创伤。领导者身体力行,树立典范,鼓励和支持自下而上的同情,使员工之间相互激发,将成为治愈创伤的主要力量。

复原力是在个体与环境的交互作用下产生的。个人的内在保护因子须与外在保护因子产生交互作用才能发挥复原的效果。因此,处级干部要善于建立社会支持网络,从外在环境中获取资源,以有效应对各种压力。本研究发现,在遇到困难时,处级干部得到支持和帮助的主要来源依次为配偶、朋友、其他家人、同事、亲戚和工作单位,从外部组织得到的帮助相对较少。因此,各级组织应注重营造和谐人际环境,为处级干部应对压力提供强有力的外部支持系统,帮助他们疏导消极情绪、增强正向情感,从工作事业中取得成就。

第九章　个体复原力的构建
——基于深度访谈的分析报告

本章采用质的研究方法,利用通过深度访谈获得的资料研究了个体复原力的构建过程。我们首先对个体的复原过程及其复原力状况进行了描述和分析,在此基础上,探讨了个体复原力的构成要素和促进策略。结果表明,个体的复原力由内在的积极心理特质、外在的支持系统以及二者之间的交互作用建构而成。

第一节　复原力深度访谈过程

一、研究目的

为了给复原力的构建和开发提供更为深入和丰富的角度和材料,本研究对典型个人的复原力状况进行了深度访谈的专题调研。本访谈调研的主要目的,是通过结构化深度访谈方法的运用,获得对个体复原力状况的感性认识,进一步探讨影响个体复原力的有关因素、个体复原力的发展历程,以及复原力在个体面对重大压力或创伤事件中所扮演的角色。通过深入挖掘个体对于所经历逆性事件的深层看法,揭示个体话语背后的深层次心态,为个体复原力的构建途径提供定性资料。

本研究拟以复原力理论为依据探讨如下两个问题:一是个体的复原力包括哪些因素;二是如何促进个体复原力的建构。通过本访谈调研,研究者力求掌握个体的基本情况、经历事件、事件的影响等方面的基本状况,希望深入了解经历逆性事件的个人对于影响个体复原力的有关因素的带有个体性色彩的评价,提取能够反映个体复原力状况的若干方面的信息,并进一步提出在心理复原上的建议。并且,该调研访谈的内容还与前述问卷调查的研究,形成了对照与呼应(参见第七章和第八章内容)。

二、研究方法

本研究采用质性研究方法,对研究对象进行深度访谈。所谓质的研究方法,"是以研究者作为研究工具,在自然环境下采用多种资料收集方法对社会现象进行整体性探究,使用归纳法分析资料和形成理论,通过与研究对象互动为其行为和意义建构,获得解释性理解的活动"。[①] 质的研究方法尤其适合于研究人深层次的心理学问题。

根据样本本身是否具有完成本研究任务的特性和功能的要求,研究者选取了6个样本进行研究。访谈对象均为经历过重大压力或创伤性事件的个人,曾因逆性事件而出现不同程度的情绪困扰或生活适应欠佳等情形,以此作为受访者筛选的基本条件,同时考虑男女的性别搭配,但并无年龄、受教育程度等因素限制。

访谈大纲参考复原力的有关研究自行设计而成。对个体的深度访谈主要是了解、掌握五个方面的情况:①被访者的基本信息,包括个人基本情况和家庭基本情况;②个人经历的重大挫折压力事件及其影响;③个体的应对方式和精神状态;④个人拥有的相关资源;⑤个人对心理复原力的评价和看法。所有问题均以复原力为访谈主线,探讨复原力在时间序列上的表现,从受访者过去早年生活经验,经历事件及当时的反应,到目前的个人身心适应变化情形。

访谈由研究者本人和一位政教工作者分别担任。访谈开始时先向访谈对象申明保密原则,消除访谈对象的疑虑;访谈过程中对访谈内容均做了笔录;访谈结束后,将访谈记录及时整理成文字稿。本次深度访谈了解到一些个体复原力的真实状况,获得了关于课题研究宝贵的第一手材料。为保护受访者,研究者在必要时对个案访谈记录进行了掩饰处理。

第二节　个体复原力状况素描:主要发现与基本评价

本研究以复原力为主轴,呈现了个体经历的主要压力事件,以及压力事件后的情绪与行为反应,并探讨了复原力在个体身上所扮演的角色。接受访谈的个案共

---

① 陈向明:《质的研究方法与社会科学研究》,教育科学出版社 2000 年版。

6名,基本情况如下。

　　个案1,男性,43岁。该个案经历了一些典型的挫折事件,在应对挫折方面,心态还是比较开朗乐观的。碰到逆境挫折事件主要依靠自己调节,当然家庭和朋友的支持帮助也是很重要的。大小家庭和睦是一个很重要的外部支持来源。个人能够理性看待生活中的挫折,客观分析,在挫折中成长,有效地复原。

　　个案2,男性,44岁。该个案经历的逆性生活事件比较典型,从小失去父母,没有受到很好的照顾,成长环境比较艰难。这种环境影响到个人的性格,并影响其一生。对照顾过自己的人心存感激,而对那些对自己不够好的亲人是心存怨怼的。但个人能够奋发独立,达到一个良好的生活状态。这是环境塑造人的一个典型案例。

　　个案3,女性,45岁。该个案遭受过严重的创伤性生活事件——孩子车祸去世,至今没有从痛苦中走出来。访谈过程有点艰难,一开始个案不想述说,不愿再次揭开伤疤,体验痛苦。但由于已经答应接受访谈,后来主动与访者联系。从自述中可以看出,被访者出现了一些创伤后应激障碍的特征,个人精神状态不太好,并影响到了自己的正常生活,有寻求帮助的意愿。

　　个案4,女性,42岁。该个案经历了离婚和打官司两大逆性事件。但她能够较顺利地渡过难关,这与其乐观开朗的性格不无关系,一个体现是被访者在访谈中不时发出爽朗的笑声,与个案3形成了鲜明的对比。当然,她们经历的逆性事件性质、严重程度有异。但这里也体现出个体的人格特质的调节作用。该个案十分强调外界环境的影响作用,坏的环境可能毁掉一个好人(造成心理阴影),好的环境则可能造就人(消除了其心理阴影)。包括父母的教育环境影响孩子的未来生活(离婚事件)。

　　个案5,男性,57岁。该个案为一名服刑的犯人,对复原力的研究来说,是一个十分难得的访谈个案。由于条件所限,访谈只能采用自述方式。有些问题叙述得可能还不是非常深入,但基本上也能反映他的思想轨迹。人生变化起伏的阶段较为明显。

　　个案6,女性,46岁。该个案在生活中经历了很多挫折,工作困扰、离婚、儿子网瘾……但也能较好地走出困境,这与她坚强的意志、不放弃的恒心不无关系,此外,丰富的社会支持来源也是帮助她走出人生低谷的重要因素。她理解复原力的关键在于自身对环境的积极适应。

由于个案样本记录所反映的情况具有高度的个体性色彩,这里着重就个体访谈记录所反映的几个主要方面及其所折射的几个重要问题进行梳理和分析。

一、个人所经历的逆性事件对个体的影响十分深远

从访谈对象所谈及的压力事件来看,本研究中涉及的个体所经历的逆性事件具有较高的代表性,包括高考失利、车祸、丧亲、离婚、打官司、被劳教等。这些事件对一般的个人而言,都是具有极其深远影响的应激性事件,会对个人产生较大的不利影响。

如个案1谈道:"我至今经历过的挫折印象最深的有三件事情:一是当年高考没有考出理想的成绩,又复读一年,终于如愿以偿进入了理想的大学;二是在我33岁那年遭遇了一场车祸,比较严重,卧床休息了7个月,一年没有上班;三是由于个人性格原因,为人比较耿直,爱说真话实话,得罪了某领导,以致后来遭到'打击报复'被'组织免职'了。"

个案2经历的事件则是:"在我45年的生活中,我遭受的最大挫折有两个:一是年幼时失去双亲,后又失去照顾我的大哥,我的小学到中学阶段基本上是靠亲友资助度过的;二是在高考中两次失败,第三年才考入大学。"

个案3所遭遇的是一个极其严重的创伤性生活事件:"孩子3岁半时突然遭遇一场车祸后来去世,毁了所有的梦,从天堂堕入地狱,陷入绝望之中,希望自己能够消失。当时真有一种痛不欲生的感觉。每天都是痛苦。……这事在心中有深深的烙印。"并且她现与丈夫离婚,目前单身。

个案4与丈夫离婚已有8年,当时孩子上小学。但其自述"对我伤害最大的不是离婚这件事情,而是离婚的过程。他家里人去法院找关系,传票是假的,没有做过财产调查。办案法官找我索贿,我录了音,到市中级人民法院,却换了个人。几个法官没和我见过面,就下了判决书。觉得法院太黑了。""去年又遇到买房子的官司,……拆迁补偿,和房东打官司,心理有很大的阴影,对法官是否公正心里很纠结,几天睡不着觉,犯罪的念头都有,想把这些事情写下来,然后杀了法官,维护正义和公正。""房子官司判决书没下来时自己非常郁闷,同时几件事情一起,手机丢了,还有什么事,非常郁闷,一个人在家里痛哭。判决过程对自己的影响非常大,投诉无门,非常郁闷。"

个案5是一名劳改犯人,"……如今落得个犯罪入狱的下场。现在工作没了,

财源断了,受人尊敬高高在上的政治地位没了,原本自由观赏笼中鸟的人,而今却成了鸟观笼中人的囚犯,从而葬送了自己幸福的晚年,不但危害了家庭、社会,还给子孙后代蒙上了一层永远也抹不去的黑色阴影。"

个案6也是与丈夫离异,目前和儿子一起生活。"常言道,人世中十有八九不如意,而在我的一生中,不如意之事也正如此言,时常伴随着我:工作的转型,儿子网瘾,车祸被迫辞去职务,出名带来的困扰,家庭另一半不支持我的工作而导致离婚、同事们对我的不理解、排挤、非议、污辱至此受伤住院等。""记得在我的工作转型和儿子学校撤校的非常时期,由于自己和孩子的心理准备不够,低估了这一过程的难度,致使儿子在初二、初三,整整陷入网瘾两年之久。为此我在那时度过了人生中最艰辛的日子。"

由以上个案的叙述可见,在我们的日常生活中,遇到挫折、困难、疾病、灾难,损失或潜在的创伤事件是人在生命历程中难以回避的遭遇。在所有的创伤性事件中,很少有事情像亲人(尤其是自己的孩子)死亡那样令人痛苦。有些人经受不住这样的打击,难以从创痛中恢复(如个案3)。然而,有些人却在这个过程中,进行不断的调整和适应,最终顺利度过困难和挫折(如个案6)。

二、个体自身在应对挫折中起着主要作用

遭遇不幸事件后,不是每个人对这些潜在的烦扰事件都有同样的应对。但应对较好的个体都表现出一个共同点:具有一种认知或情感上的心理特质,首先依靠自己来解决问题。其中,个体的个性品质、积极心态和知识能力起着决定性的作用。

如个案1:"对所经历过的挫折困难,我能正确面对,用积极的心态去应对。我觉得渡过难关最主要的还是要靠自己。没有人能帮你,帮你的最重要的是自己的心态、自己的能力,从挫折中找准原因,然后想办法解决。"

个案2:"对待困难或困惑,我首先是相信自己的能力和实力,我相信凭着自己坚韧的毅力和个性以及个人的知识能力,没有解决不了的问题。""我从小由于家庭环境所迫,养成了自信、自立的性格和能力。我认为一个人的成长环境并不决定你的将来,决定你的未来的是个人的品质和毅力。我的成长经历培养了我坚忍不拔的毅力、不服输的品质、吃苦耐劳的精神、雷厉风行的作风以及知恩图报的心态。我始终觉得生活是美好的,虽然有很多不如意的地方。""对于个人发展中的挫折,

我认为最主要的是要有良好的心态。心态非常重要，心态积极的人能从挫折中吸取教训，奋发向前；心态消极的人，必然会埋怨社会、埋怨他人，日渐消沉，最后一事无成甚至走向极端。"

个案5："受到了挫折甚至是委屈，只要我们认真对待，从挫折中吸取经验和教训，从委屈中求大同存小异，保持良好的心态，就一定能从挫折和委屈中走出来。像我们触犯了刑法，受到法律的制裁，工作、地位突然复原不了，这就要我们正确地去面对，正确地去认识，让自己的心态自始至终保持良好，面对当前改造的大好形势，踏实改造的理念在我心中生根发芽，决心和勇气伴着人生的世界观、价值观在脑海里升华。"

个案6："走过许多的困难历程，每当回想起来，值得庆幸的、最让人欣慰的是：经过自己和儿子的共同努力，终于让儿子摆脱了网瘾，走上了正路，和所有的同龄孩子一样，健康地成长；在工作上，因自己的执着付出引导了一批又一批的少年犯走上正路，成为自食其力的守法公民。"

三、外界环境对个人的影响不可小视

复原力是在个体与环境的交互作用下产生的。除个人自身因素外，工作和家庭环境也是影响个体复原力的一个重要因素。环境（社会环境和家庭环境）对个人成长的影响不可小视。艰难的日子能使个人的意志变得坚强，而父母的家庭教育则对孩子个性品德的养成起着潜移默化的作用。

如个案1："艰难的成长环境影响了我的性格。我是个要强的人，在工作中不服输，总是要把事情做得令自己最满意。我也是一个懂得感恩的人，我对所有关心支持帮助过我的人心存感激。"

个案2："逆境事件对我的一生有着影响。我认为逆境可以打倒一个人，同时也可以塑造一个人。关键是看个人的态度。想当年面对艰难的生活，我就树立理想信念一定要"跳龙门"，于是在生活难以维持的情况下，我毅然选择读书来改变自己的命运。我相信道路是曲折的，但前途一定是光明的。"

个案4："最深层的原因是我父母的个性不合。家里最主要的问题是父母亲的问题，父母的人格缺陷对孩子的影响很大，影响个人成长最主要的因素就是家庭环境。自己与父母交往很少，父母也很少在一起。与父亲多年未来往，跟母亲关系还好。由于父亲的人格缺陷，没有找人再婚，对男人失望。""社会的黑暗给人的影响非常大。公正的判决把不良的影响消除了。""人犯罪，生活不顺利，就是因为与周围环境不融洽，环境包括自然、生活、社会、人物、山水等，人周围的东西都有灵气。不能很好地适应环境，就会出现问题。有些环境改变后，改变自己不可能，只能选择适合自己的环境。"

个案6："我成长在一个教育之家，父亲曾是单位领导，母亲是老师，他们在工作中都非常执着敬业，有责任心和爱心。母亲在特别的天气下（下雨、下雪等），还常常把路远很小的学生留宿在家。正因为他们的影响，在工作中我也潜移默化地学到了不少，受了不少教育。"

四、亲人朋友在个人应对逆境过程中的支持和帮助十分重要

在个体复原力的形成过程中，社会支持始终是一个最为重要的资源。当人在外面遇到困难和挫折时，如果能获得同伴、家人和社会的支持，应对压力和挫折的能力会更强。

如个案1："当然，外因也是很重要的，组织和朋友是帮助你的必不可少的来源。至于父母兄弟姐妹，那是一种至亲至高的亲情，他们永远是你去战胜困难的坚强后盾。""自己拥有的资源和帮助来源：一是我的家庭，无论大家庭还是小家庭都是很和睦团结的，他们是我的有力后盾，是我战胜困难解决问题的坚定基础。二是朋友和同学的支持帮助，到我们这个年龄的人非常珍惜朋友、同学之间的真挚感情，我在各个阶段的同学中都有关系比较密切的，来往比较频繁，经常联系，平时聚会见面不一定多，但是电话短信联系是很多的，有什么困惑可以跟他们交流，获得帮助。……在我遇到困难和危急情况时，曾经得到过组织、同学、朋友的帮助，当然最重要的帮助来自亲人。他们在经济支持、关心安慰和解决实际问题等方面都给予了我极大的支持和帮助。对于朋友，我想说说网上认识的朋友。我心情不好时喜欢上网找人聊天，我觉得找网友聊天有很多好处，主要是可以畅所欲言，没有思想上的顾虑和后顾之忧，因为大家不认识，可以放心地谈问题、谈想法，可以从中思考解决问题的方案。"

个案2："面对生活的困难，亲戚朋友给予了我一定的支持。姐姐、姐夫给我的支持最大，妹妹成家后也给予了我一定的帮助。……亲戚也给了我一些帮助。后来上大学后，同学们给予了我极大的帮助。我在大学阶段先后担任学生会副主席、团委副书记，光荣地加入了中国共产党。毕业前实习，我在渔场的优异表现赢得了

领导的肯定,毕业后我顺利地进入了该单位。""我应该感谢我的妻子,她默默地支持着我,照顾着我们的家庭。在我心情不好工作不顺利的时候,她更多的是给予我关心和安慰,而不是埋怨。在长期的工作生活中,我有自己的朋友圈,还有那些至真至诚的各阶段同学,他们都给了我无私的帮助。""兄弟姐妹是割舍不断的亲情,即使在我年幼的时候二哥没有照顾我,但是兄弟姐妹的关系是最亲的,所以这种资源是最天生最真诚的。""在我参加工作前,我的很多同学无论是从精神上还是从经济上都给予过我极大的帮助。我非常感激并铭记在心。现在我们仍保持着密切的联系。应该说同学之情谊是崇高的,在我遇到困难和问题时会向他们寻求帮助,同时我也会对他们表达感激之情。"

个案3:"后来最痛苦的时候,所有的朋友、同事都来安慰我,劝我向前看。劝导我'就当小孩去上学,长大后工作,都不在父母身边'。这样一想,心里有了很大的安慰。""来了六七个人,其中有老人、中年妇女,劝我停止哭泣。他们每个人都失去了自己的儿女,有的十八九岁,有的十一二岁,游泳淹死了,还有的八九岁。把身边最痛苦的人想一想,怀抱着一点希望往前走。"

个案4:"妹妹对自己帮助大,她人聪明,会说点别的事情,把自己带出这个环境。""一是家人的安慰;二是知心朋友,朋友给的帮助很大。起码交三种朋友,同学,同事,一起做美容、买衣服逛街的朋友。"

个案5:"正在我危难之际,中队民警及时给我化解疑难、指点迷津,唤醒了我失魂落魄的灵魂,让我在茫然中找回自己,从而支撑起弯曲的脊梁,增添了我向着新生之路大步迈进的勇气和决心。""民警的教育固然重要,亲情的关爱也功不可没。""曾经相伴30余年的妻子,没有嫌弃我,步履艰难地来到监狱探望……儿子也在血缘关系的驱使下,顶着社会的压力和经济压力,带着可爱的孙子,陪同出嫁的姐姐一起到监狱看望我。""亲人的寄语和期盼就像希望的绿洲一样在这里延伸,家人的等待成为支撑我改造的源泉。""面对今后的改造,我充满信心,因为有民警给我指引方向,有亲情给我力量。"

个案6:"每当我在生活中碰到困难和挫折时,父母及兄弟姐妹总是在第一时间给予关心、支持和帮助。"

五、个体对逆性事件的认识趋于客观理性

我们所有的人在日常生活中都会遭遇一定的压力和挑战。面对同样的现实与

境遇,有两种不同的人生态度,一种是消极、抱怨、牢骚、不满、悲观、自弃,或一切归罪于他人,或过于自责,陷于抑郁而不能自拔;一种是积极、阳光、向上、乐观,接受现实、勇于面对、努力化解、充满希望,改变自己的命运。有复原力的人碰到意想不到的困难时,都能理性看待,并有意识地调整,找到一种使情况好转的方法。他们在坠入生活的谷底后可以重新崛起,而且往往最终变得比以前更强更好。

如个案 1:"逆境事件总是会让人不舒服的,它毕竟不是喜事,带给人的是心里不畅快。但是作为一个正常人,不能被困难和问题所击倒,而应该积极面对,找出解决问题的办法。""困难总是暂时的,我深信困难总是可以克服的,问题迟早是会解决的。""人的一生必然会遇到困难和问题,也会遭受或大或小的挫折,要正确认识,积极应对,不能一蹶不振,对生活要树立信心,要相信没有过不去的坎,没有翻不过的山,要以积极心态,用各种积极有效的手段去面对和解决个人发展中的挫折。"

个案 2:"在工作和生活中经常会遇到一些困难和困惑,这是很自然的事情。""人生不可能一帆风顺,都会遇到或大或小的挫折和困难。"

个案 4 能从正向、积极的角度看待过去的(人际)关系:"离婚的主要原因:一是个性差异大。是本人提出的,本人外向,想到什么说什么。他内向,小事都惦记在心,其实自己早忘了……二是价值观不同,体现在小事中。你不欣赏我,我也不欣赏你。两人考虑问题、处理问题的方式不一样。两人没办法沟通,每做一件事情观念都有差异。无法交流,小孩子都害怕,为孩子着想才离了婚。离婚了心里感觉好一些。""离婚后,对孩子影响更好。孩子也慢慢接受了。父母吵架多,还不如分开。""四十而不惑,人一辈子要碰到很多事,打击也是有的,世道不公,有时变得更坚强,问题解决掉就行了。"

个案 5:"只有好好改造,早日新生,哪怕有的理想不能实现,工作不能恢复,政治经济地位不能享受,但我们毕竟有身体,有可爱的家人,有可依托的政府,有支撑我们生活的脊梁。"

个案 6:"逆境事件对人的打击是有破坏性的,它不仅对心理,对精神也有影响,特别是重创之下,人的身心健康都会受到严重的影响。……遇到逆境事件,情绪低落、心境不佳这是很正常的现象,此时我多数的时间是用看书、写日记、听音乐、跳舞、锻炼等方式来调整自己,有时也和好友聊聊天,总之让自己充实,尽量地放松吧!"

六、个体对心理复原力有自己的理解和一定的代表性

当谈及对复原力的理解时,不同的人虽然有不同的看法,但也都有着一定的代表性。如都认为复原力是一种恢复的能力,能够帮助人们从挫折和逆境中走出来。

如个案1:"我认为复原力应该是指当人遇到困难或是处于人生逆境时,能否又快又好地解决问题摆脱逆境的能力,从而使人的状况又恢复到正常状态。"

个案2:"我觉得心理复原力是指一种恢复还原能力。具体是说人们从逆境到顺境、从困难状态到常态期间一种通过自己或者借助外界力量得以实现的能力,它是一种力量。"

个案5:"信念决定方向,智慧决定力量。……复原力来自我们每个人的世界观,来自我们对形势的正确判断,来自我们对人生价值的取向。"

个案6:"一个人在受到挫折和重创(叠加压力)之后,要重新站起来,恢复到创伤之前的状态,的确是一件不容易的事。不仅要从心理上,还要从身体上、精神上去康复,因为它们是不可分离的。倘若单指心理,没有健康的身体,人的心理是很难完全复原的——光这一个指标谈复原力是不确切的。人的复原力,就我个人的亲身体会,应该是受挫折之后,能用积极的心态去锻炼、去治疗,尽快地恢复,能积极地去适应受挫的环境,正常地从事日常的生活,及正常地进行社会交往活动,以平静的心态去看待曾经经历过的挫折事件。去认识它、接纳它,去正视它,并能将挫折变成自己人生的积累、动力,积极地去总结,去调整完善自己。待休整之后能马上继续上路。我想这样才是真正的完全恢复——从身体上、心理上、精神状态上全方位的恢复。那么复原力就我个人认识而言:应该是承受压力之后身体的快速康复力。在社会支持、帮助下的自身抗挫力,受挫之后的用自身意志力去调整自己的心态,还有自身心理承受压力的能力,与外界压力强度抗衡的心理平衡力,及各种综合素质汇集的内动力,如认识事物的知识力,化解自身矛盾的消化、吸收力,排解压力的调整力……"

第三节　复原力差异对比分析

本研究所选取的6名访谈对象,或多或少,或深或浅都经历过一些压力和挫折

等逆性事件。从个人应对挫折压力和复原的现状来看，大致可以分为两类：一类是有效应对逆境或成功复原的人，个案 1、2、4、6 可属于此类；另一类是应对压力不佳或恢复状况不佳的，个案 3、5 可属此类。对这两类人的对比分析，有助于发现隐藏在复原力个体差异背后的相关因素。

一、有助于个体复原的因素

纵观复原能力强的人，他们有如下共同点。

一是拥有内在的积极心理品质，包括具有积极的人格属性和良好的心理能力。

如个案 6："目前，自己虽是一个人生活，但自己非常热爱生活，并且能用积极的态度去面对生活中的困难，所以，生活很平稳、简单、轻松。唯一遗憾的是不能给儿子一个健全的家。""在付出与回报失衡的生活中，自己每每是跌跤爬起，再跌跤，再爬起，常常是伤痕累累、身心疲惫。但同时也收获着眼泪浸出的幸福和快乐。""在人生旅途中难免不遇到这样或那样的困难，我的人生一直都在不顺中度过，也常常伴着许多的困惑，但每当此时，我会从开始的浮躁不安、痛苦、抑郁，慢慢走向理性，如果说此时对我最大的帮助——那就是我的家人、身边关心我的朋友和我最喜欢的精神食粮——书籍。但最终我还是用自己不认输、不怕输的自信心与挫折抗衡，永不放弃的恒心伴着我走过许许多多人生的低谷。我常常和孩子们说：人的一生中遇到的最大的敌人是我们自己，你不倒，谁都打倒不了你。只要你不放弃，最终还是会雨过天晴的。"

二是拥有外在有力的情感支持，包括家庭因素、工作环境、朋友网络所提供的支持。成功应对或有效复原的人，多有一个幸福的家庭。

如个案 1："我的家庭无论是大家庭还是小家庭都是很幸福的。"

个案 2："我有一个幸福的小家庭，和妻子在同一个单位工作，有一个可爱的儿子。我们三口之家生活在一起。"

个案 6："人们常说事业的成功是要有人脉的……而最让我欣慰的是，在我的成长中，有非常爱我的父母、亲人的支持，关心我的同事、同学、朋友们。一直以来都是他们陪伴我成长，陪伴我度过人生中每一个困难时期。在他们中间，有因我工作受伤住院每天坚持为我送饭的老师、姐妹们，有时常在医院看护我的同事、女性朋友们，也有从各个地方打来电话，发来短信问候的孩子和家长们。不光是这些，更让我感动的是,每当我经济上有困难时,年迈的父母和身边的朋友、同事都会无私主动地伸出援手。正因为有他们,才使我渡过了孤独,在漫漫长夜中寻找沉迷网络的儿子;正因为有他们,让我度过了漫长的两个月孤独住院的日子;正因为有他们,让我在叠加压力下能很快地站起来。"

三是内在心理特质与外在情感支持的交互作用。复原力强的人表现出能够有效运用各种社会支持资源,帮助自己渡过难关的物质。

受访者通过各自积极的人格属性和正向的心理能力,与环境进行情感联结,有力的外在支持又使他们获得情感上的支持,使他们能够从支持系统中获取资源,从而发展他们控制环境的能力;得到发展的能力又为他们进一步拓展获得支持的空间。正是这种正向的交互作用过程,使得复原力不断产生、增强。

如个案 1:"对于工作生活中遇到的困难,我一是自己想办法,调整心态,找出原因,采取措施应对;二是在父母兄弟姐妹中寻求帮助,因为他们是最亲的人,也是对你最真诚的人;三是跟配偶商量,听取意见;四是找可信的朋友倾诉,当然主要是寻求精神上的帮助;五是利用互联网资源,找专家咨询,找网友聊天,听取他们的见解,在此基础上形成自己解决问题的最佳方案。"

个案 2:"除了个人之外,我会听取家人和朋友的意见,从他们那里寻求帮助。""我有自己的朋友圈、同学圈。应该说我交往的朋友都是比较真诚的。我们交往密切,经常在一起聚会,平时常来常往,交换思想,畅谈心得体会,收获颇多。""当我遇到烦恼时我会向亲人、向同学、向朋友倾诉,向老师和领导寻求帮助。"

四是自己能够从逆境中学习和成长。

如个案 1:"我觉得遇到困难和问题并不可怕,其实解决一个又一个困难与问题就像一场战斗,胜利的喜悦不言而喻。这个过程中积累的经验与财富是今后工作生活学习中解决困难与问题的有力武器。与以前相比,我感觉自己心态越来越好,抗挫折能力增强,应对各种困难与问题的能力水平也提高了。""在个人的成长经历中,无论是成功或失败都是今后的财富。人不可能一帆风顺,人生不可能永远是顺境,总会遇到或大或小的困难与问题,会遇到一个又一个新的困难。我觉得生活的积累让我更加自信,锻炼了能力,锤炼了毅力,在今后的工作生活中我可以较好地去应对困难,迅速地从逆境中走出来。"

个案 6:"经历了许多,和以前相比,可以说在物质上,现在我是很贫瘠的,但是,对我来说,心理和精神的成长、健全,自始至终让我能拥有一个积极的人生态度,去迎接生活中的一切不幸和困难,淡泊名利,以一个平常心去看待自己的人生。""在我的成长过程中,挫折是难免的,但每当碰到挫折时,我都能坚强地去面对,把挫折当作是一种挑战、一种锻炼、一种成长,以积极的态度去面对它、正视它。"

以上个案均经历了重大的负性事件,面对显著的危机和压力,他们都调适和发展出了良好的内在品质,通过与外在环境的交互作用,克服困难,达到了比预期还好的效果,具有良好的复原力。

二、阻碍个体复原的因素

相比之下,复原状况不佳的个体,他们也体现了一些消极面。

一是逆性事件对个体的影响深远,个体在痛苦、压力面前一蹶不振,自己很难走出逆性事件的消极影响。这类人恢复到正常生活需要很长时间。

如个案 3:"孩子 3 岁半时突然遭遇一场车祸(5 岁多的时候去世),毁了所有的梦,从天堂堕入地狱,陷入绝望之中,希望自己能够消失……但这事在心中有深深的烙印。""父母给的生命,想结束,对不起自己的父母。""自己也试图转移注意力,找点娱乐事情做一做。这种心情会反复,有时痛哭,缓解心情。"

个案 5:"回顾自己这几年的改造历程,真可谓变化较大。记得刚入狱的头两年,整天面对的是高墙电网,严格的监规队纪,相处的是各色的同改(犯),失去了往日的情趣。情绪极不稳定,一向自由的我起初很不适应,曾经迷惘过,也沉沦过,总是徘徊在走捷径的等待之中。改造不思进取,先后两次违反监规队纪,并且受到下岗待查的严厉处罚,两年只拿了两个行政奖励,致使自己的改造中途受挫,再加上家庭的变故,妻子的控诉、孩子的不满、亲朋的嫌弃、社会的指责、经济的拮据,精神几乎处于崩溃的边缘……"

二是周围人的不理解甚至是误解,加剧了个体自身的痛苦。

如个案 3:"出现记忆上的精神障碍。对事件的记忆恍惚,比如记得借了一张碟片给别人,但别人说没有;还有家里的东西怎么找也找不到,过了一段时间,在原来的地方又找到了。别人讲要看心理医生,但自己不承认。""自己认为记忆没有问题,小时候读书可以说是聪明绝顶。"现在却常常因为记忆问题遭人诟病,有朋友说她"脑子有问题",这句话像个引爆器,让她大受刺激,很伤心。觉得自己很正常,受不了别人这样说自己。

三是个人的人格特质比较抑郁、悲观。

如个案 3:"虽然自己的前途已经没什么希望,但家人(姐姐)劝慰,还是要走下去,尽量活得快乐。"

个案 5 为一名正在服刑的罪犯。该犯 2006 年被判刑入狱,刚开始情绪低落,自视清高,不能适应改造环境,加之其性格内向,心胸狭隘,在监内与同改犯人关系紧张,一度成为民警工作的重点对象。

从以上访谈中,我们可以看出:在危机情境中,个案 3 遭受诸多负面情绪的困扰,并且呈现出部分躯体症状。影响其复原力的危机因子主要体现为个人因素,即以悲伤情绪为焦点的应对。悲伤是由分离、丧失和失败引起的情绪反应,悲伤的持续会对个体的身体和心理产生不良影响。自我机能模式认为,失丧经验会从行为、情绪和认知三个层面影响个体机能。大部分人能够在他们的悲伤过程中自行调适,而失丧经验会被纳入生命的一部分;悲伤过程可带来弹性的增长、自我的扩展和新生活的适应。多数当事人通过家庭或网络支持、旅行等就能度过这一时期,即单纯的悲伤或正常的悲伤反应。反之,少数则发展为复杂的悲伤。由于个案 3 长期经历悲伤所致生理、心理的煎熬,引起内分泌的变化,导致其对疾病的抵抗能力减弱。对此,建议帮助受访者学会一些简单的自我放松技术;结合其个性特征寻找合适的缓解悲伤的方式;帮助其建立新的生活目标,提高社会适应能力。并且,不应只是消极地协助其消除症状,而要积极地建立健康的个人复原机制,充分挖掘人固有的潜在的具有建设性的力量,促进个人的发展。

第四节　结论与启示

一、本研究的主要结论

由以上深度访谈的研究结果可以得出以下结论。

(一)个体内在的积极心理特质是建构复原力的内部因素

个体内在的积极心理特质包括自尊自信、乐观进取、坚韧独立、内省、责任心等人格属性和挫折忍受力、控制冲动的意志力、人际沟通能力、社会适应能力、解决问题的能力、潜在的学习能力等心理能力。

（二）外在环境的支持系统如家庭、工作环境和社交网络是建构复原力的外部因素

存在个体以外的，具有促进个体成功调适作用的外在知识系统，包括家庭、工作环境或社区环境、朋友网络等。

（三）个体的内在心理特质与外部环境的支持系统的交互作用是建构复原力的关键

单独存在的内在特质和外在系统，不一定具有复原效果，二者必须通过适当的交互作用，才能形成和增强复原力，使复原力发挥积极的作用。

二、对个体复原力构建的启示

复原力是个体面对内外压力困境时，激发内在潜在认知、能力或心理特质，运用内、外在资源，积极修补、调适机制的过程，以获取朝向正向目标的能力、历程或结果。本研究访谈的结果也印证了复原力的三个特性：①复原力是个体具有的一种认知或情感上的心理特质，包含人格特质和自我概念；②复原力是一种在个体与环境交互作用的动态过程中产生作用的适应过程；③复原力是个体摆脱困境、恢复良好适应功能的结果。

复原力的概念是正向、积极的，在辅导个案上若能加以应用，可以协助个案发现自己的内在潜能和力量。Rutter（1987）曾极富洞察力地指出："我们需要去了解为什么和如何使一个人能活的有自尊和充满自我效能，而不仅仅是去了解什么原因使个人放弃希望。"因此，复原力研究的终极目的并不是消极地协助个案症状的消除，而是探索个人生存和成长的力量源泉，使逆境对个体的消极影响最小化，使个体的适应和成长最大化。相应地，在复原力开发方面，每个人天生就具有一定的复原力潜能。因此我们需要探讨的是，如何在现有的个案心理空间中，协助建构健康的复原力，使个人再度出现自尊与自我效能。本研究的上述描述与发现，或许能够为实践者提供些许启示。

个体复原力的构建可以通过许多途径去挖掘和提高。复原力开发的关键在于个体内部资源和外部环境资源。概括而言，个体的复原力可以从三个方面加以促进：

第一，从主观上帮助个体塑造个人内在的积极心理品质。比如：引导个体发现自己的长处和优点，增强其自尊自信；引导个体从正面的角度积极看待逆性事件，

从生命无常的感受中学会对生命意义的积极思考,降低危机的冲击;鼓励个体增强自我价值感,发现自己潜在的能力;培养积极解决问题的态度;复原力是自我资源,是可培养的,让个体明白自己是具备复原力的,要勇于去面对、解决问题,而非消极地逃避问题;提供其他人成功的模式,坚定其挑战危机的决心,增强其直面困难的勇气;协助个体说出未来的期望,以增进其方向感;培养幽默乐观的生活态度,对未来目标抱持希望;教导个体增强合作、解决冲突的方法,以及人际沟通、压力管理的技能等。个体一旦具备若干特性,便能显露出复原力。

第二,从客观上为个体提供强有力的外部支持系统。在外在保护因子中,情感的连结是重要的保护因子,而关怀和支持是情感连结的重要因素。因此促进外在保护因子的发展对个体复原力的开发是十分必要的。当个体感受到来自内外在环境因素的支持时,才会促使自身在逆境中显露复原力去克服困境或压力而获得复原。这种自主的复原力较易促使个体激发自己的动机,创造更多的自尊、自信和自我效能来整合自己,形成较高的复原力量。亲人、工作单位或社区环境以及朋友网络都要给予个体积极的关注,帮助个体疏导消极情绪、增强正向情感、促进心理调适,为个体提供参与社会实践、帮助他人的机会,发展其人际关系网络,鼓励支持个体从工作事业中获得成就感。

第三,从主客观的联结上促进个人与环境的良好互动。复原因子的交互作用是个体与环境的互动过程。个人的内在保护因子须与外在保护因子产生交互作用才能发挥复原的效果。内在保护因子包括自我价值与自信、自我动机、自我觉察、自我概念的改变、积极的未来观、内控归因、情绪的控制力、学习运用资源的潜能、社交能力;外在保护因子是指家庭、学校和社会环境中能促进个体复原的因素,如增进亲密关系的联结、参与的有意义活动、鼓励支持的关系。引导个体发挥其积极的内在特质,加强与外在知识系统的联结,鼓励其积极融入社会,与他人建立良好的人际关系;主动寻求并充分利用社会支持,从外部环境中获取资源,以进一步增强个人的内在特质。当个体遇到负面的情境时,可以让他/她明白,复原力是在个体与环境的交互作用下产生的。因此遇到该情境不要持负面的想法,相对的可以对生活更抱持希望,产生更有意义的想法。

关于复原力的建构,Lambie 等人(1998)曾说过一句发人深省的话:"如果我们训练一个人多看美丽的事物,事情就会变得美丽起来。"Rak 和 Patterson(1996)也提到,"帮助一个人发现自己的优点、长处,提供他问题及解决的模式与资源,鼓励他与环境产生新的互动，有助于个人获得良好的适应能力。"由此，要使心理复健发挥相当的效能，就要开启个人操纵自我与环境的复原力，并与之产生良好的互动。

人类从出生开始，就伴随着创伤。复原力的本质在于使人能从痛苦创伤中获得处理，感受到对生活的掌握，并且过得充实与幸福，而不是陷落在牺牲者的位子上。从复原力的概念中，可以发现个体是有力量去面对各种负面情境、压力的。作为专业人员，帮助个体看到自己的力量，并鼓励其试着以正向、积极的态度来看待生活，如此一来，个体也较能发现自己内在的潜能和力量。个体内心的创伤得到治愈，可以使得家庭、国家维持心理上的和谐，从而使社会达到一种平衡。

尽管本研究还存在一些不足，属于一个横断面的研究，如对个体的复原力没有进行追踪研究，对其复原过程和复原力的了解和分析还不够深入，但所获得的资料有助于我们了解个体在复原过程中的不同感受，对复原力的表现形式获得一些感性认识，对从微观层面探讨个体复原力的构建，还是有其积极意义和价值的。

附　　录

附录1　复原力调查问卷

您好!

首先感谢您参加本次调查!这是一项关于心理韧性的调查研究。本问卷调查的实施,严格遵循国家有关法律法规。调查获得的资料,仅用于统计分析,不记名,请不要有任何顾虑。您的回答无所谓对与错,请您按照实际情况填答。您的第一印象通常是最准确的。对于您所提供的资料,我们会予以严格保密。问卷不会占用您太长时间,大约需要15分钟。

衷心感谢您的支持,并祝您身体健康,工作顺利!

一、基本状况

首先,请填写您的基本资料:(请在相符的选项上打钩,或填空)

1.您的性别:①男　　②女

2.您的年龄:＿＿＿＿＿＿　岁

3.婚姻情况:①未婚　　②已婚　　③离异　　④丧偶

4.文化程度:①高中以下(包括中专)　　②大专　　③本科　　④研究生

5.您的职业:①在校学生　　②公务员　　③事业单位职工　　④国有企业职工

⑤个体劳动者　　⑥离退休　　⑦农民　　⑧合资企业　　⑨外资企业

⑩无职业　　⑪失业　　⑫其他＿＿＿＿＿＿＿＿

6.您的工作时间:＿＿＿＿＿＿　年

7. 您在单位中的负责情况：①一般人员　　②副职　　③正职

8. 您认为您的工作生活压力：①很小　　②小　　③一般　　④大　　⑤很大

9. 您的整体健康状况：①健康不佳　　②中等　　③良好　　④很好　　⑤极好

10. 在过去的一个月里,您是否感到沮丧或"无精打采"：
　　①从来没有　　②有时　　③经常　　④一直,始终

11. 您最近是否常有以下症状或体验？（可多选）
　　①浑身无力　　②思想涣散　　③心烦意乱　　④容易疲倦　　⑤手足麻木
　　⑥腰酸背痛　　⑦头痛　　⑧食欲不振　　⑨易怒　　⑩失眠
　　⑪以上症状皆无

二、复原力量表

　　请阅读下列陈述。在每项陈述的旁边,从左到右有 7 个数字依次排列,"1"表示"完全不同意","7"表示"完全同意"。请圈出最能表达您的感受的数字。例如,如果您完全不同意某项陈述,就在"1"上画圈；如果您的态度是中立的,就在"4"上画圈；如果您完全同意该陈述,则在"7"上画圈,依此类推。

	完全不同意				完全同意		
1. 一旦制定了计划,我就会按计划行事。	1	2	3	4	5	6	7
2. 通常,我会想方设法应对问题。	1	2	3	4	5	6	7
3. 我能够更多地依靠自己而不是别人。	1	2	3	4	5	6	7
4. 对我来说,保持对各种事物的兴趣很重要。	1	2	3	4	5	6	7
5. 如果必须的话,我可以只靠我自己。	1	2	3	4	5	6	7
6. 在我的人生里完成了很多事情,我为此感到自豪。	1	2	3	4	5	6	7
7. 遇到事情,我通常能泰然处之。	1	2	3	4	5	6	7
8. 我能够善待自己。	1	2	3	4	5	6	7
9. 我觉得自己可以同时处理很多事情。	1	2	3	4	5	6	7
10. 我是个坚定的人。	1	2	3	4	5	6	7
11. 我很少怀疑生命的意义所在。	1	2	3	4	5	6	7
12. 我认真过好每一天。	1	2	3	4	5	6	7

（续表）

13. 我能够度过困难时期,因为我以前曾经历过难关。	1	2	3	4	5	6	7
14. 我是个自律的人。	1	2	3	4	5	6	7
15. 我对很多事物都有兴趣。	1	2	3	4	5	6	7
16. 我常常可以发现一些让自己开心的事情。	1	2	3	4	5	6	7
17. 对自己的信心使我渡过了难关。	1	2	3	4	5	6	7
18. 在紧急情况下,我是人们通常可以依赖的那个人。	1	2	3	4	5	6	7
19. 通常,我能够从多个角度看待问题。	1	2	3	4	5	6	7
20. 有时,我强迫自己做一些不情愿的事情。	1	2	3	4	5	6	7
21. 我的人生是有意义的。	1	2	3	4	5	6	7
22. 对于自己无能为力的事情,我不会耿耿于怀。	1	2	3	4	5	6	7
23. 身处困境时,我通常能够找到出路。	1	2	3	4	5	6	7
24. 我有足够的精力去做我必须做的事。	1	2	3	4	5	6	7
25. 如果有人不喜欢我,那也没关系。	1	2	3	4	5	6	7
26. 我是个坚韧抗压的人。	1	2	3	4	5	6	7

三、生活满意度问卷

下面总共有 5 项描述,请您根据自己的感受和体会,选择合适的答案,在相应的数字上画圈:(按程度不同打分,从 1 分到 7 分:"不是"打 1～3 分;"一般、还可以"打 4 分;"是的"打 5～7 分)

问 题	评分						
	不是		一般		是的		
1. 我对生活感到满意。	1	2	3	4	5	6	7
2. 我的生活条件非常好。	1	2	3	4	5	6	7
3. 在大多数情况下,我的生活接近我想要过的那种生活。	1	2	3	4	5	6	7
4. 到目前为止,我已经得到我生活中想得到的最重要的东西。	1	2	3	4	5	6	7
5. 如果生活可以重新来过,我几乎什么都不想改变。	1	2	3	4	5	6	7

6. 如果以下的条件可以让你对生活更满意,你的优先选择是什么?(可多选)

①额外收入　　②财务自由　　③时间自由　　④自我创业　　⑤个人成长

⑥家庭幸福　　⑦结交朋友　　⑧帮助他人　　⑨退休保障　　⑩留下遗产

⑪其他_____

7. 最近,您对生活充满希望与信心,觉得生活很有意义、有价值:

①非常不同意　　②基本不同意　　③不确定　　④基本同意　　⑤非常同意

8. 最近,您对自己的才华、能力、外貌、身体状况等方面的综合评价是:

①事事不如人　　②有些方面不如他人　　③与一般人差不多　　④比较自豪

⑤很自豪

9. 假设我们将喜欢自己的程度划分为 5 个等级(从最不喜欢到最喜欢),您对自己的喜欢程度是:

①1 级(最不喜欢)　　②2 级　　③3 级　　④4 级　　⑤5 级(最喜欢)

四、生活事件量表

　　下面是每个人都可能遇到的一些日常生活事件,究竟是好事还是坏事,可根据个人情况自行判断。这些事件可能对个人有精神上的影响(体验为紧张、压力、兴奋或苦恼等),影响的轻重程度是各不相同的,影响持续的时间也不一样。请您根据自己的情况,实事求是地回答下列问题,在最合适的答案上打钩。

生活事件名称	事件发生时间				性质		精神影响程度					影响持续时间				备注
(事件如未发生,则后面不用选)	未发生	一年前	一年内	长期性	好事	坏事	无影响	轻度	中度	重度	极重	三月内	半年内	一年内	一年以上	
家庭有关问题																
1. 恋爱或订婚																
2. 恋爱失败、关系破裂																
3. 结婚																
4. 自己(爱人)怀孕																
5. 自己(爱人)流产																

（续表）

生活事件名称	事件发生时间				性质		精神影响程度					影响持续时间				备注
（事件如未发生，则后面不用选）	未发生	一年前	一年内	长期性	好事	坏事	无影响	轻度	中度	重度	极重	三月内	半年内	一年内	一年以上	
6.家庭增添新成员																
7.与爱人父母不和																
8.夫妻感情不好																
9.夫妻分居（因不和）																
10.夫妻两地分居（工作需要）																
11.性生活不满意或独身																
12.配偶一方有外遇																
13.夫妻重归于好																
14.超指标生育																
15.本人（爱人）作绝育手术																
16.配偶死亡																
17.离婚																
18.子女升学（就业）失败																
19.子女管教困难																
20.子女长期离家																
21.父母不和																
22.家庭经济困难																
23.欠债																
24.经济情况显著改善																

（续表）

生活事件名称	事件发生时间				性质		精神影响程度					影响持续时间				备注
（事件如未发生，则后面不用选）	未发生	一年前	一年内	长期性	好事	坏事	无影响	轻度	中度	重度	极重	三月内	半年内	一年内	一年以上	
25.家庭成员重病、重伤																
26.家庭成员死亡																
27.本人重病或重伤																
28.住房紧张																
工作学习中的问题																
29.待业、无业																
30.开始就业																
31.扣发奖金或罚款																
32.突出的个人成就																
33.晋升、提级																
34.对现职工作不满意																
35.工作学习中压力大（如成绩不好）																
36.与上级关系紧张																
37.与同事邻居不和																
38.第一次远走他乡异国																
39.生活规律重大变动（饮食睡眠规律改变）																

（续表）

生活事件名称	事件发生时间				性质		精神影响程度					影响持续时间				备注
（事件如未发生，则后面不用选）	未发生	一年前	一年内	长期性	好事	坏事	无影响	轻度	中度	重度	极重	三月内	半年内	一年内	一年以上	
40. 本人退休离休或未安排具体工作																
社交与其他问题																
41. 好友重病或重伤																
42. 好友死亡																
43. 被人误会、错怪、诬告、议论																
44. 介入民事法律纠纷																
45. 被拘留、受审																
46. 失窃、财产损失																
47. 意外惊吓、发生事故、自然灾害																
如果您还经历了其他的生活事件，请在下方依次填写																

五、社会支持评定量表

下面的问题用于反映您在社会中所获得的支持，请按各个问题的具体要求，根据您的实际情况回答。

1. 您有多少关系密切，能在困难时提供支持和帮助的朋友？（只选一项）

　　A. 一个也没有　　　B. 1～2 个　　　C. 3～5 个　　　D. 6 个或 6 个以上

2. 近一年来，您：（只选一项）

A.远离家人,且独居一室。

B.住处经常变动,多数时间和陌生人住在一起。

C.和同学、同事或朋友住在一起。

D.和家人住在一起。

3.您与邻居:(只选一项)

A.相互之间从不关心,只是点头之交。

B.遇到困难可能会稍微表示关心。

C.有些邻居很关心您。

D.大多数邻居都很关心您。

4.您与同事:(只选一项)

A.相互之间从不关心,只是点头之交。

B.遇到困难可能会稍微表示关心。

C.有些同事很关心您。

D.大多数同事都很关心您。

5.您从配偶处得到的支持和照顾:(只选一项)

　A.无　　　B.极少　　　C.一般　　　D.全力支持

6.您从父母处得到的支持和照顾:(只选一项)

　A.无　　　B.极少　　　C.一般　　　D.全力支持

7.您从儿女处得到的支持和照顾:(只选一项)

　A.无　　　B.极少　　　C.一般　　　D.全力支持

8.您从兄弟姐妹处得到的支持和照顾:(只选一项)

　A.无　　　B.极少　　　C.一般　　　D.全力支持

9.您从其他成员(如嫂子)处得到的支持和照顾:(只选一项)

　A.无　　　B.极少　　　C.一般　　　D.全力支持

10.过去,您在遇到急难情况时,曾经得到的经济支持或解决实际问题的帮助来源

有:

①无任何来源。

②有下列来源:(可选多项)

　A.配偶　B.其他家人　C.朋友　D.亲戚　E.同事　F.工作单位

　G.党团工会等官方或半官方组织　　H.宗教、社会团体等非官方组织

I.其他 _____

11.过去,在您遇到困难或急难情况时,曾经得到的安慰和关心的来源有:

　　①无任何来源。

　　②有下列来源:(可选多项)

　　A.配偶　　B.其他家人　　C.朋友　　D.亲戚　　E.同事　　F.工作单位

　　G.党团工会等官方或半官方组织　　　H.宗教、社会团体等非官方组织

　　I.其他 _____

12.您遇到烦恼时的倾诉方式:(只选一项)

　　A.从不向任何人诉说。

　　B.只向关系极为密切的1～2人诉说。

　　C.如果朋友主动询问会说出来。

　　D.主动诉说自己的烦恼,以获得支持和理解。

13.您遇到烦恼时的求助方式:(只选一项)

　　A.只靠自己,不接受别人帮助。

　　B.很少请求别人帮助。

　　C.有时请求别人帮助。

　　D.有困难时经常向家人、亲人、组织求援。

14.对于团体(如党团组织、宗教组织、工会、学生会等)组织活动,您:(只选一项)

　　A.从不参加。

　　B.偶尔参加。

　　C.经常参加。

　　D.主动参加并积极活动。

六、应对方式问卷

　　以下列出的是当您在生活中经受挫折打击,或遇到困难时可能采取的态度和做法。问卷共20题。请您仔细阅读题目,根据本人情况如实回答。

遇到挫折打击时可能采取的态度和做法	不采取	偶尔采取	有时采取	经常采取
1.通过工作学习或一些其他活动解脱。				
2.与人交谈,倾诉内心烦恼。				

（续表）

遇到挫折打击时可能采取的态度和做法	不采取	偶尔采取	有时采取	经常采取
3. 尽量看到事物好的一面。				
4. 改变自己的想法，重新发现生活中重要的事情。				
5. 不把问题看得太严重。				
6. 坚持自己的立场，为自己想得到的而斗争。				
7. 找出几种不同的解决问题方法。				
8. 向亲戚朋友或同学寻求建议。				
9. 改变原来的一些做法或自己的一些问题。				
10. 借鉴他人处理类似困难情境的方法。				
11. 寻求业余爱好，积极参加文体活动。				
12. 尽量克制自己的失望、悔恨、悲伤和愤怒。				
13. 试图休息或休假，暂时把问题（烦恼）抛开。				
14. 通过吸烟、喝酒、服药和吃东西来消除烦恼。				
15. 认为时间会改变现状，唯一要做的便是等待。				
16. 试图忘记整个事情。				
17. 依靠别人解决问题。				
18. 接受现实，因为没有其他办法。				
19. 幻想可能会发生某种奇迹改变现状。				
20. 自己安慰自己。				

附录2　复原力访谈提纲

一、访谈导入

访谈主持人简要介绍课题研究的目的。声明会谈结果不会用于学术研究外的其他用途,不会对受访者造成任何影响。消除受访者的顾忌,鼓励访谈对象积极发言。同时根据访谈进展情况,控制访谈主题与时间,引导访谈的顺利进行。

二、访谈大纲

（一）个人基本情况

1. 能介绍一下你的基本情况吗?

2. 介绍一下你的家庭成员好吗?

3. 家人对你的支持和照顾怎么样?

4. 你对自己目前的生活状况感觉如何?

（二）个人经历事件

1. 你在生活中遭遇过哪些挫折?请讲述一下自己从小到大经历过的最大或者说印象最深刻的一次挫折或困难的过程。

2. 当时你是怎么渡过难关的?

3. 工作生活中遇到困惑或困难一般怎么办?

4. 你认为自己拥有哪些资源?过去,在你遇到困难或急难情况时,曾经得到的经济支持或解决实际问题的帮助的来源有哪些?曾经得到的安慰和关心的来源有哪些?

5. 逆境事件对你有什么样的影响?

6. 从遇挫到现在,你做过哪些让你觉得有成就感的事情?为什么?

7. 和以前相比,你出现了哪些让你感到满意的变化?

8. 你的成长经历对你以后的经历有什么影响?

9. 你如何看待个人发展中的挫折?

10. 在你的心目中,什么是心理复原力?

参 考 文 献

[1] 艾尔·席伯特著,蔡宏明译:《逆势翻升——从谷底翻转的挫折复原力》,梅霖文化事业有限公司 2009 年版。

[2] 曹新美、刘翔平:《从习得无助、习得乐观到积极心理学——Seligman 对心理学发展的贡献》,《心理科学进展》2008 年第 4 期。

[3] 陈昌凯、肖心月、张保军:《灾难性事件对幸福感的"积极"影响》,《心理科学进展》2010 年第 7 期。

[4] 陈珊、李其原:《复原力理论视角下流动儿童的问题与发展研究》,《四川理工学院学报(社会科学版)》2015 年第 4 期。

[5] 黛安娜·库图:《有一种力量叫复原力》,《哈佛商业评论》2003 年第 7 期。

[6] 弗洛玛·沃希著,江丽美、李淑珺、陈厚恺译:《家族再生:逆境中的家庭韧力与疗愈》,心灵工坊文化事业股份有限公司 2008 年版。

[7] 郭楠、陈建文:《心理弹性:从积极角度看人的发展》,《中小学心理健康教育》2006 年第 7 期。

[8] 何琪、柳恒超、罗凤英:《干部心理调适实训课程探索》,《学习时报·党校教育专刊》,2013 年 10 月 21 日。

[9] 蒋长好、赵仑:《悲伤及其应对的研究进展》,《首都师范大学学报(社会科学版)》2006 年第 2 期。

[10] 蒋苏芹、苗元江:《心理资本—积极心理学研究》,《赣南师范学院学报》2010 年第 1 期。

[11] 况志华、叶浩生:《当代西方心理学的三种新取向及其比较》,《心理学报》2005 年第 5 期。

[12] Luthans, F., Youssef, C. M., Avolio, B. J.著,李超平译:《心理资本》,中国轻工业出版社 2008 年版。

［13］雷鸣、张庆林：《创伤后心理复原的生理机制》，《心理科学进展》2009 年第
　　3 期。

［14］李海垒、张文新：《心理韧性研究综述》，《山东师范大学学报（人文社会科学
　　版）》2006 年第 3 期。

［15］李金珍、王文忠、施建农：《积极心理学：一种新的研究方向》，《心理科学进展》
　　2003 年第 3 期。

［16］李仁莉、戴艳：《汶川地震灾区中学生心理复原力与创伤后成长的定性研究》，
　　《中国心理卫生杂志》2017 年第 4 期。

［17］李原：《创伤修复之路——韧性的心理机制与干预策略》，《社会心理研究》
　　2008 年第 2 期。

［18］刘丹、石国兴、郑新红：《论积极心理学视野下的心理韧性》，《心理学探新》
　　2010 年第 4 期。

［19］刘杰、石伟：《创伤事件的闯入记忆的理论与研究》，《西南师范大学学报（自然
　　科学版）》2008 年第 2 期。

［20］刘兰兰：《大学生复原力量表的编制及其初步应用》，河北师范大学硕士论文
　　2007 年。

［21］柳恒超、罗凤英、李婷玉等译，郭庆松审校：《情境判断测验：理论、测量与应
　　用》，复旦大学出版社 2013 年版。

［22］罗伯特·布鲁克思、山姆·戈尔茨坦著，亓晓颖、彭一勃译：《培养韧性——从
　　容应对人生压力》，机械工业出版社 2005 年版。

［23］罗伯特·布鲁克斯、萨姆·戈尔兹坦著，洪慧芳译：《挫折复原力：在人生中找
　　到平衡、自信与能量》，天下杂志股份有限公司 2004 年版。

［24］罗凤英：《处级领导干部心理复原力状况及提升路径》，《中国党政干部论坛》
　　2012 年第 9 期。

［25］罗凤英：《归国留学人员的心理误区及其调适》，《中国人才》2003 年第 4 期。

［26］罗凤英：《论创作后复原力及其构建》，上海市社会科学办联合会编：《中国的
　　未来问题与挑战：上海市社会科学界第六届学术年会文集（2008 年度）》，上海
　　人民出版社 2008 年版。

［27］罗凤英：《下岗再就业过程中的心理问题及其调适》，《江汉论坛》2004 年第
　　5 期。

［28］罗凤英：《做好下岗职工的社会调适工作》，《党政论坛》2004 年第 8 期。

［29］罗凤英等：《提升处级干部心理复原力需要内外双向发力》，《内参专报》2010 年第 8 期。

［30］马伟娜、桑标、洪灵敏：《心理弹性及其作用机制的研究述评》，《华东师范大学学报（教育科学版）》2008 年第 1 期。

［31］毛淑芳：《复原力对自我复原的影响机制》，浙江师范大学硕士论文 2007 年。

［32］Randy Starr，Jim Newfrock，Michael Delurey：《企业复原力：网络经济时代的风险管理》，《财致无敌》2004 年第 3 期。

［33］任俊、叶浩生：《当代积极心理学运动存在的几个问题》，《心理科学进展》2006 年第 5 期。

［34］任俊、叶浩生：《积极心理学：实现心理学价值回归的新视野》，《光明日报》2004 年 11 月 30 日。

［35］施琪嘉：《创伤心理学》，中国医药科技出版社 2006 年版。

［36］王滨、罗伟：《心理弹性发展的研究进展及评述》，《河南大学学报（社会科学版）》2007 年第 5 期。

［37］王丽颖、杨蕴萍：《创伤后应激障碍的研究进展》，《国外医学·精神病学分册》2004 年第 1 期。

［38］吴坎坎、张雨青、Chen，P. T.等：《灾后民众创伤后应激障碍（PTSD）与事件冲击量表（IES）的发展和应用》，《心理科学进展》2009 年第 3 期。

［39］吴萍娜：《积极心理学与灾后心理重建》，《福建医科大学学报（社会科学版）》2009 年第 2 期。

［40］席居哲、桑标：《心理弹性（resilience）研究综述》，《中国健康心理学杂志》2002 年第 4 期。

［41］席居哲、桑标、左志宏：《心理弹性（Resilience）研究的回顾与展望》，《心理科学》2008 年第 4 期。

［42］夏斌、傅纳：《儿童、青少年复原力干预研究述评》，《教育科学研究》2013 年第 11 期。

［43］萧文：《灾变事件的前置因素对心理复健的影响——复原力的探讨与建构》，《测验与辅导》1999 年第 156 期。

［44］徐慊、郑日昌：《国外复原力研究进展》，《中国心理卫生杂志》2007 年第 6 期。

［45］许斌、唐柏林：《5·12 汶川大地震对灾区大学新生入学后心理状况影响的质性研究——基于四川省某大学个案访谈的分析》，《心理学探新》2010 年第 1 期。

［46］阳毅、欧阳娜：《国外关于复原力的研究综述》，《中国临床心理学杂志》2006 年第 5 期。

［47］阳志平：《积极心理学》，机械工业出版社 2010 年版。

［48］于肖楠、张建新：《韧性（resilience）——在压力下复原和成长的心理机制》，《心理科学进展》2005 年第 5 期。

［49］张倩、郑涌：《创伤后成长：5·12 地震创伤的新视角》，《心理科学进展》2009 年第 3 期。

［50］张倩、郑涌：《美国积极心理学介评》，《心理学探新》2003 年第 3 期。

［51］赵静：《韧性：逆境中个体成长与复原机制的新探索》，《商场现代化》2009 年第 3 期。

［52］周碧岚：《复原力研究的进展与方向》，《求索》2004 年第 10 期。

［53］周嵚、石国兴：《积极心理学介绍》，《中国心理卫生杂志》2006 年第 2 期。

［54］朱森楠：《一位国中中辍复学生的复原力及相关因素之探讨研究》，《新竹县教育研究集刊》2001 年创刊号。

［55］朱瑜、王小霏、孙楠等：《基于战略人力资源管理视角的组织复原力研究》，《管理评论》2014 年第 12 期。

［56］邹智敏、王登峰：《应激的缓冲器：人格坚韧性》，《心理科学进展》2007 年第 2 期。

［57］Benard，B.，Fostering Resiliency in Kids：Protective Factors in the Family，School，and Community. *Child Development*，1991，51：32.

［58］Bonanno，G. A.，Loss，Trauma，and Human Resilience：Have We Underestimated the Human Capacity to Thrive After Extremely Aversive Events? *American Psychologist*. 2004，59(1)：20 - 28.

［59］Bonanno，G. A.，Resilience in the Face of Potential Trauma. *Journal of Clinical Psychology*，2005，14(3)：135 - 138.

［60］Bonanno，G. A.，Galea，S.，Bucciarelli，A.，et al.，What Predicts Psychological Resilience After Disaster? The Role of Demographics，

Resources，and Life Stress. *Journal of Consulting and Clinical Psychology*，2007，75（5）：671 – 682.

[61] Coifman，K.G.，Bonanno，G.A.，Ray，R.D.，et al.，Does Repressive Coping Promote Resilience? Affective-Autonomic Response Discrepancy During Bereavement. *Journal of Personality and Social Psychology*，2007，92（4）：745 – 758.

[62] Connor，K. M.，Davidson，J.R.，Development of a New Resilience Scale：the Connor-Davidson Resilience Scale（CD-RISC）. *Depression and Anxiety*，2003，18：76 – 82.

[63] Davidson，R. J.，Affective Style，Psychopathology，and Resilience：Brain Mechanisms and Plasticity. *American Psychologist*，2000，55（11）：1196 – 1214.

[64] Doll，B.，Lyon，M.A.，Risk and Resilience：Implications for the Delivery of Educational and Mental Health Services in Schools. *School Psychology Review*，1998，27（3）：348 – 363.

[65] Greeff，A. P.，Wentworth，A.，Resilience in Families that have Experienced Heart-Related Trauma. *Current Psychology*，2009，28（4）：302 – 314.

[66] Hamel，G.，Välikangas，L.，The Quest for Resilience. *Harvard Business Review*，2003，81（9）.

[67] Harney，P. A.，Resilience Processes in Context：Contributions and Implications of Bronfenbrenner's Person-process-context Model. *Journal of Aggression Maltreatment and Trauma*，2007，14（3）：73 – 87.

[68] Hernández，P.，Gangsei，D.，Engstrom，D.，Vicarious Resilience：A New Concept in Work With Those Who Survive Trauma. *Family Process*，2007，46（2）：229 – 241.

[69] Hoge，E.A.，Austin，E.D.，Pollack，M.H.，Resilience：Research Evidence and Conceptual Considerations for Posttraumatic Stress Disorder. *Depression and Anxiety*，2010，24（2）：139 – 152.

[70] James，E. H.，Wooten，L. P.，Orientations of Positive Leadership in

Times of Crisis. *Social Science Electronic Publishing*, 2011.

[71] Kayser, K., Wind, L., Shankar, R. A., Disaster Relief Within a Collectivistic Context: Supporting Resilience after the Tsunami in South India. *Journal of Social Service Research*, 2008, 34 (3): 87 - 98.

[72] Landau, J., Enhancing Resilience: Families and Communities as Agents for Change. *Family Process*, 2010, 46 (3): 351 - 365.

[73] Luthans, F., Luthans, K. W., Luthans, B. C., Positive psychological capital: Beyond human and social capital. *Business Horizons*, 2004, 47 (1): 45 - 50.

[74] Luthar, S. S., Cicchetti, D., Becker, B., The Construct of Resilience: A Critical Evaluation and Guidelines for Future Work. *Child Development*, 2010, 71(3): 543 - 562.

[75] Luthar, S. S., Vulnerability and Resilience: A Study of High-Risk Adolescents. *Child Development*, 1991, 62(3): 600 - 616.

[76] Masten, A. S., Ordinary Magic: Resilience Processes in Development. *American Psychologist*, 2001, 56(3): 227 - 238.

[77] Miller, A., Xiao, Y., Multi-level Strategies to Achieve Resilience for an Organization Operating at Capacity: A Case Study at a Trauma Centre. *Cognition*, *Technology and Work*, 2007, 9(2): 51 - 66.

[78] Miller, L., Stress and Resilience in Law Enforcement Training and Practice. *International Journal of Emergency Mental Health*, 2008, 10 (2): 109 - 124.

[79] Norris, F.H., Stevens, S.P., Community Resilience and the Principles of Mass Trauma Intervention. *Psychiatry-interpersonal and Biological Process*, 2007, 70 (4): 320 - 328.

[80] Peres, J.F.P., Moreira-Almeida, A., Nasello, A.G., et al., Spirituality and Resilience in Trauma Victims. *Journal of Religion and Health*, 2007, 46 (3): 343 - 350.

[81] Pietrantoni, L., Prati, G., Lori, G., Risk and Resilience Factors in Posttraumatic Stress Disorder When Working in the Municipal Police

Force. *Psicoterapia Cognitiva E Comportamentale*, 2009, 15(1): 63 - 78.

[82] Rutter, M. D., Psychosocial Resilience and Protective Mechanisms. *American Journal of Orthopsychiatry*, 1987, 57(3): 316 - 331.

[83] Scheper-Hughes, N., A Talent for Life: Reflections on Human Vulnerability and Resilience. *Ethnos*, 2008, 73 (1): 25 - 56.

[84] Simeon, D., Yehuda, R., Cunill, R., et al., Factors Associated with Resilience in Healthy Adults. *Psychoneuroendocrinology*, 2007, 32 (8): 1149 - 1152.

[85] Steele, C. M., Spencer, S. J., Lynch, M., Self-image Resilience and Dissonance: The Role of Affirmational Resources. *Journal of Personality and Social Psychology*, 1993, 64(6): 885 - 896.

[86] Tugade, M. M., Fredrickson, B.L., Barrett, F., Psychological Resilience and Positive Emotional Granularity: Examining the Benefits of Positive Emotions on Coping and Health. *Journal of Personality*, 2010, 72(6).

[87] Wagnild, G. M., Young, H. M., Development and Psychometric Evaluation of the Resilience Scale. *Journal of Nursing Measurement*, 1993, 1(2): 165 - 178.

[88] Wagnild, G.M., Special Report on the 25-Item Resilience Scale. *Version* 1.00, 2010.

[89] Wagnild, G.M., The Resilience Scale User's Guide, *Version* 2.05, 2010.

[90] Walsh, F., Traumatic Loss and Major Disasters: Strengthening Family and Community Resilience. *Family Process*, 2010, 46 (2): 207 - 227.

[91] Westphal, M., Bonanno, G. A., Posttraumatic Growth and Resilience to Trauma: Different Sides of the Same Coin or Different Coins? *Applied Psychology*, 2007, 56 (3): 417 - 427.

[92] White, B., Driver, S., Warren, A.M., Considering Resilience in the Rehabilitation of People With Traumatic Disabilities. *Rehabilitation Psychology*, 2008, 53 (1): 9 - 17.

[93] Yehuda, R., Flory, J.D., Differentiating Biological Correlates of Risk, PTSD, and Resilience Following Trauma Exposure. *Journal of Traumatic*

Stress，2007，20（4）：435 – 447.

[94] Yu，X.，Zhang，J.，Factor Analysis and Psychometric Evaluation of the Connor-Davidson Resilience Scale（CD-RISC）with Chinese People. *Social Behavior and Personality*，2007，35（1）：19 – 30.

索　引

B

保护机制　17

保护系统　57

保护因素　17

病理心理治疗模式　3

补偿模式　53

C

沉浸体验　78

成长型　63

传统心理学　2

创伤干预　70

创伤后成长　13

创伤后应激障碍（PTSD）　27

F

方差分析　107

风险因素　19

负性情绪　5

复原力　1

复原力量表　58

G

个性化关怀　94

固结型　63

H

恢复模式　78

J

积极的领导理论　92

积极情绪的扩展和建构理论　66

积极人格　6

积极韧性特质　65

积极社会制度　68

积极心理学　2

家庭复原力　43

坚韧性　80

间接关系模型　19

交互关系模型　19

精神负荷指数　99

L

路径-目标领导　93

伦理-道德领导　93

M

免疫模式　53

N

内部一致性系数　60

Q

侵入式认知　78

情绪反应　11

情绪分离　81

躯体反应　71

R

人格特质 6

人际情境影响模型 55

认知反应 71

认知因素 40

韧性儿童 21

S

社会支持系统 16

社区胜任力 47

深度访谈 95

生活满意度 98

生活事件量表 99

胜任力 3

T

探索性因子分析 118

挑战模式 53

W

危险因素 15

问题行为 39

无条件接纳 68

X

习得性无助 7

效标效度 117

心理创伤 42

心理定势 63

心理健康治疗模式 3

心理平衡状态 73

心理韧性 1

心理失调 3

心理特质 1

心理危机 13

心理亚健康 73

心理异常状态 73

心理应激反应 67

心理重建 8

心理资本 65

信度分析 117

Y

压制性应对 81

亚健康症状 99

亚临床型应激反应 78

易感性 41

易染性 17

应激事件 25

应激源 28

员工援助计划 127

Z

直接关系模型 19

职业复原力 2

质性研究方法 223

中介机制 51

主成分分析法 118

主观支持 99

主效应模型 19

自我调节机制 9

自我复原力 26

自我提升 75

自我效能感 16